歯科医師の医療連携のための

# 臨床検査トラの巻

Y MEDIA

# 臨床検査値を読む歯科医師の時代
## ～時代をサポートするトラの巻～

　第107回歯科医師国家試験（平成26年）から採用される歯科医師国家試験出題基準が平成25年に公表された。歯科医師国家試験は、歯科医師法 第3章 試験 第9条「臨床上必要な歯科医学及び口くう衛生に関して、歯科医師として具有すべき知識及び技能について、これを行う。」という条文に基づいて行われる。ここでいう知識及び技能とは、臨床研修歯科医師が指導歯科医の下で臨床医として社会にでるのに必要な基本的なものである。その内容を具体的に示したものが、歯科医師国家試験出題基準といえる。

　なぜ、冒頭にこの出題基準について述べたのかというと、実は本書に挙げた臨床検査項目はすべてこの出題基準に掲載された一般臨床検査、血液学検査、生化学検査、免疫血清学検査、生体機能検査、栄養学検査の項目だからである。

　すなわち、本書の臨床検査値は歯科医師が知っておくべき最低限の知識の一部であることになる。さらにこの中には正常値を提示しない項目もある。つまり、異常を認知するために正常値を暗記しておかなければならないことになる。

　超高齢社会を向かえるこれからの時代は、いいかえると有病高齢者が多く存在する時代となる。今回の出題基準改定でもその基本的な考え方で「歯科医師として必要な、高齢者や全身疾患を持つ者等への対応に関する出題（全身疾患、検査及び多職種連携等に関する出題）をさらに充実した」とあり、まさにこれは最近の社会的要請（国民ニーズ）への対応を念頭にいれた改定である。

　これからの歯科医院はこれまで以上に有病者受診の機会が増加し、さらには片手間ではできないくらいの訪問歯科診療の依頼が増加する。その際、医療連携は必須となり、歯科医療機関が医科医療機関から提供された情報を「読む」必要性はこれまで以上に高くなる。これは、正しく臨床検査値を読む歯科医師の時代の到来である。

さて、今回本書をあえてトラの巻と称した。虎の巻の語源は中国、周時代の兵法書の虎韜(ことう)の巻にあるとされる。答えなどが書いてある参考書、あんちょことしての安易な本ともとられがちであるが、今回の意図はその両方である。すなわち、これからの時代を乗り切る兵法書であると同時に診療室でちょっとみて理解できるあんちょこにもなるようにという思いが込められている。

　第1部（検査項目）では、検査値が異常を示す主な疾患を冒頭に並べ、次にその検査の概要や意義を記している。検査値の正常値については、基準値が統一されているものから検査機器の特有の値のもの(画一的に統一されていないもの)まで幅広いが、概ね一般的に「基準値」とされている値を参考として示している。

　第2部（疾患別）は前述の出題基準の必修の基本的事項（8割以上を合格点とする範囲）にある全身管理に留意すべき疾患を対象に、その疾患で行う主な検査と歯科治療への影響の評価（歯科治療時の注意点等）を記載している。

　本書を既出の「歯科医院のための全身疾患医療面接ガイド」とともに「安全安心な歯科医療」の提供の一助にして戴けたら幸いである。

　2014年7月

　　　　　　　　　　　　　　　　　　　　　　　　藤井一維

# 目次 第一部 臨床検査 臨床検査値から読む、異常で疑う疾患・病態等

## 1 一般臨床検査

### 尿　尿検査

| | |
|---|---|
| 肉眼的所見 | 14 |
| 尿量 | 15 |
| 比重 | 16 |
| 浸透圧 | 17 |
| pH | 18 |
| 尿蛋白（定性） | 19 |
| 尿糖（定性） | 20 |
| ウロビリノゲン | 21 |
| ケトン体 | 22 |
| ビリルビン | 23 |
| アミラーゼ | 24 |
| 尿潜血 | 25 |
| 尿沈渣所見 | 26 |
| 細菌検査 | 27 |
| 尿細胞診 | 28 |
| 白血球反応（白血球検査） | 29 |
| 妊娠反応 | 30 |

### 糞便　糞便検査

| | |
|---|---|
| 肉眼的所見 | 31 |
| 顕微鏡検査（虫卵など） | 32 |
| 便潜血反応 | 33 |
| 細菌検査 | 34 |

### 喀痰　喀痰検査

| | |
|---|---|
| 肉眼的所見、細胞診、細菌検査 | 35 |

### 脳脊髄液　脳脊髄液検査

| | |
|---|---|
| 圧（Queckenstedt 現象） | 36 |
| 肉眼的所見 | 37 |
| 初圧 | 38 |
| 細胞数（種類） | 39 |
| 蛋白定量 | 40 |
| 糖定量 | 41 |
| IgG% | 42 |
| ミエリン塩基性タンパク | 43 |
| クロール定量 | 44 |
| 細菌検査 | 45 |
| 細胞診 | 46 |
| オリゴクローナルバンド | 47 |

### 穿刺液　穿刺液検査

| | |
|---|---|
| 肉眼的所見 | 48 |
| 比重 | 49 |
| 蛋白定量 | 50 |
| 細胞数（種類） | 51 |
| 細胞診 | 52 |
| 細菌検査 | 53 |

## 2 血液学検査

### 血球 血球検査

| | |
|---|---|
| 赤血球 | 54 |
| ヘモグロビン (Hb) | 55 |
| ヘマトクリット値 (Ht) | 56 |
| 平均赤血球容積 (MCV) | 57 |
| 平均赤血球ヘモグロビン (MCH) | 58 |
| 平均赤血球ヘモグロビン濃度 (MCHC) | 59 |
| 網赤血球 | 60 |
| 白血球 | 61 |
| 白血球分画 | 62 |
| 血小板 | 63 |
| 末梢血・骨髄血塗抹 | 64 |

### 凝固線溶 血小板 凝固線溶・血小板機能検査

| | |
|---|---|
| 出血時間 | 65 |
| PT(プロトロンビン時間) | 66 |
| APTT(活性化部分トロンボプラスチン時間) | 68 |
| 血漿アンチトロンビン | 69 |
| トロンビン・アンチトロンビン複合体 (TAT) | 70 |
| フィブリノゲン | 71 |
| 血清FDP | 72 |
| Dダイマー | 73 |
| プラスミン・プラスミンインヒビター複合体 (PIC) | 74 |
| 血小板凝集能 | 75 |

### 溶血関連 溶血に関する検査

| | |
|---|---|
| 赤血球浸透圧抵抗試験 | 76 |
| Ham試験 | 77 |

### 輸血関連 輸血関連検査

| | |
|---|---|
| 血液型 | 78 |
| 交差適合試験（クロスマッチ） | 80 |

### 赤沈 赤沈

| | |
|---|---|
| 赤沈 | 82 |

# 3 生化学検査

## 蛋白・蛋白分画

| | |
|---|---|
| 総蛋白 (TP) | 84 |
| 蛋白分画 | 85 |
| アルブミン (Alb) | 86 |
| $\alpha_1$-マイクログロブリン | 87 |
| $\beta_2$-マイクログロブリン | 88 |
| IgG | 89 |
| IgA、IgM | 90 |
| IgE | 91 |
| フェリチン | 92 |
| 心筋トロポニン T | 93 |
| 心筋トロポニン I | 94 |

## 生体色素

| | |
|---|---|
| 総ビリルビン | 95 |
| 直接ビリルビン | 96 |

## 酵素・アイソザイム

| | |
|---|---|
| AST | 97 |
| ALT | 98 |
| LD (LDH) | 99 |
| ALP | 100 |
| $\gamma$-GTP ($\gamma$GT) | 101 |
| コリンエステラーゼ (ChE) | 102 |
| アミラーゼ | 103 |
| リパーゼ | 104 |
| CK、CK-MB | 105 |
| CK アイソザイム | 106 |
| アンジオテンシン変換酵素 (ACE) | 107 |

## 含窒素成分

| | |
|---|---|
| 尿素窒素 (UN、BUN) | 108 |
| クレアチニン (Cr) | 109 |
| 尿酸 (UA) | 110 |
| アンモニア | 111 |

## 糖代謝関連

| | |
|---|---|
| (随時)血糖 | 112 |
| 空腹時血糖 | 113 |
| ブドウ糖負荷試験 (OGTT) | 114 |
| NGSP 値 (HbA1c) | 115 |

## 脂質代謝関連

| | |
|---|---|
| 総コレステロール (TC) | 116 |
| トリグリセライド (TG) | 117 |
| HDL コレステロール | 118 |
| LDL コレステロール | 119 |

## 電解質・酸塩基平衡

- Na ... 120
- K ... 121
- Cl ... 122
- Ca ... 123
- P ... 124
- Mg ... 125
- 浸透圧 ... 126

## 重金属・微量元素

- Cu ... 127
- Fe ... 128
- Zn ... 129
- TIBC（鉄結合能）、UIBC（不飽和鉄結合能） ... 130

## ビタミン

- ビタミン$B_1$ ... 131
- ビタミン$B_{12}$ ... 132
- 葉酸 ... 133

## 【ホルモン】／下垂体

- TSH（甲状腺刺激ホルモン） ... 134
- GH（成長ホルモン） ... 135
- LH（黄体化ホルモン）、FSH（卵胞刺激ホルモン） ... 136
- ACTH（副腎皮質刺激ホルモン） ... 138
- PRL（プロラクチン） ... 139
- ADH（抗利尿ホルモン、バソプレシン） ... 140

## 【ホルモン】／甲状腺

- 遊離型ホルモン（$FT_3$、$FT_4$）、サイログロブリン（Tg） ... 141
- 甲状腺 $^{123}$I 摂取率（甲状腺ヨウ素摂取率） ... 142
- カルシトニン ... 143

## 【ホルモン】／副甲状腺

- PTH（副甲状腺ホルモン） ... 144

## 【ホルモン】／副腎

- コルチゾール、17α-ヒドロキシプロゲステロン ... 145
- アルドステロン ... 146
- アドレナリン、ノルアドレナリン（カテコラミン） ... 147

## 【ホルモン】／消化管

ガストリン　　　　　　　　　　　　　　　　　　148

## 【ホルモン】／膵島

グルカゴン　　　　　　　　　　　　　　　　　　149
インスリン　　　　　　　　　　　　　　　　　　150
Cペプチド（CPR）　　　　　　　　　　　　　　 151

## 【ホルモン】／腎臓

血漿レニン活性（PRA）、アンジオテンシン　　　152
エリスロポエチン　　　　　　　　　　　　　　　153

## 【ホルモン】／性腺・胎盤

エストラジオール（E2）　　　　　　　　　　　　154
エストリオール（E3）　　　　　　　　　　　　　155
プロゲステロン（P4）　　　　　　　　　　　　　156
テストステロン　　　　　　　　　　　　　　　　157
絨毛性ゴナドトロピン（hCG）　　　　　　　　　158

## 【ホルモン】／心臓

心房性ナトリウム利尿ペプチド（H.ANP）　　　　159
脳性（心室性）ナトリム利尿ペプチド（BNP）　　160

## 【ホルモン】／尿中ホルモン

5-ヒドロキシインドール酢酸（5-HIAA）　　　　 161
遊離コルチゾール　　　　　　　　　　　　　　　162
カテコラミン　　　　　　　　　　　　　　　　　163
バニリルマンデル酸（VMA）　　　　　　　　　　164

## 腫瘍マーカー

### 腫瘍マーカー

α-フェトプロテイン（AFP）　　　　　　　　　　165
CEA（癌胎児性抗原）　　　　　　　　　　　　　166
CA19-9　　　　　　　　　　　　　　　　　　　167
CA125　　　　　　　　　　　　　　　　　　　 168
SCC（抗原）　　　　　　　　　　　　　　　　　169
PSA　　　　　　　　　　　　　　　　　　　　　170

## 繊維化マーカー

### 線維化マーカー

KL-6　　　　　　　　　　　　　　　　　　　　171

# 4　免疫血清学検査

### 炎症マーカー　炎症マーカー

| | |
|---|---|
| C 反応性蛋白（CRP） | 172 |

### 感染　感染の抗原・抗体

| | |
|---|---|
| 梅毒血清反応 | 173 |
| Weil-Felix 反応 | 174 |
| ASO | 175 |
| トキソプラズマ抗体 | 176 |
| 寒冷凝集反応 | 177 |
| マイコプラズマ抗体 | 178 |
| ウイルス血清反応 | 179 |
| β-D- グルカン | 180 |
| HTLV-Ⅰ抗体 | 181 |
| HIV 抗体 | 182 |
| HBs 抗原・HBs 抗体 | 183 |
| HCV 抗体 | 184 |

### 自己抗体　自己抗体

| | |
|---|---|
| 抗核抗体 | 185 |
| リウマトイド因子（RF）、抗 CCP 抗体 | 186 |
| 抗好中球細胞質抗体（ANCA） | 187 |
| LE 細胞 | 188 |
| 抗 DNA 抗体、抗 ssDNA 抗体、抗 dsDNA 抗体 | 189 |
| 抗 RNP 抗体 | 190 |
| 抗 Sm 抗体 | 191 |
| 抗 SS-A 抗体 | 192 |
| 抗 SS-B 抗体 | 193 |
| 抗 Jo-1 抗体 | 194 |
| 抗 Scl-70 抗体 | 195 |
| 抗ミトコンドリア抗体 | 196 |
| 抗平滑筋抗体 | 197 |
| 抗サイログロブリン抗体 | 198 |
| 抗甲状腺ペルオキシダーゼ（TPO）抗体 | 199 |
| 抗 TSH 受容体抗体 | 200 |
| 直接・間接 Coombs 試験 | 201 |
| 抗アセチルコリン受容体抗体 | 202 |
| 抗デスモグレイン 3 抗体 | 203 |
| 抗 BP180 抗体 | 204 |

### 免疫蛋白　免疫蛋白

| | |
|---|---|
| 免疫電気泳動 | 205 |
| Bence Jones（ベンスジョーンズ）蛋白 | 206 |

### アレルギー　アレルギーに関する検査

| | |
|---|---|
| アレルゲン検査 | 207 |
| IgE、特異的 IgE | 208 |
| 皮膚反応（パッチテスト、皮内反応） | 209 |
| 誘発試験 | 210 |

| 補体 | 補体 | |
|---|---|---|
| | 血清補体価（CH50）、C3、C4 | 211 |
| | 免疫複合体 | 212 |

| 細胞免疫 食菌能 | 細胞免疫・食菌能検査 | |
|---|---|---|
| | 〈リンパ球表面抗原検査〉CD4/8 比 | 213 |
| | 好中球機能検査 | 214 |
| | リンパ球刺激試験 | 215 |
| | ツベルクリン反応 | 216 |

| 移植免疫 | 移植免疫 | |
|---|---|---|
| | 組織適合検査 | 217 |

# 5　微生物学検査

| 病原体 | 病原体検査 | |
|---|---|---|
| | 遺伝子検査（病原体核酸検査） | 218 |

# 6　生体機能検査

| 動脈血 ガス分析 | 動脈血ガス分析 | |
|---|---|---|
| | pH | 219 |
| | $PaCO_2$ | 220 |
| | $PaO_2$ | 221 |
| | $HCO_3^-$ | 222 |
| | BE | 223 |

| 呼吸機能 | 呼吸機能 | |
|---|---|---|
| | 呼吸機能（スパイロメトリー）:%VC、$FEV_1$% | 224 |
| | 経皮的動脈血酸素飽和度（$SpO_2$） | 225 |

| 心機能 | 心機能 | |
|---|---|---|
| | (12 誘導)心電図 | 226 |
| | 運動負荷心電図 | 228 |
| | 心臓超音波検査 | 229 |
| | 心臓カテーテル検査 | 230 |

| 消化器系 | 消化器系 | |
|---|---|---|
| | 唾液分泌検査 | 231 |
| | 胃液検査 | 232 |
| | 消化管内圧検査 | 233 |
| | 色素排泄試験 | 234 |
| | BT-PABA 排泄試験 | 235 |

### 内分泌・代謝機能

| | |
|---|---|
| インスリン負荷試験 | 236 |
| グルカゴン負荷試験 | 237 |
| ブドウ糖負荷試験 | 238 |
| 絶食試験 | 239 |
| TRH（甲状腺刺激ホルモン放出ホルモン）試験 | 240 |
| CRH（副腎皮質刺激ホルモン放出ホルモン）試験 | 241 |
| GHRH（成長ホルモン放出ホルモン）試験 | 242 |
| LHRH（黄体化ホルモン放出ホルモン）試験 | 243 |
| デキサメサゾン抑制試験 | 244 |
| 水制限試験 | 245 |
| 高張食塩水負荷試験 | 246 |
| ACTH（副腎皮質刺激ホルモン）試験 | 247 |
| フロセミド負荷試験 | 248 |
| PTH（副甲状腺ホルモン）負荷試験（Ellsworth-Howard試験） | 249 |
| プロゲステロン負荷試験 | 250 |
| エストロゲン・プロゲステロン負荷試験 | 251 |
| ゴナドトロピン負荷試験 | 252 |

### 腎機能

| | |
|---|---|
| クレアチニンクリアランス | 253 |
| 濃縮試験（Fishberg試験） | 254 |
| 糸球体濾過値（GFR） | 255 |
| レノグラム | 256 |

### 神経・運動機能

| | |
|---|---|
| 脳波 | 258 |
| 筋電図 | 259 |

## 7　栄養学検査

### 血液生化学検査

| | |
|---|---|
| 総蛋白（TP）　アルブミン（Alb） | 260 |

### 身体計測

| | |
|---|---|
| 身体計測 | 261 |

### 包括的栄養評価表

| | |
|---|---|
| SGA、MNA® | 262 |

## 目次 第二部 疾患・病態等　疾患別の主な検査項目と、歯科治療への影響の評価

| | | | |
|---|---|---|---|
| 01 | 気管支炎 | 気管支炎 | 266 |
| 02 | 喘息 | 気管支喘息 | 267 |
| 03 | 肺炎 | 肺炎 | 268 |
| 04 | COPD | 慢性閉塞性肺疾患（COPD） | 269 |
| 05 | 心筋梗塞 | 心筋梗塞 | 270 |
| 06 | 狭心症 | 狭心症 | 271 |
| 07 | 高血圧 | 高血圧症 | 272 |
| 08 | 心不全 | 心不全 | 273 |
| 09 | 心内膜炎 | 感染性心内膜炎 | 274 |
| 10 | 脳内出血 | 脳内出血 | 276 |
| 11 | 脳梗塞 | 脳梗塞 | 277 |
| 12 | 胃潰瘍 | 胃潰瘍 | 278 |
| 13 | 十二指腸潰瘍 | 十二指腸潰瘍 | 279 |
| 14 | 肝炎 | 急性・慢性肝炎 | 280 |
| 15 | 肝硬変 | 肝硬変 | 281 |
| 16 | 胃食道逆流症 | 胃食道逆流症（GERD） | 282 |
| 17 | 腎炎 | 腎炎 | 283 |
| 18 | 腎不全 | 慢性・急性腎不全 | 284 |
| 19 | 貧血 | 貧血 | 286 |
| 20 | 白血病 | 急性白血病 | 287 |
| 21 | 出血性素因 | 出血性素因 | 288 |
| 22 | 血友病 | 血友病 | 289 |
| 23 | von Willebrand | von Willebrand 病 | 290 |
| 24 | 糖尿病 | 糖尿病 | 291 |
| 25 | 骨粗鬆症 | 骨粗鬆症 | 292 |
| 26 | 甲状腺機能亢進 | 甲状腺機能亢進症 | 293 |
| 27 | 甲状腺機能低下 | 甲状腺機能低下症 | 294 |
| 28 | 副腎機能亢進 | 副腎機能亢進症 | 295 |
| 29 | 副腎機能低下 | 副腎機能低下症 | 296 |
| 30 | 膠原病 | 膠原病 | 297 |
| 31 | AIDS | 後天性免疫不全症候群（AIDS） | 298 |
| 32 | 認知症 | 認知症 | 299 |
| 33 | 統合失調症 | 統合失調症 | 300 |
| 34 | うつ病 | うつ病 | 301 |
| 35 | 双極障害 | 双極性障害 | 302 |
| 36 | てんかん | てんかん | 303 |
| 37 | Alzheimer | Alzheimer 病 | 304 |
| 38 | Parkinson | Parkinson 病 | 305 |
| 39 | 薬物依存 | アルコール・薬物依存症 | 306 |
| 40 | 悪性腫瘍 | 悪性腫瘍 | 307 |
| 41 | 妊婦 | 妊婦 | 308 |
| 42 | 免疫不全 | 免疫不全 | 309 |

# 第一部｜臨床検査

臨床検査値から読む、異常で疑う疾患・病態等

## 【臨床検査】ページの見方

「疾患INDEX」は、
「第二部 疾患・病態等 疾患別の主な検査項目と、歯科治療への影響の評価」で
解説している疾患をアイコン表示しています。
異常で疑う主な疾患・病態等を、黒で表示しています。

### アレルギーに関する検査

免疫血清学検査

#### IgE、特異的IgE

**異常で疑う疾患・病態等**
上昇 ▶ アレルギー性疾患、気管支喘息

臨床検査値が異常な場合に疑う、主な疾患・病態等を記載しています。

**検査の概要・意義**

　アレルギー性疾患はその免疫反応の多様性よりⅠ型からⅣ型のタイプに分類される。特にⅠ型アレルギーはIgE依存型のアレルギー反応である。
　IgE抗体を多く保有するほど、これに対応したⅠ型アレルギーを発症しやすい。本検査は、血液を採取し、各種アレルゲンに対する特異的IgE濃度を測定し、どのアレルゲンでアレルギー反応を起こしやすいか推定するものである。一般的には、IgEの値と症状の有無はよく相関するが、必ずしも完全に相関するとは限らない。
　特異的IgE抗体の測定は、アレルギー患者における生体内の原因アレルゲンの同定及びそれに基づいたアレルゲンの除去・回避等の原因療法に利用される。
　なお、アレルギーにはⅠ型のほかⅡ、Ⅲ、Ⅳ型など機序の異なるものが存在するため、特異的IgE抗体による検査は、アレルギーの目安のひとつと考えるべきである。

当該臨床検査の概要や意義等について、簡単に解説しています。

**基準値**

| クラス | 特異的IgE抗体（UA/mL） | 判定 |
|---|---|---|
| 6 | 100 ≦ | 陽性 |
| 5 | 50.00 〜 99.99 | 陽性 |
| 4 | 17.50 〜 49.99 | 陽性 |
| 3 | 3.50 〜 17.49 | 陽性 |
| 2 | 0.70 〜 3.49 | 陽性 |
| 1 | 0.35 〜 0.69 | 疑陽性 |
| 0 | < 0.35 | 陰性 |

ユニキャップ

当該臨床検査の基準値を記載しています。なお、基準値の設定がない検査項目や、基準値ではなく判定方法等を記載している検査項目もあります。

≪基準値について≫
基準値は、検査機関や測定方法によって異なります。
本書では、主に「臨床検査法提要改訂第33版」（金原出版）に基づいた基準値を記載しています。

尿検査　　　　　　　　　　　　　　　　　　　　　　　　　　　　一般臨床検査

# 肉眼的所見

### 異常で疑う疾患・病態等
**尿混濁** ▶ 尿路感染症、血尿など
**尿の色** ▶ **ほぼ無色**：多尿、尿崩症など
　　　　　**黄色**：胆汁色素、ビタミン $B_2$、ビタミン $B_{12}$ 服用など
　　　　　**黄褐色**：ビリルビン尿（「ビリルビン」参照）、ウロビリン尿など
　　　　　**緑色**：緑膿菌感染尿、インドシアニングリーン投与など
　　　　　**青色**：メチレンブルー、インジゴカルミン投与など
　　　　　**赤色**：血尿、ヘモグロビン尿、ミオグロビン尿（「尿潜血」参照）など
　　　　　**黒色**：メトヘモグロビン尿、アルカプトン尿、メラニン尿など
　　　　　**乳白色**：膿尿、乳び尿など

### 検査の概要・意義
　尿は採取が容易で患者への負担が少ないこと、さらに全身の疾患や病態を反映していることが多いため、初期診療での重要なスクリーニング検査である。一般定性検査、生化学的定量検査、細菌検査などによって多くの情報が得られるが、外観の肉眼的観察（混濁と色調の異常など）によっても重要な情報が得られる。

### 判定方法
　正常尿は混濁がなく、色調は濃縮の程度によって淡黄色から淡褐色である。

# 尿検査

## 尿量

一般臨床検査

### 異常で疑う疾患・病態等

**多尿（1日 2,500mL 以上）**
▶尿崩症、脳炎、髄膜炎、糖尿病、腎疾患（腎不全利尿期など）、利尿薬投与、輸液など

**無尿（1日約 100mL 以下）・乏尿（1日約 400mL 以下）**
▶尿路閉塞、腎疾患（糸球体腎炎、ネフローゼ症候群、腎不全無尿（乏尿）期など）、循環血液量の減少、心拍出量の減少、心不全など

### 検査の概要・意義

　正常な腎臓は尿濃縮力があり、最大 1,200mOsm/kg まで濃縮できるが、代謝物を排泄するためには 60kg の成人では、最低 500mL の尿量が必要である。尿濃縮は、抗利尿ホルモン（ADH、バソプレシン）の制御を受けて腎髄質での水の再吸収によって調整されており、下垂体後葉からの抗利尿ホルモンの分泌、腎機能、循環血液量、血糖、飲食物の摂取量や発汗量の影響を受ける。

### 基準値

1日総排泄量：600 〜 1,600mL

## 尿検査
### 一般臨床検査

# 比重

### 異常で疑う疾患・病態等
**高値** ▶ 脱水症、糖尿病、外因性浸透圧利尿など
**低値** ▶ 腎疾患（慢性糸球体腎炎、腎盂腎炎、水腎症、嚢胞腎など）、尿崩症、浸透圧性利尿など

### 検査の概要・意義
　尿のスクリーニング検査のひとつである。健常人の尿は、腎臓で99％吸収されて濃縮されたものであるが、腎臓での濃縮（再吸収）の程度によって比重が決まる。その比重が尿量に見合ったものであるか、それが生理的なものか、腎臓の異常によるものかを精査する必要がある。尿比重の測定は簡便であるが、尿浸透圧検査の方が正確である。

### 基準値
　通常：1.006〜1.030

# 尿検査

一般臨床検査

# 浸透圧

## 異常で疑う疾患・病態等

**低値** ▶ 腎疾患（慢性糸球体腎炎、腎盂腎炎、水腎症、嚢胞腎など）、尿崩症、浸透圧性利尿など

## 検査の概要・意義

　尿比重と同様に腎臓での尿濃縮力を評価する検査である。尿比重は尿中の溶質の分子数だけでなく、溶質の種類の影響を受けてしまうのに対して、浸透圧は溶質分子数で決まるため、比重に比べて、より適切に腎機能を反映する。生理的な水分摂取量によって、尿浸透圧は大きな影響を受けるが、1回の随時尿検査であっても、850mOsm/kg 以上（高齢者では 700mOsm/kg 以上）であれば尿濃縮力は正常であると判断できる。

## 基準値

通常：50～1300mOsm/kg $H_2O$

# 尿検査

## pH

一般臨床検査

### 異常で疑う疾患・病態等

**高値（アルカリ性）**　▶尿路感染症、過換気症候群、嘔吐、制酸剤服用など

**低値（酸性）**　▶発熱、脱水、飢餓、尿路結石、腎炎、糖尿病、高尿酸血症（痛風）など

### 検査の概要・意義

尿のスクリーニング検査のひとつである。血液のpHは7.35～7.45に維持されており、呼吸と腎臓で調整されている。血液が酸性（アシドーシス）になれば酸性尿になり、逆にアルカリ性（アルカローシス）になればアルカリ性尿になって血液のpHを保つように働く。健常人の尿は弱酸性（pH6.0～6.5前後）で、ある程度は生理的に変動するが、病態によってその範囲を逸脱する。

### 基準値

通常：4.5～7.5（6.0）

尿検査　　　　　　　　　　　　　　　　　　　一般臨床検査
# 尿蛋白（定性）

## 異常で疑う疾患・病態等
**陽性（試験紙法）** ▶急性・慢性糸球体腎炎、ネフローゼ症候群、腎盂腎炎、IgA腎症、心不全、発熱、過労など

## 検査の概要・意義
　日常初期診療における基本的臨床検査のひとつであり、腎・尿路系疾患のみならず全身性疾患のスクリーニング、診断、治療経過の判定に有用で、簡便な検査法である。慢性腎臓病（CKD）の早期発見の重要所見とされており、メタボリックシンドローム健診（特定健診）で必須項目になっている。健常人の尿中にも微量の蛋白（ほとんどがアルブミン）が排泄されているが、1日総蛋白排泄量が150mg以上を一般に病的蛋白尿とよんでいる。日本臨床検査標準協議会では、試験紙法の「1+」をアルブミン濃度30 mg/dLと定めている。

## 基準値
1日総排泄量：20～120mg　ピロガロールレッド・モリブデン発色法
試験紙法で陰性

尿検査

# 尿糖（定性）

一般臨床検査

## 異常で疑う疾患・病態等

**高値（試験紙法で陽性）** ▶ 糖尿病、腎性糖尿、先端巨大症、甲状腺機能亢進症、副腎機能亢進症、肝硬変、胃切除後、急性・慢性膵炎など

## 検査の概要・意義

　尿中のブドウ糖（グルコース）の有無を調べる検査であり、糖尿病のスクリーニング、診断、治療経過判定に有用で簡便な方法である。メタボリックシンドローム健診（特定健診）で必須項目になっている。健常人の尿中にはごく微量（40〜85 mg/日）のブドウ糖が排泄されるが、通常は試験紙で検出されない。ブドウ糖は腎臓で再吸収され、糖排泄閾値は170 mg/dLであるため、血糖値がそれを超えると尿中にブドウ糖が出現する。腎疾患で糖排泄閾値が下がる場合、血糖値が正常であっても尿糖が検出される場合があり、「腎性糖尿病」とよばれている。日本臨床検査標準協議会では、試験紙法の「1+」をブドウ糖100 mg/dLと定めている。

## 基準値

通常：2〜20 mg/dL
1日総排泄量：40〜85mg
試験紙法で陰性

# 尿検査
## ウロビリノゲン

一般臨床検査

### 異常で疑う疾患・病態等

**増加（試験紙法で陽性「＋」）** ▶ 溶血性貧血（溶血）、肝炎、肝硬変、シャント高ビリルビン血症（無効造血）、Dubin-Johnson症候群、Rotor症候群、便秘、心不全、発熱など

**陰性（試験紙法で陰性「－」）** ▶ 閉塞性黄疸、急性下痢、腎不全、Crigler-Najjar症候群、肝内胆汁うっ滞など

### 検査の概要・意義

　ウロビリノゲンは、肝より胆道系を介して排泄された直接ビリルビンが腸内細菌によって還元されて生じたものである。大部分は糞便中に排泄されるが、一部が吸収されて、血液、腎臓を経て尿中に排泄される。ウロビリノゲンはビリルビンと合わせて評価される。両者の増加は、肝・胆道疾患が疑われ、尿ビリルビンが陰性で、尿中ウロビリノゲンのみ増加している場合は、溶血性貧血、便秘が疑われる。尿中ウロビリノゲンの陰性は胆道閉塞が疑われる。

### 基準値

　1日総排泄量：0.5〜2.0 mg
　試験紙法で「±」

尿検査　　　　　　　　　　　　　　　　　　　　　　　　一般臨床検査

# ケトン体

### 異常で疑う疾患・病態等

**陽性（試験紙法）** ▶ 重症糖尿病（糖尿病ケトアシドーシス）、飢餓状態、嘔吐、下痢、妊娠悪阻、過剰脂肪食・低炭水化物食の摂取など

### 検査の概要・意義

　重症糖尿病、摂食障害（拒食症）のスクリーニングとして有用で簡便な検査法である。尿中に検出されるケトン体はアセト酢酸が主であり、正常尿中濃度は2mg/dL以下であり、通常の試験紙法では検出されない。糖尿病でグルコースの代謝異常が発生した場合、飢餓状態のような糖質供給が滞った場合、肝でのケトン体生成が増加し、血中ケトン体が増加し、尿中で検出されるようになる。

### 基準値

　1日総排出量：40〜50 mg
　試験紙法で陰性

尿検査　　　　　　　　　　　　　　　　　　　　一般臨床検査
# ビリルビン

## 異常で疑う疾患・病態等
**陽性（試験紙法）** ▶肝細胞性黄疸（ウイルス性肝炎、肝硬変、肝癌、薬物性肝障害、伝染性単核症など）、肝内胆汁うっ滞（ウイルス性肝炎、薬物性肝内胆汁うっ滞、原発性胆汁性肝硬変）、閉塞性黄疸（胆石症、胆管狭窄、胆管癌、膵頭部癌など）、体質性黄疸（Dubin-Johnson症候群、Rotor症候群）など

## 検査の概要・意義
　肝・胆道系障害のスクリーニング、診断、治療経過の判定に有用で簡便な検査法である。直接ビリルビンの大部分は胆汁中に排泄されるが、一部が吸収されて、血液、腎臓を経て尿中に尿ビリルビンとして排泄される。腎での排泄閾値は2.4mg/dLであるが、それを超えると尿から排泄される。ビリルビンはウロビリノゲンと合わせて評価される。両者の増加は、肝・胆道疾患が疑われ、尿ビリルビンが陰性で、尿中ウロビリノゲンのみ増加している場合は、溶血性貧血、便秘が疑われる。

## 基準値
　試験紙法で陰性

## 尿検査

# アミラーゼ

一般臨床検査

### 異常で疑う疾患・病態等
**高値**▶急性膵炎・慢性膵炎の急性増悪期、唾液腺疾患、アミラーゼ産生腫瘍、高唾液腺型アミラーゼ血症など
**低値**▶マクロアミラーゼ血症、腎不全など

### 検査の概要・意義
　アミラーゼは膵臓および唾液腺で産生され、口腔内および消化管内に放出される消化酵素である。血中に流出し、尿中に排出される。膵臓または唾液腺疾患などで消化管への放出が妨げられたり、膵管内圧上昇などが起こると血中への流出が増加し、尿中で増加がみられる。疾患の早期に起こり、病態をよく反映するので、膵疾患のスクリーニング、早期診断、経過観察に有用であるが、血中アミラーゼ検査のほうが一般的である。

### 基準値
　通常：700 U/L 未満

## 尿検査

一般臨床検査

# 尿潜血

### 異常で疑う疾患・病態等

**陽性（試験紙法）** ▶ 腎・尿管・膀胱・尿道・前立腺の炎症、腫瘍、結石、外傷性筋肉損傷、多発性筋炎、筋ジストロフィー、クラッシュ症候群、発作性夜間ヘモグロビン尿症、溶血性貧血、出血性疾患など

### 検査の概要・意義

　血尿のスクリーニング検査として有用で簡便な検査法である。日常初期診療における基本的臨床検査のひとつである。尿中赤血球を、ヘモグロビン濃度を指標として検出している。腎・尿路系疾患をはじめ、血尿をきたす疾患のスクリーニング検査として有用である。血尿以外、溶血によるヘモグロビン尿、筋組織傷害によるミオグロビン尿でも陽性になる。日本臨床検査標準協議会では、試験紙法の「1+」をヘモグロビン濃度として 0.06mg/dL、赤血球数換算として 20 個/μL と定めている。

### 基準値

　試験紙法で陰性

尿潜血　25

## 尿検査

一般臨床検査

# 尿沈渣所見

### 異常で疑う疾患・病態等

尿沈渣所見の異常で疑う疾患・病態

| 沈渣 | 基準 | 疾患・病態 |
| --- | --- | --- |
| 赤血球 | 1〜2個以下／10HPF | 腎・尿路系疾患、出血性疾患など<br>「尿潜血」を参照 |
| 白血球 | 男性：1〜2個以下／10HPF<br>女性：1〜2個以下／HPF | 腎から尿道までの炎症性疾患・感染症など<br>「白血球反応」を参照 |
| 上皮細胞 | 1個以下／10HPF | 尿細管障害、腎・尿路系炎症性病変など |
| 異型細胞 | 健常ではみられない | 腎・尿路系の悪性腫瘍 |
| 円柱 | 健常ではみられない | 腎実質障害（腎炎、ネフローゼ症候群、糖尿病性腎症など）、尿細管の異常など |
| 細菌などの微生物 | 桿菌の場合は、4以下／HPF、他の微生物はみられない | 細菌、真菌、原虫、寄生虫による尿路感染症<br>「細菌検査（尿）」を参照 |

＊HPF：high power field（400倍強拡大視野）

### 検査の概要・意義

　尿を遠心沈殿することによって集められた有形成分を、顕微鏡で観察する検査である。最近では自動分析装置も使用されている。腎・尿路系の異常を反映しており、尿蛋白または尿潜血が陽性の場合、または肉眼的に色調の異常や混濁がみられた場合などで実施される。

### 基準値

　上記表参照

尿検査　　　　　　　　　　　　　　　　　一般臨床検査
# 細菌検査

## 異常で疑う疾患・病態等
**陽性** ▶ 大腸菌、クレブシエラ、プロテウス、エンテロバクター、シトロバクター、緑膿菌、腸球菌などによる尿路感染症など

## 検査の概要・意義
　尿路感染症のスクリーニング検査として行われる。正常尿は本来無菌であるが、尿道や外性器で汚染されるため、通常の排尿で得られた検体には少量の細菌が混入している。一般に定量培養を行った結果、$10^5$/mL 以上の細菌が尿中に存在する場合を、細菌尿という。尿路感染症のほとんどは上行性に起こり、原因菌としては腸管に由来する大腸菌が多く、発症は女性に多い。

## 基準値
　陰性

尿検査　　　　　　　　　　　　　　　　　　　　　　　　　　　一般臨床検査

# 尿細胞診

## 異常で疑う疾患・病態等
**陽性（Class ⅣまたはⅤ）、擬陽性（Class Ⅲ）** ▶膀胱癌、腎盂癌、尿管癌など

## 検査の概要・意義
　尿中に含まれている腎盂、尿管、膀胱や尿道由来の細胞を光学顕微鏡で観察し、主に癌細胞（異型細胞）の有無を調べる検査である。細胞診は尿中以外にも子宮頸部、喀痰、胸水、腹水、胆汁、穿刺吸引細胞などでも行われている。異型細胞の有無および細胞の悪性所見から、おおまかにClass ⅠからⅤの5段階に分類され、一般にClass ⅠまたはⅡは陰性（異型細胞がない、または悪性所見がない）、Class Ⅲは擬陽性（悪性が疑われる）、Class ⅣまたはⅤの場合には陽性（悪性が強く疑われる）とされている。

## 基準値
　陰性（Class ⅠまたはⅡ）

尿検査　　　　　　　　　　　　　　　　　　　一般臨床検査

# 白血球反応（白血球検査）

## 異常で疑う疾患・病態等

**陽性（試験紙法）** ▶大腸菌、緑膿菌、クレブシエラ、プロテウス、結核菌、クラミジア、ウイルスなどによる尿路感染症など

## 検査の概要・意義

　尿路感染症のスクリーニング検査として、試験紙によって尿中の白血球の有無を化学的に調べる簡便な検査法である。白血球中より放出されたエステラーゼ活性をみることで間接的に白血球量を判定している。尿中の白血球の基準値は、男性で1～2個以下/10HPF（high power field、強拡大視野：400倍で10視野あたり）、女性で1～2個以下/HPF（強拡大視野：400倍で1視野あたり）とされている。尿白血球検査では、5～10個/HPFが検出感度で、それ以上の増加で陽性となる。

## 基準値

試験紙法で陰性

白血球反応（白血球検査）　29

尿検査

# 妊娠反応

一般臨床検査

### 異常で疑う疾患・病態等
**陽性後に陰性** ▶ 流産、子宮外妊娠など
**非妊娠時に陽性** ▶ hCG産生腫瘍、分娩後、流産、人工妊娠中絶後、hCG投与後など

### 検査の概要・意義
　ヒト絨毛性ゴナドトロピン（hCG）は、受精卵が着床し発育すると、胎盤の絨毛組織から分泌され、血中および尿中で検出されるようになる。妊娠反応は尿中hCG値を反映している。妊娠が疑われた場合の検査として、非侵襲で簡便であるが、血中hCG測定がより鋭敏である。陽性後に陰性になった場合や非妊娠時に陽性になる場合は、超音波断層法および血液検査による精査が必要である。

### 基準値
　妊娠早期（高感度検査では妊娠4週0日）において陽性

## 糞便検査

# 肉眼的所見

一般臨床検査

### 異常で疑う疾患・病態等

糞便の肉眼的所見の異常で疑う疾患・病態等

| 性 状 | 肉眼的所見 | 病 態 |
|---|---|---|
| 形状 | 下痢便、水様便 | 腸管の炎症または感染症、食中毒、過敏性腸症候群、蠕動運動亢進、腸吸収不全 |
| 形状 | 粘液便 | 腸管の炎症または感染症、過敏性腸症候群 |
| 形状 | 硬便、兎糞便 | 便秘、大腸疾患、過敏性腸症候群 |
| 形状 | 脂肪便 | 膵疾患、胆道閉塞、腸吸収不全 |
| 色調 | 黄色便 | 服用薬剤の影響 |
| 色調 | 緑色便 | 大量の葉緑素含有食品の影響 |
| 色調 | 黒色便 | 消化管出血、鉄剤や蒼鉛剤などの服用の影響 |
| 色調 | 赤色便 | 下部消化管出血 |
| 色調 | 灰白色便 | 胆道閉塞、バリウム服用の影響 |
| その他 | 膿汁 | 腸管の炎症または感染症 |
| その他 | 異物の混入 | 結石、誤嚥による異物 |
| その他 | 食物残渣の残存 | 消化不良 |

### 検査の概要・意義

　糞便の硬さなどの形状、色調、血液などの混入物の有無などについて観察することで、感染症、中毒症、消化管疾患、消化管の機能異常、服用薬剤などについて、多くの重要な情報を得ることができる。

### 判定方法

　通常、便量は1日1～2回、100～250gである。2/3程度の水分を含み、バナナ状または半練り状で、通常は黄褐色だが、食事内容によって緑褐色や黒褐色になる。

肉眼的所見　31

糞便検査　　　　　　　　　　　　　　　　　　　　　　　一般臨床検査

# 顕微鏡検査（虫卵など）

## 異常で疑う疾患・病態等

**陽性** ▶ 消化管内に寄生性原虫または寄生虫（蠕虫）が寄生

消化管内に寄生する原虫または寄生虫（蠕虫）

| 原虫 ||赤痢アメーバ、ジアルジア、クリプトスポリジウム、イソスポーラなど |
|---|---|---|
| 寄生虫（蠕虫） | 線虫 | 回虫、鉤虫卵、東洋毛様線虫卵、糞線虫卵、糞線虫幼虫など |
| | 条虫 | 無鉤条虫卵、有鉤条虫卵、広節裂頭条虫卵、日本海裂頭条虫卵、大複殖門条虫卵など |
| | 吸虫 | 横川吸虫卵、肝吸虫卵、肺吸虫卵、日本住血吸虫卵など |

## 検査の概要・意義

　寄生性原虫または寄生虫（蠕虫）感染が疑われた場合に行われる。海外からの輸入感染、食品由来感染だけでなく、国内感染もみられる。糞便を直接顕微鏡で観察する方法（塗抹法）と、濃縮して検出する方法（集卵法）があるが、虫卵などが検出されれば確定診断となる。

## 基準値

陰性（検出されない）

糞便検査　　　　　　　　　　　　　　　　　一般臨床検査

# 便潜血反応

## 異常で疑う疾患・病態等

**陽性** ▶消化管の潰瘍性出血（潰瘍、がん）、寄生虫感染、細菌性大腸炎（赤痢、カンピロバクター、病原性大腸菌など）、腸結核、原虫感染（赤痢アメーバなど）、痔疾など

## 検査の概要・意義

糞便中のヘモグロビンを化学反応や免疫学的反応で検出することで、消化管での微量な出血を調べる検査法である。健常人においても1〜2mL／日程度の少量の出血があり、糞便1g中にヘモグロビン2mgまでは正常とされている。大腸・直腸癌のスクリーニング検査で有用であるとされている。歯肉出血、歯磨きによる出血、鉄剤による擬陽性、ビタミンCによる偽陰性がある。

## 基準値

陰性

## 糞便検査

一般臨床検査

# 細菌検査

**異常で疑う疾患・病態等**

感染性腸炎によって発症する疾患・病態等

| 細菌性 ||  非細菌性 |
|---|---|---|
| 赤痢＊<br>コレラ＊<br>腸チフス＊<br>パラチフス＊<br>偽膜性腸炎<br>MRSA 腸炎<br>クレブシエラ・オキシトカ腸炎 | 食中毒<br>ブドウ球菌食中毒<br>ボツリヌス中毒<br>ウェルシュ菌食中毒<br>セレウス菌食中毒<br>サルモネラ腸炎<br>腸炎ビブリオ食中毒<br>病原性大腸菌腸炎<br>（腸管出血性大腸菌O 157 感染症＊を含む）<br>エルシニア腸炎<br>カンピロバクター腸炎<br>NAG ビブリオ腸炎<br>ビブリオ・ミミクス腸炎<br>ビブリオ・フルビアリス腸炎<br>エロモナス腸炎<br>プレシオモナス腸炎 | アメーバ赤痢＃<br>ランブル鞭毛虫症<br>糞線虫症<br>クリプトスポリジウム症＃<br>サイクロスポーラ症<br>イソスポーラ症<br>肉胞子虫症<br>ウイルス性腸炎 |

＊3類感染症：すぐに保健所への届け出が必要
＃5類感染症：7日以内に保健所への届け出が必要

**検査の概要・意義**

　感染性腸炎の原因微生物を同定するための検査である。検査対象の微生物によって培地の種類、培養方法が異なるので、検査を効率的に進めるために、臨床所見、血便の有無、海外渡航歴などの情報が重要である。特定の病原微生物が検出された場合は、保健所への届け出が必要である（上記表参照）。

**基準値**

　陰性（菌発育陰性または常在菌のみ検出）

喀痰検査　　　　　　　　　　　　　　　　　一般臨床検査

# 肉眼的所見、細胞診、細菌検査

## 異常で疑う疾患・病態等

肺癌、急性・慢性気管支炎、慢性閉塞性肺疾患（COPD）、肺炎、肺化膿症、肺結核、気管支拡張症、肺腫瘍と混合感染、肺真菌症などの起因菌判定

## 検査の概要・意義

喀痰検査は、呼吸器疾患の診断のために行う痰の検査であり、色、性状および量、また、細菌検査、細胞診がある。細胞診は肺癌の検査として行われる。なお、健診・人間ドックで行う検査目的は、細胞診である。

肺癌は、気管支上皮から発生し、一部細胞が剥がれて痰の中に出る。それを染色して顕微鏡で観察する。

がんの発見率は、肺門のがんで80％、末梢の肺野で50％前後である。エックス線で発見されなくても、喀痰で発見されるがんは全体の30％程度あり、その有効性は高い。

生理的分泌物のほか、各種細菌、前述の腫瘍剥離細胞、ウイルス、肺ジストマ卵などが呼吸器系の各種疾患に応じて混在、喀出されることから呼吸器疾患診断上、極めて重要な検査である。

## 判定方法

細菌検査は、顕微鏡で直接観察して菌を調べる方法と痰に含まれる菌を培養して種類を特定する方法がある。

細胞診は、痰を顕微鏡で観察し、がん細胞の有無を調べる。

細胞診では、疑いのあるレベルによって5段階に分けられ、正常な細胞を1としてがん細胞を5としている。

1～2は陰性と診断され特に問題はないが、3以上になると精密検査が必要となる。

肉眼的所見、細胞診、細菌検査　　35

脳脊髄液検査 　　　　　　　　　　　　　　　　　　　一般臨床検査

# 圧（Queckenstedt 現象）

### 異常で疑う疾患・病態等

**Queckenstedt 現象陽性** ▶ 脊髄腫瘍、脊椎カリエス、脊椎骨折、癒着性くも膜炎などによるくも膜下腔閉塞など

### 検査の概要・意義

　圧に関する検査としてクエッケンシュテット試験（Queckenstedt test）がある。これは頭蓋内の静脈とくも膜下腔、それに脊柱管内のくも膜下腔が正常に交通しているかどうかをみる試験である。両側の頸静脈を静脈圧よりも強く圧迫すると、正常なら 10 秒以内に圧が 100 mmH$_2$O 以上上がる。そして圧迫をやめたときにはすぐ元に戻る（Queckenstedt 現象陰性）。この現象は、頸静脈の圧迫によって頭蓋内の静脈が怒張するので、頭蓋内圧が上がるのにしたがって腰椎部での脳脊髄液圧も上がるというものである。

　頭蓋内の静脈や脊柱管の途中に閉塞があると、こうした一連の流れが妨げられるので、圧迫しても圧があまり上がらなかったり、圧迫をやめてもなかなか戻らなかったりする（Queckenstedt 現象陽性）。

### 基準値

Queckenstedt 試験（頸静脈圧迫試験）：100mmH$_2$O 以上の圧上昇

# 脳脊髄液検査
一般臨床検査

## 肉眼的所見

### 異常で疑う疾患・病態等

**血液の混合** ▶ 脳出血（脳室内出血）、くも膜下出血、頭蓋骨および脊椎骨折など

**黄橙色（キサントクロミー）** ▶ 脳実質、髄膜の古い出血や脳炎、脳脊髄腫瘍、髄膜炎、くも膜下腔閉塞などによる髄液うっ滞がある場合など

**日光微塵（sonnenstäubchen）** ▶ 軽度〜中等度の細胞増多、結核性髄膜炎、ウイルス性髄膜炎など

**混濁（白濁）** ▶ 高度の細胞増多、細菌性髄膜炎急性期など

**線維素析出** ▶ 結核性髄膜炎、化膿性髄膜炎など

### 検査の概要・意義

　脳出血やくも膜下出血では血液が混ざる。出血による場合2〜3時間後から遠心上清は黄色となり始め、1週間で著明となり、15〜20日で色がとれる。

　黄橙色（キサントクロミー）は、髄液うっ滞がある場合に見られ、この黄橙色は、赤血球の破壊によって生ずる間接ビリルビンの色調あるいは高濃度の蛋白による。目安としては髄液蛋白が150mg/dL以上に増加したときに認められる。髄膜炎により多数の白血球が混入していれば濁って見える。

　日光微塵の存在は、細胞の増加を示し、細胞数の算定を行わなくても、一見して髄液細胞増加（pleocytosis）の有無およびその程度の概略を知ることができる。細胞増多が高度になると白濁を認める。

　結核性髄膜炎ではフィブリンが析出することがある。

### 判定方法

　正常の髄液は、水様無色透明または非常に淡い黄色で、浮遊物はまったく認めない。

脳脊髄液検査　　　　　　　　　　　　　　　　　　　　一般臨床検査

# 初圧

## 異常で疑う疾患・病態等

**髄液圧亢進** ▶ 脳腫瘍、脳膿瘍、脳出血、静脈洞血栓症、上大静脈閉塞、脳梗塞、頭部外傷、脳髄膜炎、髄液産生過剰、髄液吸収障害、薬物（ビタミンA、プロゲステロン、テトラサイクリン）服用時、Addison病、甲状腺機能低下症、月経異常など

**髄液圧低下** ▶ 脊髄くも膜下腔閉塞、重症脱水症状、高浸透圧血症、バルビタール中毒、髄液漏、腰椎穿刺の髄液流出など

## 検査の概要・意義

　横臥位で初圧が200mmH$_2$O以上は確実に上昇、40mmH$_2$O以下は低下とみなす。年齢的差異は認められない。

　液圧亢進は、髄液産生増進（メニンギスムスなど）、髄液吸収低下（Guillain-Barré症候群など）、髄液通過障害（水頭症、脳腫瘍、脳ヘルニアなど）、静脈系うっ滞（うっ血性心不全など）、毛細血管透過性亢進（髄膜炎、脳炎、外傷性脳浮腫、脳腫瘍、脳出血）、空間占拠（脳腫瘍、硬膜下血腫、脳出血）などが原因となる。

　液圧低下の病的意義は少ないが、くも膜下腔の遮断性病変の場合は重要な所見となる。そのほか脱水、虚脱、衰弱、髄液の流出などで起こる。また、高浸透圧物質の投与による脳容積の低下やデキサメサゾン、プロスタグランジンなどの薬物投与による髄液産生量低下によっても起こる。

## 基準値

　70～180mmH$_2$O

# 脳脊髄液検査
## 細胞数（種類）

一般臨床検査

### 異常で疑う疾患・病態等

**リンパ球増加** ▶ ウイルス性髄膜炎、ウイルス性脳炎、脳脊髄炎、真菌性髄膜炎、結核性髄膜炎、梅毒性髄膜炎、神経梅毒、多発性硬化症、サルコイドーシス、Behçet病、脳脊髄腫瘍など

**多核白血球（多くは好中球）増加** ▶ 化膿性髄膜炎、脳膿瘍、硬膜下膿瘍、脊髄硬膜下膿瘍、結核性、ウイルス性および真菌性髄膜炎の初期など

### 検査の概要・意義

　髄液細胞の検索は髄膜炎、脳炎をはじめとする各種中枢神経系感染症の診断ならびに治療効果を推定するうえで最も重要である。細胞数増加の原因はさまざまであるが、特に髄膜の炎症性疾患においては必発の症状で診断上重要な意義があり、常にタンパクの増加を伴う。病原微生物が髄液腔内に進入すると、血中から白血球が送り込まれ髄液細胞は増加する。病原物質が細菌であれば、貪食能やオプソニン効果を有する好中球が増加し、ウイルス性であれば免疫能を有するリンパ球が増加する。さらに脳内出血、白血病などの中枢神経への浸潤、脳腫瘍、その他の中枢神経系の炎症で細胞は増加する。

### 基準値

〈細胞数〉0～2（個/μL）
　　　　　～5（個/μL）までは限界値
　　　　　6（個/μL）以上：髄液細胞増加（pleocytosis）
　　　　～20（個/μL）：軽度増加
　　20～50（個/μL）：中等度増加
　　　　50（個/μL）以上：高度増加

〈細胞の割合〉リンパ球60～70%、単球様細胞20～30%、多形核細胞2～3%、赤血球が出ることはない。

細胞数（種類）　39

# 蛋白定量

脳脊髄液検査 / 一般臨床検査

## 異常で疑う疾患・病態等

**高値** ▶ 化膿性髄膜炎、結核性髄膜炎、脳出血、くも膜下腔閉塞、無菌性髄膜炎、脳脊髄腫瘍、Guillain-Barré 症候群、多発神経炎、ウイルス性脳炎、脳脊髄炎、神経梅毒、サルコイドーシス、Behçet 病、多発性硬化症、筋萎縮性側索硬化症（ALS）、Parkinson 病、甲状腺機能低下症、副甲状腺機能低下症、尿毒症、肝性脳症、高血圧性脳症など

**低値** ▶ 慢性髄液漏、良性頭蓋内圧亢進症、甲状腺機能亢進症、急性水中毒、髄液大量摂取後など

## 検査の概要・意義

　髄液中に含まれるタンパク成分のほとんど全ては血漿に由来するが、血液－髄液関門の存在により髄液総タンパク量は、血液の 1/200 以下であり主成分はアルブミンである。髄液タンパクの増加は、①中枢神経組織の崩壊や出血による血液タンパクの流入、②血液－髄液関門のバリアの透過性が亢進し血漿タンパクが移行しやすいとき、③中枢神経系でのタンパク合成が亢進したとき、④髄液のターンオーバーが阻害されたときに生じる。

　髄液中のタンパク成分は血清と組成が異なっているため、総タンパク量とタンパク分画、免疫グロブリンを同時に測定する。

## 基準値

　10 〜 40mg/dL（脳室：10 〜 15mg/dL、大槽：15 〜 25mg/dL、腰椎部：20 〜 45mg/dL）
　小児は成人よりも低値であり年齢とともに軽度増加傾向がみられる。

# 脳脊髄液検査

一般臨床検査

## 糖定量

### 異常で疑う疾患・病態等

**高値** ▶ 糖尿病、脳腫瘍、脳出血、尿毒症、てんかん発作、日本脳炎、灰白脊髄炎など

**低値** ▶ 軽度減少（40〜50mg/dL）：サルコイドーシス、ウイルス性脳炎、くも膜下出血、全身性エリテマトーデス（SLE）、ヘルペス脳炎など
中等度減少（20〜40mg/dL）：結核性髄膜炎、真菌性髄膜炎、癌性髄膜炎など
高度減少（20mg/dL以下）：化膿性髄膜炎など

### 検査の概要・意義

　髄液中のグルコースは血液グルコースに由来し、約90分〜4時間前の血糖値を反映する。髄液グルコースは細菌や細胞および酵素の解糖作用により消費される。また、血糖の影響をうけるので糖尿病などでは高値となる。髄液糖は40mg/dL以下で異常であるが、しばしば高血糖によって髄液糖の減少は隠されてしまうため髄液糖/血液糖比を測定する。髄液糖/血液糖比は0.6以下が異常値である。髄液糖/血液糖比が低下する病態の代表は細菌性髄膜炎であるが、それ以外の髄膜炎、サルコイドーシス、低血糖でもおこりえる。髄液糖/血液糖比が0.4以下は細菌性髄膜炎を強く疑う。

### 基準値

50〜75mg/dL

脳脊髄液検査　　　　　　　　　　　　　　　　　　　　　　　　一般臨床検査

# IgG%

### 異常で疑う疾患・病態等

**高値** ▶ 多発性硬化症、神経梅毒、髄膜炎、脳炎、亜急性硬化性全脳炎、Behçet病、Guillain-Barré症候群、小舞踏病

### 検査の概要・意義

　日常検査として、髄液タンパク組成の変化をみるには、臨床的意義の大きい免疫グロブリン、とくにIgGとアルブミンを免疫学的に定量し、IgG濃度、IgG%（IgG/総タンパク）、IgG/アルブミン比などを求め、さらに濃縮髄液を用いてタンパク分画像と免疫電気泳動をみることが有意義である。

　髄液のタンパク組成と分画の変化は、血管透過性亢進（血液−髄液関門の障害）、神経系内における免疫グロブリンの局所産生、髄液の吸収障害などの機序によって起こる。多発性硬化症におけるIgG、IgG%の上昇は、脱髄巣における局所産生によるとされ、病巣が髄液腔に近接している場合に見られる。神経梅毒、髄膜脳炎、脳炎および亜急性硬化性全脳炎でもIgGおよびIgG%が上昇する。Behçet病、ワクチン接種後脳炎および小舞踏病などでは血清の免疫グロブリン上昇と合併して髄液IgGが増加する。また、脳出血、糖尿病性ニューロパチーなど循環障害のある場合は、IgGは増加するがIgG%は正常なことが多い。

### 基準値

　　正常髄液のIgG：1〜3mg/dL、IgG%：3〜10%

＊血清蛋白量は7〜8g/dLで髄液の蛋白量の200〜400倍である。

脳脊髄液検査　　　　　　　　　　　　　　　　　一般臨床検査
# ミエリン塩基性タンパク

## 異常で疑う疾患・病態等

**高値** ▶ 多発性硬化症、亜急性硬化性全脳炎、神経Behçet病、脊髄炎、筋萎縮性側索硬化症、髄膜炎、脳炎、Guillain-Barré症候群、神経梅毒、慢性炎症性脱髄性多発神経炎、頭部外傷など

## 検査の概要・意義

　ミエリン塩基性蛋白（MBP）は神経のミエリンを構成する主要なタンパク質である。中枢神経脱髄疾患である多発性硬化症の診断に用いられる。また中枢神経脱髄疾患だけではなく、髄鞘を含むさまざまな脳実質障害が認められる疾患で髄液中に増加がみられ、神経Behçet病や脊髄炎、脳炎、髄膜炎、筋萎縮性側索硬化症（ALS）などの疾患でも異常値を示すことがあるため、多発性硬化症の診断を目的に行う場合は、IgGインデックスや髄液オリゴクローナルバンドを併せて測定することが望ましい。通常、非活動性の脱髄疾患や非脱髄性神経症ではみられない。

## 基準値

　＜ 4ng/mL

| 脳脊髄液検査 | 一般臨床検査 |

# クロール定量

## 異常で疑う疾患・病態等
**高値**▶高クロール血症、尿毒症、脱水症、慢性腎炎、腎不全、心不全など
**低値**▶髄膜炎、低クロール血症、大葉性肺炎、下痢・嘔吐など

## 検査の概要・意義
　塩化物は脳脊髄液中無機化合物の大部分を占めており血中クロールと平行して増減し、血液中のクロールに比し濃度が1.3倍である。脳脊髄液中のクロール量は種々疾患で増減し診断予後判定に有用である。タンパク質が増えるとクロールが減るポジティブコントロールとしての意義がある。

## 基準値
120～125mEq/L

# 細菌検査

脳脊髄液検査 / 一般臨床検査

### 異常で疑う疾患・病態等

化膿性髄膜炎、真菌性髄膜炎、結核性髄膜炎、ウイルス性髄膜炎、流行性髄膜炎、日本脳炎、脳脊髄梅毒など

### 検査の概要・意義

髄膜炎、脳炎などにおける起因菌の同定と化学的療法での薬物選択にとって必要な検査である。髄液中から細菌を検出するには、強力に遠心した沈渣から塗抹染色標本を作成し顕微鏡検査を行う。塗抹検査で病原菌が推定できれば、早期に治療開始が可能となる。とくに、結核菌のように長期の培養を要するような場合には塗抹検査が重要である。また塗抹検査と同時に培養検査をおこなう必要がある。髄液中に認められることのある病原菌として、結核菌、髄膜炎菌、肺炎球菌、ブドウ球菌、レンサ球菌、インフルエンザ菌、リステリア、レプトスピラ、真菌（クリプトコッカス）、緑膿菌、セラチアなどがある。ウイルス性髄膜炎では、単純ヘルペスウイルス、コクサッキーウイルス、エコーウイルス、エンテロウイルスなどが原因として挙げられる。

### 細菌性髄膜炎の起因菌

| | |
|---|---|
| 新生児・乳児期早期 | 大腸菌、黄色ブドウ球菌、リステリア、B群レンサ球菌など |
| 乳幼児 | インフルエンザ菌、肺炎球菌、黄色ブドウ球菌、髄膜炎菌 |
| 学童期～壮年期 | 肺炎球菌、インフルエンザ菌、髄膜炎菌 |
| 老年期 | 肺炎球菌、リステリア、グラム陰性桿菌 |
| 免疫低下状態 | 肺炎球菌、緑膿菌などのグラム陰性桿菌、リステリア、黄色ブドウ球菌（MRSA）など |

### 基準値

陰性

## 脳脊髄液検査

# 細胞診

一般臨床検査

### 異常で疑う疾患・病態等

**リンパ球増加（lymphocytosis）**　▶結核性髄膜炎、真菌性髄膜炎、ウイルス性脳炎・髄膜炎・脳脊髄炎、進行性麻痺、脊髄癆、脳脊髄梅毒、多発性硬化症、急性灰白髄炎、出血後の反応性細胞増多、髄膜癌、胃癌など

**多核球増加（polynucleosis）**　▶化膿性髄膜炎、流行性髄膜炎、交感性髄膜炎、Behçet病、結核性髄膜炎など

### 検査の概要・意義

　結核性髄膜炎、真菌性髄膜炎ではリンパ球が高度の増加をきたす。ウイルス性脳炎・髄膜炎・脳脊髄炎、進行性麻痺、脊髄癆、脳脊髄梅毒、多発性硬化症、急性灰白髄炎、出血後の反応性細胞増加では中等度以下の増加がみられる。多形核白血球増加は、急性または亜急性の疾患で、リンパ球増加を伴った高度の増加を示す。単球系は感染に対する防御反応に関与し、炎症の結節に向かって増加する。

　その他：脳腫瘍、髄膜転移癌の場合では腫瘍細胞が、白血病の場合では白血病細胞が出現する。

### 基準値

　リンパ球60％以下、単球様細胞20〜30％以下、多形核白血球（主に好中球）2〜3％以下で、赤血球が出ることはない。

# オリゴクローナルバンド

脳脊髄液検査　　　　　　　　　　　一般臨床検査

## 異常で疑う疾患・病態等

**陽性（バンド数2本以上）** ▶ 多発性硬化症、副腎白質ジストロフィー、各種髄膜炎、神経梅毒、亜急性硬化性全脳炎、進行性多巣性白質脳症、HIV-1感染症、末梢神経障害、脳血管障害、SLE、膠原病、脳膿瘍など

## 検査の概要・意義

　オリゴクローナルバンドは髄液蛋白を電気泳動し、免疫グロブリンを特異的に染色した際にγグロブリン領域に細く濃染する数本のバンドを指す。オリゴクローナルバンドの存在は、ある抗原に対して、とくに強い液性免疫応答が起こっていることを示す。

　脱髄性疾患や中枢神経系の感染症などで高率に検出され、とりわけ多発性硬化症では重要な診断指針となる。亜急性硬化性全脳炎や梅毒などの感染症でオリゴクローナルバンド陽性の時は治療とともに消失していくのが特徴である。

**異常な脳髄液蛋白質パターンにみられるオリゴクローナルバンド**

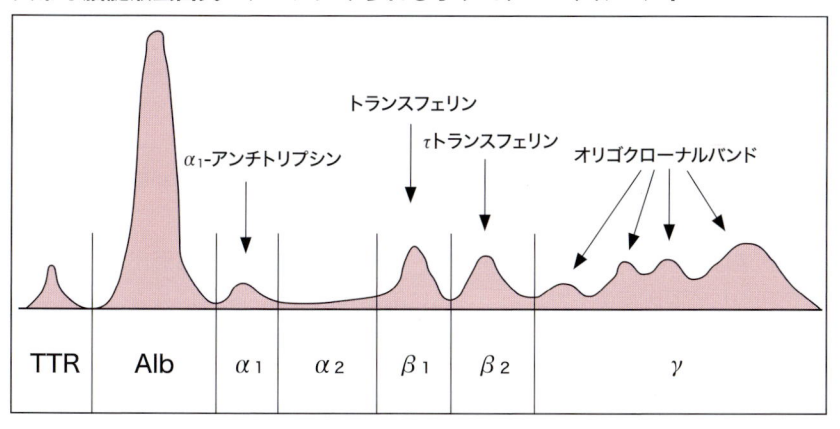

## 基準値

　陰性（バンド数0～1）

穿刺液検査

# 肉眼的所見

一般臨床検査

## 異常で疑う疾患・病態等

| 胸　水 | | 疾　患 |
|---|---|---|
| 漿液性 | 漏出液<br>（淡黄色～黄色・透明） | 心不全など |
| | 滲出液<br>（淡黄色～黄色・混濁） | 胸膜炎など |
| 膿性（膿様混濁） | | 肺結核、肺炎、気管支拡張症、肺膿瘍など |
| 血　性 | | 結核、悪性腫瘍、肺梗塞、白血病、出血性素因など |
| 乳び性（乳汁様混濁） | | 外傷、肺癌など |

| 腹　水 | 疾　患 |
|---|---|
| 漿液性 | 心不全、肝硬変、劇症肝炎、腎不全など |
| 膿　性 | 腹膜炎 |
| 血　性 | 腹膜炎、腹腔内出血（がんなど）、急性膵炎など |
| 乳び性（白濁） | 胃癌、膵癌、悪性リンパ腫、フィラリア、肝硬変など |
| 脂肪性（白沈） | 腹膜炎 |
| 胆汁性（黄褐色） | 胆汁性腹膜炎など |
| 粘性（淡灰黄色ゼリー状） | 腹膜偽粘液腫 |

## 検査の概要・意義

　胸水や腹水をきたす疾患はさまざまであるが、浸出液の種類を見分けることは困難である。

　穿刺液は肉眼的観察、生化学的検査、顕微鏡的観察などから漏出性か滲出性かを判別して原因疾患を推定し、さらに細菌学的検査、細胞診検査、組織学的検査、特殊検査などにより、確定診断を行う必要がある。

## 判定方法

　　上記表参照

## 穿刺液検査 / 一般臨床検査

# 比重

## 異常で疑う疾患・病態等
**高値** ▶ 炎症性疾患、腹膜炎、腫瘍など
**低値** ▶ 非炎症性疾患、低蛋白血症、浮腫、うっ血、肝硬変、水血症など

## 検査の概要・意義
　胸水や腹水の比重を測定することにより、貯留原因を推定することが可能となる。腹水や胸水は炎症性の要因（滲出液）や非炎症性の要因（漏出液）により貯留する。一般に、低蛋白血症や肝硬変などの非炎症性の腹水では低比重であり、腹膜炎や腫瘍などの炎症性の腹水、胸水では高比重になることが多い。

## 基準値
　漏出液：1.015 以下
　滲出液：1.018 以上

穿刺液検査　　　　　　　　　　　　　　　　　　　　　　一般臨床検査

# 蛋白定量

## 異常で疑う疾患・病態等

**高値▶** 4g/dL 以上：炎症性疾患
　　　　 4〜6g/dL：Budd-Chiari 症候群

**低値▶** 2.5g/dL 以下：炎症性疾患（うっ血、水血症、浮腫、血管壁の変性など）
　　　　 0.1〜1.0g/dL：うっ血性心不全、ネフローゼなどの胸水、腹水
　　　　 2〜4g/dL：悪性腫瘍

## 検査の概要・意義

　漿液を漏出液または滲出液として分類するためには、血清および漿液中の総蛋白量と乳酸脱水素酵素活性の同時測定が行われる。これらの値から算出した漿液と血清の総蛋白比（体腔液蛋白量 / 血清蛋白量）および乳酸脱水素酵素比（体腔液乳酸脱水素酵素活性 / 血清乳酸脱水素酵素活性）は、漏出液と滲出液とを区別するのに有用である。総蛋白比が 0.5 以下かつ乳酸脱水素酵素比が 0.6 以下である場合は漏出液、総蛋白比が 0.5 以上かつ乳酸脱水素酵素比が 0.6 以上である場合は滲出液と分類する。

## 基準値

蛋白定量
　　漏出液：2.5g/dL 以下
　　滲出液：4.0g/dL 以上

穿刺液検査　　　　　　　　　　　　　　　一般臨床検査

# 細胞数（種類）

## 異常で疑う疾患・病態等

**漏出液（胸水、腹水）** ▶ うっ血性心不全、肝硬変、ネフローゼ症候群など
**滲出液（胸水、腹水）** ▶ 毛細血管の透過性の亢進、感染、新生物、リウマチ様関節炎、SLE、膵炎、外傷など
　**漏出液（心嚢液）** ▶ SLE、粘液水腫、低蛋白血症など
　**滲出液（心嚢液）** ▶ 感染性心膜炎、リウマチ性心膜炎、腫瘍性心膜炎など

## 検査の概要・意義

　胸水、心嚢液、腹水中の総赤血球および白血球計測において、これらの診断的価値にはほぼ差がない。これらの細胞計測を臨床的に利用するには限界がある。しかし通常は、漏出液中の白血球数は1000個/μL以下、滲出液中の白血球数は1000個/μL以上である。赤血球数およびヘマトクリット値は出血性滲出液を同定する際に有効である。一般に、漏出液では単核球細胞が優勢で、滲出液では病変早期には好中球が、後期には単核球が優勢となる。心嚢液は、大半は滲出液と考えられる。

## 基準値

### 漏出液と滲出液との差異

|  | 漏出液 | 滲出液 |
|---|---|---|
| 白血球数 | 1000個/μL（胸水）以下<br>300個/μL（腹水）以下 | 一般的には不定<br>1000個/μL（胸水）以上<br>500個/μL（腹水）以上 |
| 分別係数 | 単核球細胞が優勢 | 早期（好中球が優勢）<br>後期（単核球が優勢） |

穿刺液検査　　　　　　　　　　　　　　　　　　　一般臨床検査

# 細胞診

## 異常で疑う疾患・病態等

**中皮細胞**▶漏出性穿刺液
**組織球**▶漏出性穿刺液、特に悪性腫瘍を示唆
**リンパ球**▶慢性炎症
**多核白血球**▶急性炎症、細胞感染など
**赤血球**▶悪性腫瘍、結核、出血など
**腫瘍細胞**▶悪性腫瘍

## 検査の概要・意義

　胸水、心嚢液、腹水中には、好中球、好塩基球、リンパ球、単球、マクロファージ、形質細胞、中皮細胞（漿膜面を囲む細胞）、悪性細胞など多数の細胞が含まれる。
　滲出液および漏出液中の細胞所見は次のように分類できる（Widal反応）。
① polynuclear formula：主として多核白血球よりなる。急性炎症を示し、急性感染性滲出液または結核性滲出液の初期などにみられる。
② lymphocytic formula：主としてリンパ球よりなる。慢性炎症を示し、結核性滲出液の中期以降、ウイルス性感染症、SLEの多発性漿膜炎などにみられる。
③ endothelial formula：主として中皮細胞および組織球よりなる。漿膜上皮剥離機転の盛んなことを示し、水血症、うっ血、腫瘍などによる漏出液の場合にみられる。

## 主な細胞

漏出液：中皮細胞、組織球
滲出液：多核白血球（急性期）、リンパ球（慢性炎症）

# 穿刺液検査

一般臨床検査

# 細菌検査

### 異常で疑う疾患・病態等
細菌感染、真菌感染など

### 検査の概要・意義
　穿刺液は、本来健常者では無菌的な状態にあり、細菌あるいは真菌などが検出される場合には病原菌として推定される。

　胸水が水様黄色で、pH7.30以下のときは結核性胸膜炎であることが多く、透明～軽度の混濁を示した脳性の滲出液である場合は *Staphylococcus aureus*, *Streptococcus pneumoniae*, *Klebsiella pneumoniae*, *Escherichia coli*, *Pseudomonas aeruginosa*, 嫌気性菌などによる感染が考えられる。また、真菌、特に *Aspergillus* 感染では膿性胸水の貯留をみることがある。*Actinomyces* による膿胸では膿中に硫黄顆粒（sulfur granule）が見られる。腹水からは、*Bacteroides fragilis* group, *Escherichia coli*, *Enterococcus faecalis*, *Pseudomonas aeruginosa*, *Klebsiella pneumoniae* などが分離同定される頻度が高いが抗酸菌はほとんど検出されない。

### 基準値
陰性

血球検査 　　　　　　　　　　　　　　　　　　　　　　　血液学検査

# 赤血球

### 異常で疑う疾患・病態等

**高値**▶多血症（赤血球増加症）・脱水症・高地居住者など
**低値**▶各種貧血（鉄欠乏性貧血、悪性貧血、溶血性貧血、再生不良性貧血）、
　　　　白血病、胃潰瘍、悪性腫瘍、妊婦など

### 検査の概要・意義

　血液 1μL 中に含まれる赤血球数をみる。赤血球は胸骨や大腿骨・脛骨の骨髄幹細胞でつくられる血液主成分（全血球成分の 96％）である。赤血球中のヘモグロビンは酸素と結合し肺から各組織細胞へ運搬し、組織細胞から肺へは二酸化炭素を運搬・放出する。赤血球の数が減ると必要なだけの酸素が送られなくなり、貧血状態になる。貧血、多血症を知るために行なわれるが、全身状態を把握するために有効なため、血液一般検査の基本項目の一つである。ヘモグロビンとヘマトクリット値と密接に関係して増減しており、これらの数値をもとに貧血の種類をおおよそ診断できる。赤血球恒数（MCV、MCH、MCHC）を参照。

### 基準値

　　電気抵抗方式自動血球計数機
　　男性…427 〜 570 ×$10^4$/μL
　　女性…376 〜 500 ×$10^4$/μL

血球検査

# ヘモグロビン（Hb）

血液学検査

### 異常で疑う疾患・病態等
**高値** ▶ 多血症（赤血球増加症）・脱水症・高地居住者など
**低値** ▶ 各種貧血（鉄欠乏性貧血、悪性貧血、溶血性貧血、再生不良性貧血）。腎不全。消化管系および尿路系からの持続的な出血。女性では月経、月経過多、妊娠、子宮筋腫による出血。胃の全摘出による鉄の吸収障害、各種がん、胃潰瘍、白血病、骨髄腫、膠原病など

### 検査の概要・意義
　血液 1dL 中に含まれるヘモグロビン量をみる。ヘモグロビンとは赤血球中の大部分を占めている血色素で、ヘム（色素）とグロビンと呼ばれるタンパク質（α鎖、β鎖）が結合してできている。ヘモグロビン 1 分子は酸素 4 分子を運搬できる。ヘモグロビンは酸素を体内組織に運搬（大部分）、肺までの二酸化炭素の運搬・放出（全ての二酸化炭素の 20％）を行っている。低下すると貧血症状が出現する。赤血球数とヘマトクリット値と密接に関係して増減しており、これらの数値をもとに貧血の種類をおおよそ診断できる。赤血球恒数（MCV、MCH、MCHC）を参照。

### 基準値
　オキシヘモグロビン法
　男性…14 〜 18g/dL
　女性…12 〜 16g/dL
　妊婦、高齢者は低い傾向にある。
　幼児も低く、15 歳くらいで成人と同じになる。

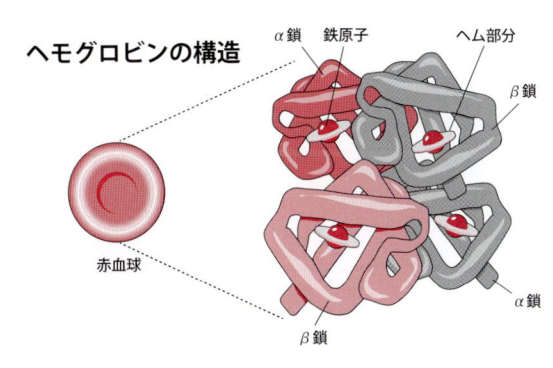

**ヘモグロビンの構造**
α鎖　鉄原子　ヘム部分　β鎖　赤血球　α鎖　β鎖

血球検査　　　　　　　　　　　　　　　　　　　　　　血液学検査

# ヘマトクリット値(Ht)

## 異常で疑う疾患・病態等
**高値**▶赤血球増加症、真性多血症、ストレス性疾患、過度の喫煙によるニコチン依存症、脱水など
**低値**▶貧血、何らかの原因で赤血球の数が低下、もしくは赤血球の大きさが小さくなる、妊娠中など

## 検査の概要・意義
　血液中の赤血球が占める容積の割合である。血液を遠心分離すると液体部分（血清）と沈殿部分（赤血球、白血球、血小板）に分離する。沈殿物の大部分が赤血球であるため、沈殿物の血液中に占める容積は赤血球容積の割合とほぼ同じである。赤血球数が減るとヘモグロビン量とヘマトクリット値も減少する。3つの値は密接に関係して増減しており、これらの数値をもとに貧血の種類をおおよそ診断できる。赤血球恒数（MCV、MCH、MCHC）を参照。

## 基準値
　赤血球パルス波高値積算法
　男性…40.0〜52.0%
　女性…33.5〜45.0%

**遠心分離後の全血**

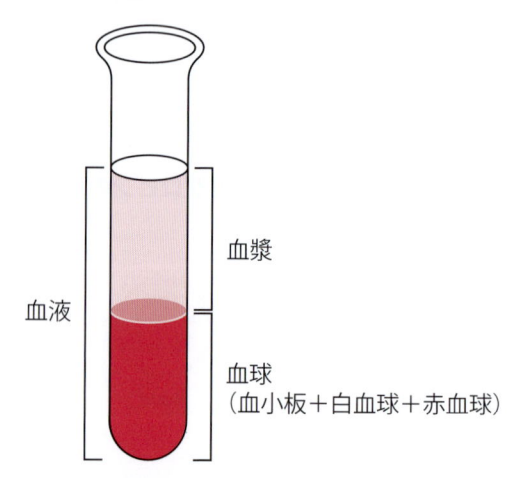

血液 ── 血漿
　　　　血球（血小板＋白血球＋赤血球）

血球検査　　　　　　　　　　　　　　　　　　　　　　　血液学検査

# 平均赤血球容積（MCV）

## 異常で疑う疾患・病態等

**高　値** ▶ 大球性貧血（巨赤芽球性貧血、悪性貧血、葉酸欠乏性貧血、ビタミン$B_{12}$欠乏性貧血、赤白血病）

**正常値** ▶ 正球性貧血（急性出血、溶血性貧血、再生不良性貧血、白血病、腎性貧血、多発性骨髄腫など）

**低　値** ▶ 小球性貧血（鉄欠乏性貧血、骨髄異形成症候群の一亜型である鉄芽球性貧血、サラセミア、悪性腫瘍など慢性炎症状態による貧血）

## 検査の概要・意義

　自動血球計数器法では赤血球数、ヘマトクリット値、ヘモグロビン値と同時に赤血球恒数が算出される。赤血球恒数には MCV（Mean Corpuscular Volume）、MCH、MCHC の3つがある。MCV は赤血球1個の容積平均値を表しており、計算式は「MCV（fL）＝ヘマトクリット値（％）÷赤血球数（×$10^6/\mu L$）×10」である。（例）Ht：40％、RBC：5.0×$10^6/\mu L$ とすると 40/5×10＝80 となる。MCHCと合わせて貧血の種類を判別するために用いられる。

## 基準値

80～100fL　　f（femto）：フェムト $10^{-15}$

## 赤血球恒数による貧血の分類（MCV）

| | MCV | MCHC | 代表的貧血 | |
|---|---|---|---|---|
| 小球性<br>低色素性貧血 | 小 | 低 | 鉄欠乏性貧血<br>鉄芽球性貧血<br>先天性トランスフェリン欠乏症<br>サラセミア（グロビン合成異常症）<br>慢性疾患による貧血<br>感染・炎症・腫瘍などに伴う貧血 | 骨髄疾患<br>（再生不良性貧血、骨髄低形成、腫瘍の転移・浸潤、骨髄異形成症候群など） |
| 正球性<br>正色素性貧血 | 正 | 正 | 出血性貧血<br>溶血性貧血<br>二次性貧血<br>（腎性貧血、内分泌疾患などに伴う貧血） | |
| 大球性<br>正色素性貧血 | 大 | 正 | 巨赤芽球性貧血<br>ビタミン$B_{12}$欠乏（悪性貧血、胃切除術後など）<br>葉酸欠乏性貧血<br>肝障害に伴う貧血（ビタミン$B_{12}$欠乏）<br>出血後の貧血からの回復期など | |

平均赤血球容積（MCV）　　57

血球検査　　　　　　　　　　　　　　　　　　　　　　血液学検査

# 平均赤血球ヘモグロビン(MCH)

## 異常で疑う疾患・病態等
**高値**▶巨赤芽球性貧血 など
**低値**▶低色素性貧血（鉄欠乏性貧血、骨髄異形成症候群の一亜型である鉄芽球性貧血など）

## 検査の概要・意義
　自動血球計数器法では赤血球数、ヘマトクリット値、ヘモグロビン値と同時に赤血球恒数が算出される。赤血球恒数にはMCV、MCH（Mean Corpuscular Hemoglobin）、MCHCの3つがある。MCHは赤血球1個の平均ヘモグロビン量を表しており、計算式は「MCH＝ヘモグロビン値（g/dL）÷赤血球数×10（pg）」である。（例）Hb:15 g/dL、RBC：5.0 × $10^6$/μL とすると 15/5 × 10 = 30 pg となる。1つの赤血球に含まれる色素量で貧血の種類を判別するために用いられる。

## 基準値
28 〜 32pg
p（pico）：ピコ $10^{-12}$

血球検査　　　　　　　　　　　　　　　　　　　血液学検査

# 平均赤血球ヘモグロビン濃度（MCHC）

## 異常で疑う疾患・病態等
**高値** ▶ 赤血球増加症、真性多血症、ストレス性疾患、過度の喫煙によるニコチン依存症、脱水など
**低値** ▶ 何らかの原因で赤血球の数が低下、もしくは赤血球の大きさが小さくなる、妊娠中など

## 検査の概要・意義
　自動血球計数器法では赤血球数、ヘマトクリット値、ヘモグロビン値と同時に赤血球恒数が算出される。赤血球恒数にはMCV、MCH、MCHC（Mean Corpuscular Hemoglobin Concentration）の3つがある。MCHCは赤血球1個の容積に対する血色素量の比を表したもので計算式は「血色素量（g/dL）÷ヘマトクリット値（％）× 100（％）」である。（例）Hb：12 g/dL、Ht：40％とすると12/40 × 100 = 30（％）となる。MCVと合わせて貧血の種類を判定するために使用される。

## 基準値
31〜35％

### 赤血球恒数による貧血の分類（MCHC）

|  | MCV | MCHC | 代表的貧血 | |
|---|---|---|---|---|
| 小球性<br>低色素性貧血 | 小 | 低 | 鉄欠乏性貧血<br>鉄芽球性貧血<br>先天性トランスフェリン欠乏症<br>サラセミア（グロビン合成異常症）<br>慢性疾患による貧血<br>感染・炎症・腫瘍などに伴う貧血 | 骨髄疾患<br>（再生不良性貧血、骨髄低形成、腫瘍の転移・浸潤、骨髄異形成症候群など） |
| 正球性<br>正色素性貧血 | 正 | 正 | 出血性貧血<br>溶血性貧血<br>二次性貧血<br>（腎性貧血、内分泌疾患などに伴う貧血） | |
| 大球性<br>正色素性貧血 | 大 | 正 | 巨赤芽球性貧血<br>ビタミンB$_{12}$欠乏（悪性貧血、胃切除術後など）<br>葉酸欠乏性貧血<br>肝障害に伴う貧血（ビタミンB$_{12}$欠乏）<br>出血後の貧血からの回復期など | |

血球検査

血液学検査

# 網赤血球

## 異常で疑う疾患・病態等
**高値**▶溶血性貧血、鉄欠乏性貧血、巨赤芽球性貧血など
**低値**▶再生不良性貧血、骨髄線維症、急性白血病など

## 検査の概要・意義
　網赤血球とは、成熟した赤血球の一段階前の未熟な状態のものをいう。色素で染めて顕微鏡で観察すると、RNAが網目状に見えるのでこのように呼ばれる。赤血球の寿命は約120日であるが、網赤血球は2日以内に成熟した赤血球になる。網赤血球は赤血球の骨髄での産生状態を表すので、貧血などの血球産生との関係疾病を調べるために不可欠である。抗がん剤、放射線療法の副作用で造血機能低下を調べる上でも有用である。

## 基準値
　0.8〜2.2%　自動測定法

**網赤血球と赤血球**

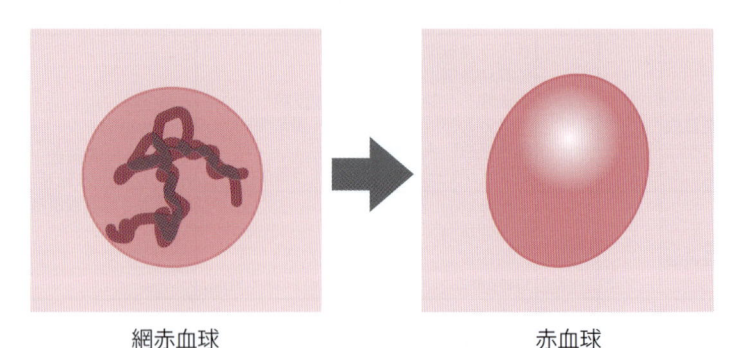

網赤血球　→　赤血球

血球検査　　　　　　　　　　　　　　　　　血液学検査

# 白血球

## 異常で疑う疾患・病態等

**高値▶** 細菌感染による炎症（扁桃炎、気管支炎、肺炎、胆嚢炎、腎盂腎炎、虫垂炎、感染性心内膜炎）、悪性腫瘍、慢性骨髄性白血病、敗血症、過度のストレス、激しい運動の直後、喫煙など

**低値▶** 再生不良性貧血、悪性貧血、肝硬変、薬剤障害、急性白血病、全身性エリテマトーデスなど

## 検査の概要・意義

　白血球は血液成分の一つで、免疫を担当する。細菌などの感染症によって、血液中の白血球数が増加する。一方、骨髄造血機能の低下などがあると、白血球数は減少する。こうしたことから、血液中に含まれている白血球数は重要な血液検査の一つである。

WBC（白血球）検査が実施される目的
- 造血機能の確認（造血機能低下の可能性）
- 免疫力の低下の可能性
- 感染症の可能性
- 慢性骨髄性白血病の可能性

## 基準値

　4000 〜 9000/μL　電気抵抗方式自動血球計数機

血球検査　　　　　　　　　　　　　　　　　　　　　　血液学検査

# 白血球分画

## 異常で疑う疾患・病態等

**好中球** ▶ 感染、急性炎症に最も早く反応するのは好中球である。感染症、外傷、気管支炎、慢性骨髄性白血病、心筋梗塞で増加し、急性白血病や腸チフス、敗血症などで減少する。

**好酸球** ▶ アレルギー性疾患（気管支喘息、花粉症、蕁麻疹）、寄生虫病、ホジキンリンパ腫などで増加し、Cushing症候群などで減少する。

**好塩基球** ▶ 最も数が少なく、甲状腺機能低下症、慢性骨髄性白血病などで増加する。

**リンパ球** ▶ リンパ球の増加はウイルス感染症、甲状腺機能亢進症、副腎疾患を反映する。減少は悪性リンパ腫、悪性腫瘍、白血病、AIDSを疑う。

**単球** ▶ 増加で予測できる病気は結核、梅毒、麻疹である。

## 検査の概要・意義

　一般に白血球といっているのは、5種類の重要な白血球（好中球、好酸球、好塩基球、単球、リンパ球）を総称しているもので、これを白血球分画と呼ぶ。これらの分画にはそれぞれ異なる形態・性質があり、正常な状態のときはそれぞれの占める割合が一定範囲内に保たれているが、身体になんらかの異常が発生するとお互いの比率に変化が生じる。

## 基準値

好中球…28〜78%
好酸球…0〜10%
好塩基球…0〜2%
単球…0〜10%
リンパ球…17〜57%

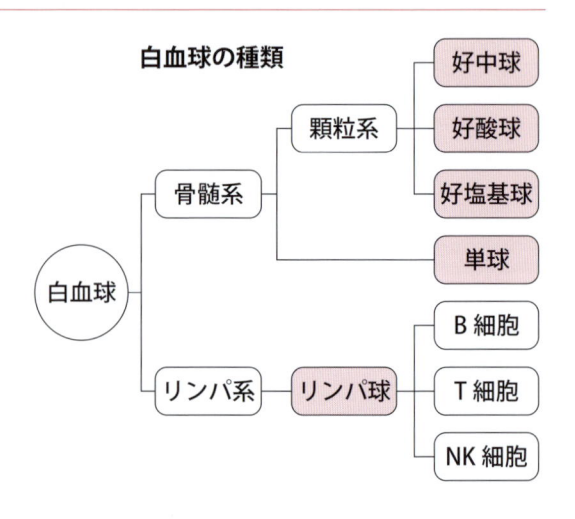

### 白血球の種類

白血球
├─ 骨髄系
│　├─ 顆粒系
│　│　├─ 好中球
│　│　├─ 好酸球
│　│　└─ 好塩基球
│　└─ 単球
└─ リンパ系 ─ リンパ球
　　　　├─ B細胞
　　　　├─ T細胞
　　　　└─ NK細胞

血球検査　　　　　　　　　　　　　　　　　血液学検査

# 血小板

## 異常で疑う疾患・病態等
**高値** ▶ 骨髄増殖性疾患（本態性血小板血症、慢性骨髄性白血病）、血栓症など
**低値** ▶ 血小板減少性紫斑病、急性白血病、再生不良性貧血、悪性貧血、肝硬変、バンチ症候群、全身性エリテマトーデス、AIDS など

## 検査の概要・意義
　血小板は止血機構に深く関与する。止血機構とは、血管損傷部分に血栓が形成されることである。止血機構には、血小板が関与する一次止血機構と、凝固因子が関与する二次止血機構に分けられる。
　血液 1μL 中の血小板数が、10 万個以下になると出血が止まりにくくなり、5 万個を切ると自然に鼻出血や皮下出血による紫斑が出現する。3 万個以下では腸内出血や血尿、2 万個以下になると生命も危険になる。血小板数が 10 万個以下、あるいは 40 万個以上の場合は精密検査や治療が必要となる。血小板数が多い場合は、血栓による脳梗塞や急性心筋梗塞などを引き起こすこともあり、血栓症予防のためにアスピリンやワーファリン®などの薬剤投与をすることもある。血小板数の異常な増減には、重篤な病気が隠されていることが多い。

## 基準値
15 〜 35 ×10$^4$/μL　電気抵抗方式自動血球計数機

血小板　63

血球検査　　　　　　　　　　　　　　　　　　　　　　　　　　　血液学検査

# 末梢血・骨髄血塗抹

## 異常で疑う疾患・病態等
**末梢血塗抹検査**▶各種血液疾患（貧血など）、骨髄疾患、他全身疾患
**骨髄血塗抹検査**▶急性・慢性白血病（およびその経過）、MDS（骨髄異形成症候群）、悪性リンパ腫、骨髄腫、原発性悪性組織球症、骨髄線維症、汎血球減少、がんの骨転移

## 検査の概要・意義
　血液をスライドグラスに塗抹し、顕微鏡によって肉眼的に観察する方法である。貧血および多血症の診断には赤血球数、ヘモグロビン量、ヘマトクリット値、赤血球恒数などが必要となるが、血液塗抹標本を系統的に顕微鏡検査することで、病的状態を起こす原疾患の多くを推定することができる。また、白血球、血小板数の増減を短時間で察知できる。白血球系の形態観察により感染程度の判定や、経時的に細胞遷移を見ることで進行状況、予後などを推測できる。末梢血は骨髄の状態を反映するため、再生不良性貧血や血小板、白血球系の原因不明の減少、異常細胞がみられる場合には骨髄塗沫診断と合わせた検査が必要となる。骨髄血塗抹検査は骨髄穿刺によって採取した骨髄液から標本を作製し、組織形態的所見を検査する。

## 判定方法
　上記参照

凝固線溶・血小板機能検査　　　　　　　　　　血液学検査

# 出血時間

### 異常で疑う疾患・病態等
**延長** ▶ 血小板減少性紫斑病、全身性エリテマトーデス、血管内血液凝固症候群、血小板無力症、骨髄腫、尿毒症、von Willebrand 病、壊血病など骨髄増殖性疾患（本態性血小板血症、慢性骨髄性白血病）、血栓症、貧血など

### 検査の概要・意義
　皮膚に切傷をつくり、そこからの出血が自然に止まるまでの時間を測定する。一次出血を反映しており、血液凝固に関わる血小板機能（粘着能力と凝集能力）と毛細血管壁の異常により延長する。手術では身体組織を損傷するため、手術前に出血時間を検査しておくことは重要である。しかし、この検査は必ずしも正確な数値が出るとは限らないため、血小板数、プロトロンビン時間、活性化部分トロンボプラスチン時間などの客観的数値の得られる検査を行なう傾向にある。

### 基準値
≦3（≦5）分　デューク法

**デューク法**

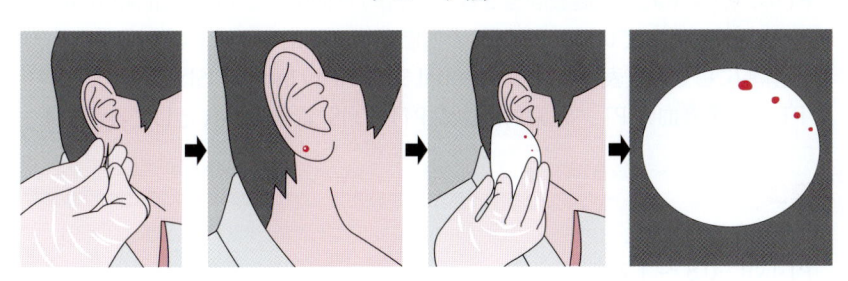

出血時間　65

凝固線溶・血小板機能検査

# PT(プロトロンビン時間)

### 異常で疑う疾患・病態等

急性肝炎、劇症肝炎、肝硬変、閉塞性黄疸、心不全、悪性腫瘍、ビタミンK欠乏症、プロトロンビン欠乏症、播種性血管内凝固症候群（DIC）、ワーファリン® 投与など

### 検査の概要・意義

止血機構は最終的にはフィブリン形成に至る反応であるが、経路の違いにより内因系と外因系の2つに分けられる。PTは被検血漿に$Ca^{2+}$と組織トロンボプラスチン（第Ⅲ因子）を加えて、フィブリンが析出するまでの時間である。つまり、血管外に存在する第Ⅲ因子に由来する外因系凝固反応を反映する。血管が損傷して出血が起こると、第Ⅲ因子が血液中に入り、第Ⅶ因子と結合して活性化する。活性化した第Ⅶ因子は$Ca^{2+}$とリン脂質の存在下で直接、第Ⅹ因子を活性化する。活性化した第Ⅹ因子はプロトロンビン（第Ⅱ因子）に働いて活性化しトロンビンとなる。トロンビンは血漿中に大量に存在するフィブリノゲン（第Ⅰ因子）に作用して、不安定フィブリンを生成する。APTTと合わせて異常な凝固因子の特定が可能になる。

PT-INR

PTのバラツキおよび施設間差をなくす目的でINR(International Normalized Ratio) が使用されている。PT試薬の力価をヒト脳由来組織トロンボプラスチンを基準にして感度表示（International Sensitivity Index；ISI）を行い、さらにPT比（患者血漿PT／正常対照血漿PT）のISI累乗をINRとして表示する。

### 基準値

PT…10～13秒
PT-INR…0.8～1.2

# 血液学検査

## 血液凝固系

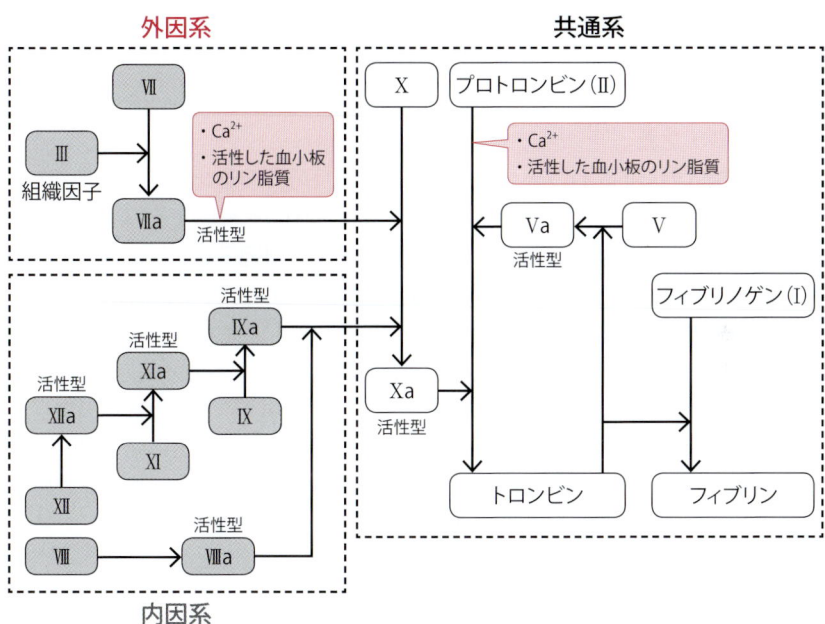

**外因系**

- Ⅲ 組織因子 → Ⅶ → Ⅶa（活性型）
- Ca²⁺
- 活性した血小板のリン脂質

**内因系**

- ⅩⅡ → ⅩⅡa（活性型）
- ⅩⅡa + ⅩⅠ → ⅩⅠa（活性型）
- ⅩⅠa + Ⅸ → Ⅸa（活性型）
- Ⅷ → Ⅷa（活性型）

**共通系**

- X → Xa（活性型）
- Ca²⁺
- 活性した血小板のリン脂質
- V → Va（活性型）
- プロトロンビン（Ⅱ）→ トロンビン
- フィブリノゲン（Ⅰ）→ フィブリン

PT（プロトロンビン時間）

# APTT（活性化部分トロンボプラスチン時間）

凝固線溶・血小板機能検査　　　血液学検査

### 異常で疑う疾患・病態等

血友病 A、血友病 B、先天性血液凝固因子欠乏症、肝硬変、肝臓癌、播種性血管内凝固症候群（DIC）、ビタミン K 欠乏症など

### 検査の概要・意義

止血機構は最終的にはフィブリン形成に至る反応であるが、経路の違いにより内因系と外因系の2つに分けられる。APTTは内因系を反映する。測定のため、始めに被検血漿にカオリンなどを加え、第XIおよびXII因子を活性化させる。さらに部分トロンボプラスチン試薬と $Ca^{2+}$ を加えてフィブリンが析出するまでの時間が APTT である。APTT が延長する原因の多くは血友病である。血友病には、第VIII因子が欠乏する血友病 A と、第IX因子が欠乏する血友病 B とがある。血友病患者は、血液凝固因子である第VIII因子（血友病 A）または第IX因子（血友病 B）が遺伝的に欠乏しているため、トロンボプラスチンの一部（部分トロンボプラスチン）の働きが悪くなり APTT が高値となる。PT と合わせて異常な凝固因子の特定が可能になる。

### 基準値

標準血漿対称値± 25%　秒

**血液凝固系**

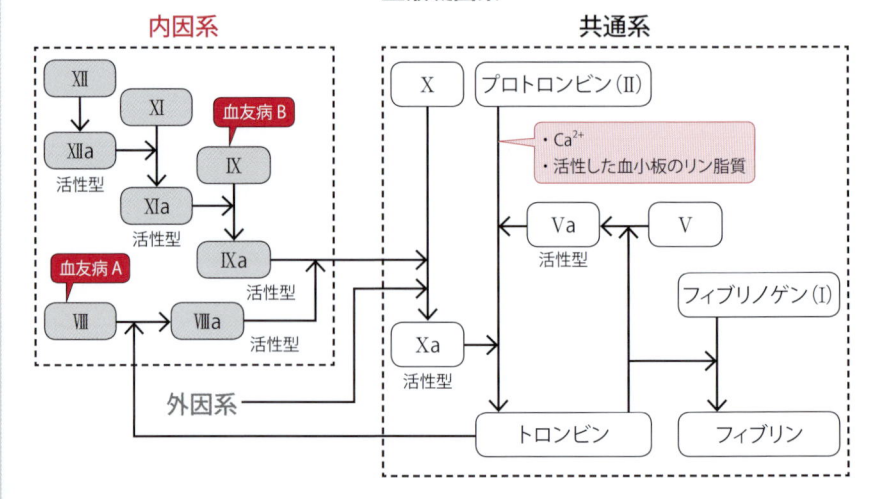

内因系：XII → XIIa（活性型） → XI → XIa（活性型） → IX（血友病 B） → IXa（活性型） → VIII（血友病 A） → VIIIa（活性型）

共通系：X → Xa（活性型） → プロトロンビン（II） → トロンビン → フィブリノゲン（I） → フィブリン

・$Ca^{2+}$
・活性した血小板のリン脂質

V → Va（活性型）

外因系

凝固線溶・血小板機能検査　　　　　　　　　　血液学検査

# 血漿アンチトロンビン

## 異常で疑う疾患・病態等

**高値**▶臨床的意義は少ない。
**低値**▶肝疾患、DIC（播種性血管内凝固症候群）、腎疾患、悪性腫瘍、貧血、敗血症、先天性AT-Ⅲ欠損症

## 検査の概要・意義

　凝固系は多くの凝固阻害因子によって制御されており、凝固は血管損傷部位の局所のみで生じる。アンチトロンビンは血漿中に存在し、血液凝固反応を抑制する生理的な凝固阻止因子である。トロンビン、活性化第Ⅸ因子、活性化第Ⅹ因子、活性化第Ⅺ因子などの活性化凝固因子と複合体を形成し不活性化する。アンチトロンビン血管内皮細胞上のヘパリンと結合することで活性化する。凝固因子との複合体形成を著しく促進し、凝固を阻止している。

## 基準値

活性：80〜130%　合成基質法
抗原量：23.6〜33.5mg/dL　免疫測定法

### アンチトロンビンの抑制効果

**内因系凝固**

XII → XIIa
XI → XIa（不活性化）
IX → IXa（不活性化）
VIII → VIIIa（活性型）

**共通系凝固**

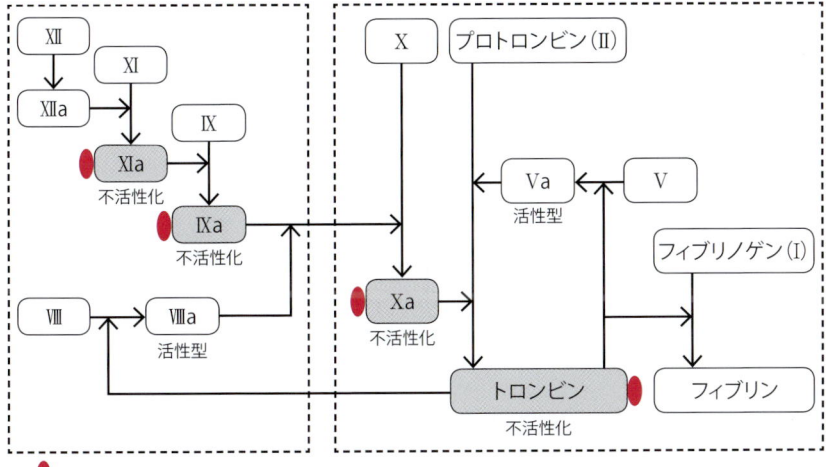

X → Xa（不活性化）
プロトロンビン（II） → トロンビン（不活性化）
Va（活性型） ← V
フィブリノゲン（I） → フィブリン

● アンチトロンビン

凝固線溶・血小板機能検査　　　　　　　　　　血液学検査

# トロンビン・アンチトロンビン複合体(TAT)

## 異常で疑う疾患・病態等
**高値**▶DIC、肺塞栓症、脳梗塞、白血病、悪性腫瘍、外科手術、AT-Ⅲ製剤投与時、ヘパリン投与
**低値**▶凍結融解の繰り返しにより低値になることがある。

## 検査の概要・意義
　トロンビンは、プロトロンビン（第Ⅱ因子）の活性型で、血液凝固の中核的な存在である。TAT は、トロンビンとアンチトロンビンが1：1の割合で結合した複合体である。トロンビンの直接測定は技術的に不可能であるため、TAT を測定することで間接的にトロンビンの動態を知ることができる。また、TAT の血中半減期は 10 〜 15 分ときわめて短いため、採血時点における血液凝固亢進状態あるいは血栓準備状態を知ることができる。高値を示す代表的疾患として DIC があげられる。DIC では凝固が亢進し血栓傾向にあるため、凝固を抑制すべく AT がトロンビンと結合する結果、TAT は高値を示すと説明される。DIC では発症早期から上昇を示すので、早期診断に有用である。

## 基準値

＜4ng/mL　ELISA（シスメックス）

### トロンビンの働き

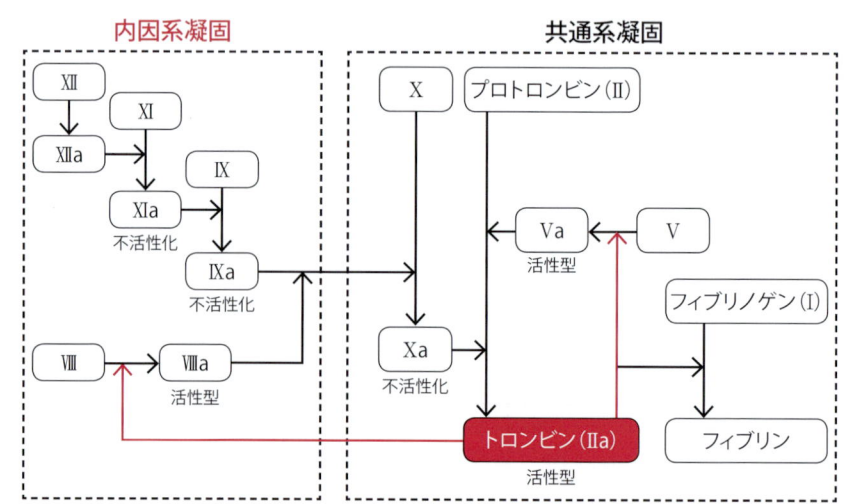

（内因系凝固・共通系凝固の図）

凝固線溶・血小板機能検査　　　　　　　　　　血液学検査
# フィブリノゲン

## 異常で疑う疾患・病態等
**高値**▶感染症、炎症、悪性腫瘍、妊娠末期、血液製剤輸注
**低値**▶無および低フィブリノゲン血症、重症肝疾患、DIC、血栓症、大量出血、抗てんかん剤、L-アスパラギナーゼなどの投与

## 検査の概要・意義
　第Ⅰ血液凝固因子。フィブリノゲンは肝臓で作られるタンパク質でフィブリンの前駆体である。フィブリノゲンは、トロンビン（第Ⅱa因子）によってゲル化してフィブリンとなることで、血小板や血球が集合してできた一次血栓をより強固にし、凝固因子による二次止血の主役を担う。

## 基準値
　200〜400mg/dL　トロンビン時間法

### フィブリノゲンの働き

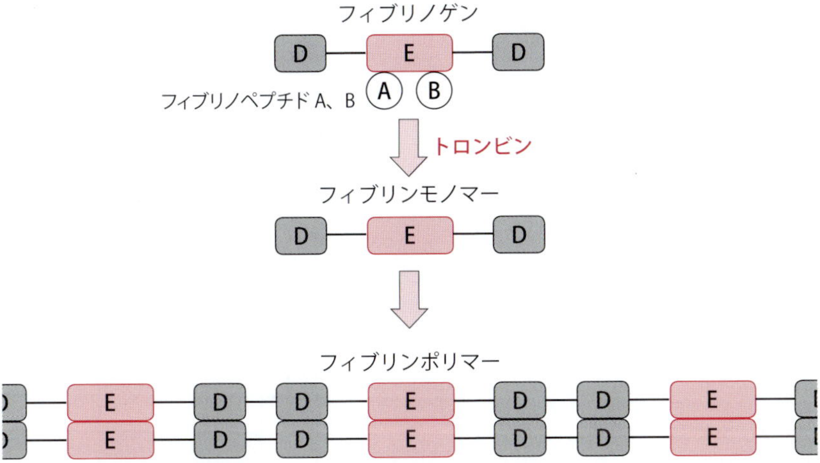

フィブリノゲン単体は分子の中心にEドメインがあり、それを挟むようにDドメインが配置されている。また、フィブリノペプチドA,Bを結合しており、この状態ではフィブリンポリマーを作れない。トロンビンはフィブリノペプチドA,Bを切り離す。

凝固線溶・血小板機能検査

# 血清FDP

血液学検査

## 異常で疑う疾患・病態等

**高値** ▶ 播種性血管内凝固症候群（DIC）、凝固亢進状態を招く疾患（ショック、悪性腫瘍、白血病、大手術、大動脈瘤など）、血栓性血小板減少性紫斑病（TTP）、溶血性尿毒症症候群（HUS）、肝硬変など

**低値** ▶ 臨床的意義は少ない。

## 検査の概要・意義

　血管修復が完了し不必要となった血栓は溶解される。FDP（Fibrinogen/Fibrin degradation products）とは、フィブリノゲンとフィブリンがプラスミン（線溶系に属するタンパク質分解酵素の一種）によって分解されてできた分解産物を合わせた総称である。フィブリノゲンと不安定なフィブリンはD分画とE分画、安定したフィブリンはDダイマーとE分画に分けられる。DICの診断に重要な検査であり、高値は凝固異常、血栓ができやすい状態であることを示す。線溶亢進の代表的な指標である。

## 基準値

　＜ 5.0μg/mL　LPIA（三菱）

### FDPの分画

FDP

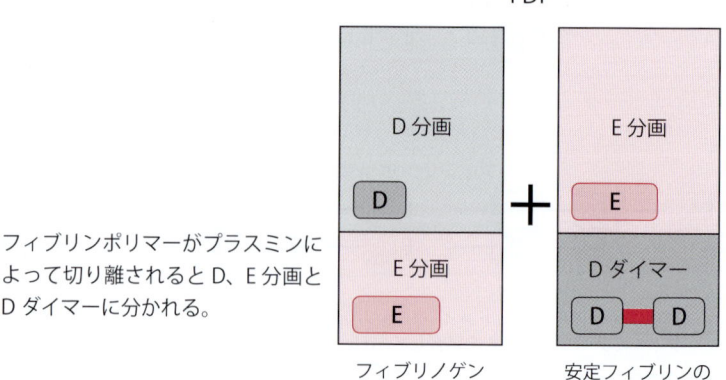

D分画 [D]　E分画 [E]

＋

E分画 [E]　Dダイマー [D-D]

フィブリノゲン
不安定フィブリンの
分解産物

安定フィブリンの
分解産物

フィブリンポリマーがプラスミンによって切り離されるとD、E分画とDダイマーに分かれる。

凝固線溶・血小板機能検査　　　　　　　　　　血液学検査

# Dダイマー

## 異常で疑う疾患・病態等
**高値** ▶ 播種性血管内凝固症候群（DIC）、重症感染症、悪性腫瘍、心筋梗塞、脳梗塞、肺塞栓症、胎盤早期剥離、妊娠中毒症、膠原病など

## 検査の概要・意義
　フィブリンおよびフィブリノゲンがプラスミンによって分解され産生した物質の総称がFDP（フィブリン分解産物）である。FDPは、さらにフィブリノゲンと不安定なフィブリンから産生されたD分画とE分画、安定したフィブリンはDダイマーとE分画に分けられる。FDPはフィブリンとフィブリノゲンの両方の分解物と言えるが、Dダイマーは安定したフィブリンの分解産物がほとんどである。Dダイマーの上昇は凝固活性化によって血栓が形成され、かつその血栓が溶解したことを意味する。Dダイマーが上昇しているというのは、凝固活性化も線溶活性化も進行したということを意味する。

## 基準値
＜ 0.4 〜 1.0μg/mL（試薬により異なる）

### 不安定フィブリンの強化とDダイマーの産生経路

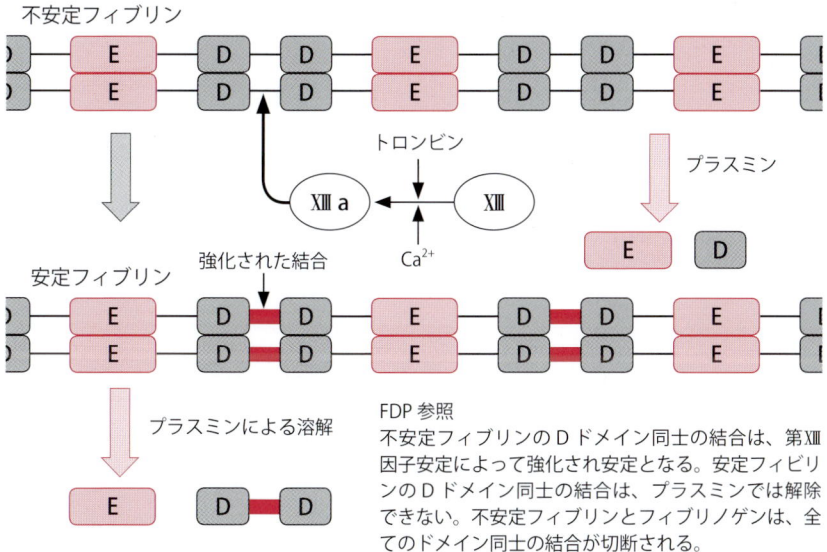

FDP 参照
不安定フィブリンのDドメイン同士の結合は、第XIII因子安定によって強化され安定となる。安定フィブリンのDドメイン同士の結合は、プラスミンでは解除できない。不安定フィブリンとフィブリノゲンは、全てのドメイン同士の結合が切断される。

Dダイマー　　73

凝固線溶・血小板機能検査　　　　　　　　　　　血液学検査

# プラスミン・プラスミンインヒビター複合体(PIC)

## 異常で疑う疾患・病態等
**高値**▶肝障害（肝硬変など）、DIC、悪性腫瘍、ウロキナーゼ投与時
**低値**▶低値側の臨床的意義は少ない

## 検査の概要・意義
　プラスミンは線溶系の主役である。プラスミノゲンが、プラスミノゲンアクチベーターによって活性化され、プラスミンとなる。プラスミンはフィブリンを分解する。線溶系の活性化によりプラスミンが生じると、インヒビターも同時に活性化する。プラスミンの半減期は0.1秒ときわめて短いために直接測定することはできないが、プラスミンとそのインヒビターの複合体であるPICの量が、プラスミン活性を反映する。PICの定量は、血中のプラスミンの動きを直接的に反映するため、血栓溶解療法のモニターやDICの診断に有力な手段となる。DICではより高値を示す。Dダイマーを参照。

## 基準値
0.8μg/mL 未満　EIA（シスメックス）

凝固線溶・血小板機能検査　　　　　　　　　　　　血液学検査

# 血小板凝集能

## 異常で疑う疾患・病態等
**高値** ▶ 糖尿病、狭心症などの血栓形成疾患
**低値** ▶ 血小板無力症、Bernard-Soulier 症候群

## 検査の概要・意義
　血小板を活性化する生理的刺激物の存在下で、血小板が凝集する過程を評価する検査法であり、血小板機能検査法の一つである。血小板数が正常で出血時間が延長している症例では、機能異常が存在する可能性があり適応である。また、動脈血栓には機能亢進が強く関与することが示唆されており、狭心症、心筋梗塞、脳梗塞などの症例において、抗血小板剤の適応、治療効果を評価するときにも測定される。

## 基準値
　明確な基準値はなく、健常人の検体もコントロールとして測定し、患者との反応性の差異をみる。
　凝集惹起物質には種々のものがあり、通常、コラーゲン、アドレナリン、ADP、リストセチンが用いられる。

$$\begin{cases} ADP：1〜4\mu M \\ アドレナリン：0.2〜5\mu M \\ \quad 二次凝集＋ \end{cases}$$

$$\begin{cases} コラーゲン：1〜5\mu g/mL \\ リストセチン：1.2〜1.5mg/mL \\ \quad 凝集＋ \end{cases}$$

　血小板凝集計

溶血に関する検査　　　　　　　　　　　　　　　　　血液学検査

# 赤血球浸透圧抵抗試験

## 異常で疑う疾患・病態等

**亢進 ▶** 遺伝性球状赤血球症、自己免疫性溶血性貧血のような球状赤血球症、遺伝性楕円赤血球症、遺伝性有口赤血球症

**低下 ▶** 鉄欠乏性貧血、サラセミアなど菲薄赤血球が多くを占める貧血、肝疾患に伴う菲薄赤血球、発作性夜間血色素尿症（PNH）

## 検査の概要・意義

　溶血亢進を知る検査法の1つとして、臨床的には低張食塩液に対する赤血球膜の抵抗性を調べる方法がよく用いられる（サンフォード法）。溶血の起こりやすさは、赤血球の表面積/容積比によって規定される。形状については、表面積/容積比が小さい程、球状となり、少量の水分の侵入によって容易に限界容積に達して溶血する。表面積/容積比の大きいサラセミア等では鎌状等の形をしている為、限界容積に達するまでの水分侵入量が多くなる。この為、浸透圧抵抗性が大きくなる。

## 基準値

サンフォード法
最小抵抗 0.44～0.42% NaCl 液
最大抵抗 0.34～0.32% NaCl 液

### 異常形態の赤血球

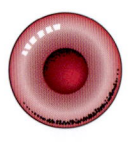

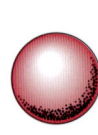

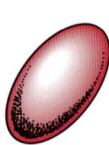

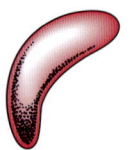

正常な赤血球　　球形の赤血球　　楕円形の赤血球　　鎌状の赤血球

溶血に関する検査　　　　　　　　　　　血液学検査

# Ham試験

## 異常で疑う疾患・病態等
発作性夜間血色素尿症（PNH）、貧血

## 検査の概要・意義
　赤血球膜抵抗試験であり、赤血球の溶血のしやすさの検査である。発作性夜間血色素尿症（PNH）患者の赤血球を酸性（pH6.5～7.0）にした血清に入れると溶血を生ずる。砂糖水試験（sugar water test、sucrose hemolysis test）を併せて行い、遺伝性球状赤血球症などの先天性赤血球形態異常の診断にも用いる。

## 基準値
　陰性（−）

**PNHの赤血球**

正常赤血球　　PNH赤血球　　正常赤血球

補体の活性化

赤血球溶解（溶血）

PNHの赤血球は補体という蛋白質の攻撃からのがれるための防御蛋白質が欠損している。補体は防御蛋白質をもっていないものを、外敵とみなし破壊するので、補体防御蛋白を持たないPNH血球は、補体系により破壊される。

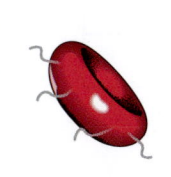

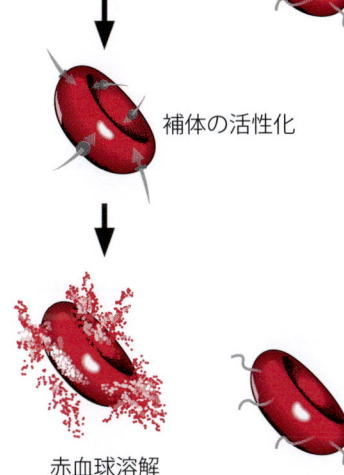

Ham試験　77

# 輸血関連検査

# 血液型

### 検査の概要・意義

赤血球膜上には様々な抗原が存在し、対応する抗体と反応すると、凝集や溶血を引き起こす。血液型とは、赤血球膜上の抗原型による分類法である。赤血球膜上の抗原は約 400 種類存在するため、血液型は以下に示す ABO 式、Rh 式以外にもある。

### ■ ABO 式血液型の検査

一般的に用いられる方法の 1 つが ABO 式血液型である。ABO 式血液型では、血液は A 型、B 型、O 型、AB 型の 4 つに分けられる。血液型が A 型には A 抗原、B 型には B 抗原、AB 型には A と B の両抗原があるが、O 型にはどちらの抗原もない。一方、血清には赤血球と反応する抗体があり、A 型には B 抗原と反応する抗 B 抗体、B 型には A 抗原と反応する抗 A 抗体、O 型には抗 A 抗体と抗 B 抗体があるが AB 型にはどちらの抗体もない。ABO 血液型は被検者の赤血球の検査（オモテ検査）と血清の検査（ウラ検査）の両方を行い判定する。

### ■ Rh 式血液型の検査

Rh 式血液型の関連抗原には、C、c、D、E、e 抗原の 5 種類があり、これらを総じて Rh 抗原と呼ぶ。Rh 陽性（Rh ＋）とは、血球膜上に D 抗原が存在することを意味する。わが国での Rh －の割合は 0.5％程度である。検査は、被検者の血球と抗 D 血清の試薬を混ぜて凝集するかどうかで判定し、凝集すると（＋）、凝集しないと（－）と判定する。

### 判定方法

#### ABO 式と Rh 式血液型

| 血液型 | 赤血球抗原 | 血清抗体 |
| --- | --- | --- |
| A | A | 抗 B |
| B | B | 抗 A |
| O | なし | 抗 A・抗 B |
| AB | A・B | なし |

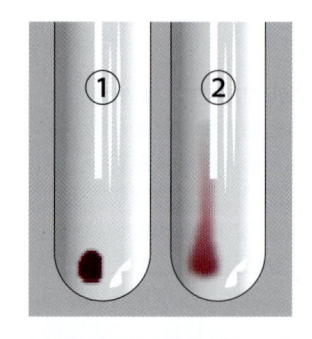

同型の抗原と抗体が反応すると血球は凝集する。①は凝集あり、②凝集なし。

血液学検査

【輸血関連検査】血液型

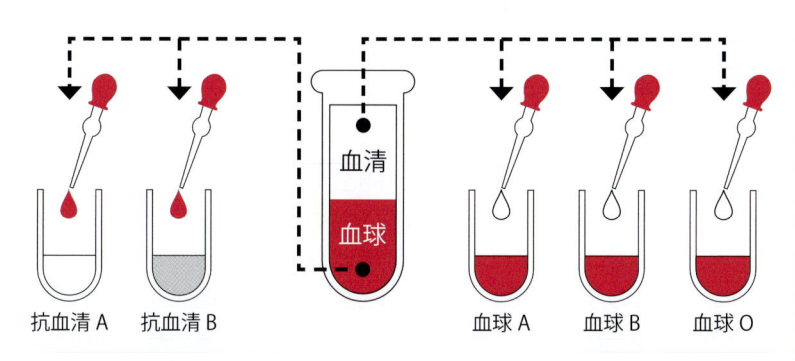

抗血清A　抗血清B　　血清／血球　　血球A　血球B　血球O

### オモテ試験

| 血液型 | 抗A血清 | 抗B血清 |
| --- | --- | --- |
| A | + | − |
| B | − | + |
| O | − | − |
| AB | + | + |

### ウラ試験

| 血液型 | A血球 | B血球 | O血球 |
| --- | --- | --- | --- |
| A | − | + | − |
| B | + | − | − |
| O | + | + | − |
| AB | − | − | − |

血球凝集あり（＋）、なし（−）

血液型

# 交差適合試験（クロスマッチ）

輸血関連検査

### 異常で疑う疾患・病態等
不適合輸血

### 検査の概要・意義
　輸血に際し通常は、ABO式およびRh式の血液型判定と同型の血液製剤を準備する。交差適合試験には、受血者血清中の供血者血球に対する抗体の有無を調べる主試験と、供血者血清中の受血者血球に対する抗体の有無を調べる副試験がある。このうち副試験は、受血者の血液型、供血の血液型、不規則抗体（ABO型以外の抗体。抗E抗体、抗M抗体など。臨床的意義があるものは30種類）の検査が正しく行われている場合には、省略することができる。試験の結果、陰性であれば輸血が可能である。陽性、すなわち凝集または溶血反応が確認されれば、抗体が存在することを意味する。この場合、供血者血液が受血者体内に入ることにより免疫反応が起こるため、原則として輸血を行うことはできない。主試験と副試験の結果が合致しなかった場合は他の血液を使用することが望ましいが、緊急時には主試験の判定を優先する。

【不規則抗体】妊娠や輸血によって抗A抗体、抗B抗体以外の抗体が出現する。同型の血液でも輸血によって溶血や凝集を起こす可能性がある。不規則抗体が存在してもクロスマッチの主副検査の両方が陰性である場合は輸血可能である。

### 基準値
輸血可能な血液
　主試験…陰性（－）
　副試験…陰性（－）

血液学検査

## クロスマッチ検査

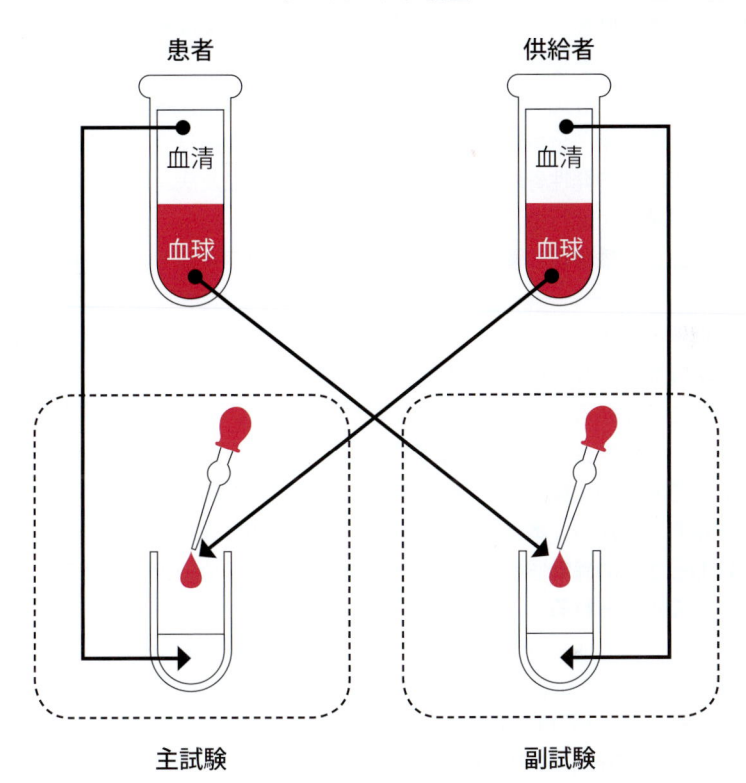

患者 / 供給者

血清 / 血球

主試験　　副試験

【輸血関連検査】交差適合試験（クロスマッチ）

疾患INDEX
気管支炎
喘息
肺炎
COPD
心筋梗塞
狭心症
高血圧
心不全
心内膜炎
脳内出血
脳梗塞
胃潰瘍
十二指腸潰瘍
肝炎
肝硬変
胃食道逆流症
腎炎
腎不全
貧血
白血病
出血性素因
血友病
von Willebrand
糖尿病
骨粗鬆症
甲状腺機能亢進
甲状腺機能低下
副腎機能亢進
副腎機能低下
膠原病
AIDS
認知症
統合失調症
うつ病
双極障害
てんかん
Alzheimer
Parkinson
薬物依存
悪性腫瘍
妊婦
免疫不全

交差適合試験（クロスマッチ）　81

# 赤沈

### 異常で疑う疾患・病態等

**高値 ▶** 感染症…肺炎、結核、気管支炎、梅毒、腎盂腎炎など
　　　　心臓病…心筋梗塞、心内膜炎、心筋炎など
　　　　消化器病…肝炎、肝硬変、胆嚢炎、膵炎、潰瘍性大腸炎など
　　　　免疫の異常…全身性エリテマトーデス、慢性関節リウマチなど
　　　　血液病…多発性骨髄腫、白血病、悪性貧血、血友病、出血性素因など
　　　　悪性腫瘍…進行中

**低値 ▶** 多血症、播種性血管内凝固症候群（DIC）、低フィブリノゲン血症など

### 検査の概要・意義

　主に炎症をともなう疾病の有無や程度を把握できるが、異常がなくても異常値を示すことがある。逆に明らかに疾病に罹患していても正常値を示すことがあるため、この検査だけで診断することはできない。また、特定の病気を診断するものでもない。検査の手順が非常に簡単な上、さまざまな病気のときに異常値を示すことから、本格的な検査に入る前の早期に異常を発見するため、あるいはあらかじめ異常個所などをチェックしておくためのスクリーニング検査としてよく用いられる。

### 基準値

　男性…2〜10mm（1時間後）
　女性…3〜15mm（1時間後）

　異常とみなされるのは男女とも20mm以上である。軽度の亢進（〜25mm）では気管支炎、肺結核初期、貧血など、中程度（25〜50mm）の場合は、悪性腫瘍、肺炎、肺結核、肝硬変、血友病などが考えられる。
　50mm以上の高度亢進では、白血病などの血液系統の悪性腫瘍、腹膜炎が疑われる。

血液学検査

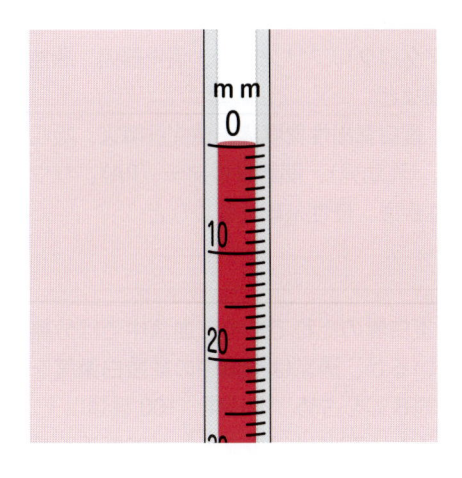

血液を抗凝固剤と混合し赤沈管に入れると、赤血球が自然凝集して沈み、透明の血漿が残る。液面から赤と透明の境界線までの長さが赤血球の沈んだ距離に相当し、1時間に何mm沈んだかをみる。

蛋白・蛋白分画　　　　　　　　　　　　　　　　　　　生化学検査

# 総蛋白(TP)

## 異常で疑う疾患・病態等

**上昇▶** 悪性腫瘍、肝硬変、膠原病、甲状腺疾患、慢性肝炎、慢性炎症、多発性骨髄腫、M蛋白血症、脱水症、マクログロブリン血症、消化器癌、悪性リンパ腫、再生不良性貧血、妊婦など

**減少▶** ネフローゼ症候群、慢性腎不全、蛋白漏出性胃腸症、重症肝障害、吸収不良症候群、栄養不良状態、SLE（乳幼児）、関節リウマチ（RA）、リウマチ熱などの膠原病、慢性消耗性疾患、慢性糸球体腎炎など

## 検査の概要・意義

　総蛋白（TP）は、血清中に含まれる蛋白質の総称である。血清中では分離の段階で凝固関連の蛋白が消費されているが、通常は血清中の総蛋白濃度を（TP：total protein）という。血漿中の約8％を占め、多種類（100種類以上）の蛋白成分から成り立っている。TPの60～70％はアルブミン、20％近くがγ-グロブリンで占められており、この二つの変化を反映する。高値はγ-グロブリンの増加、低値は多くの場合アルブミンの減少による。

　肝臓や腎臓の働きに異常が生じると、血清中の蛋白質の代謝が乱れるため、蛋白総量を調べることで、肝臓や腎臓の状態を知る目安となる。健常時は一定の濃度に維持されており、検査の主な目的はアルブミン、免疫グロブリンの増減、蛋白喪失の有無等を見ることである。血清総蛋白値に異常がみられた場合は蛋白分画を検査し、その構成比をみる。

　慢性消耗性疾患、甲状腺機能亢進症などの蛋白異化亢進が原因の場合、蛋白合成低下、漏出あるいは血液濃縮などの際に起こる多くの病態の把握に用いられ、スクリーニング検査および診断の補助に有用である。

## 基準値

6.7～8.3（立位・座位）g/dL　ビウレット法

蛋白・蛋白分画　　　　　　　　　　　　　　　　　　　生化学検査

# 蛋白分画

## 異常で疑う疾患・病態等

**異常パターン** ▶ M蛋白、急性炎症、慢性炎症、慢性肝障害、肝炎、肝硬変、ネフローゼ症候群、腎炎、腎不全など

## 検査の概要・意義

　電気泳動法により、血清中の蛋白は、それぞれが有する固有の荷電に従って5つの分画に分かれる（陽極側からアルブミン、$\alpha_1$、$\alpha_2$、$\beta$、$\gamma$-グロブリン）。種々の病態で各分画の増減が生じ、デンシトメトリー像において幾つかの特徴的なパターンを形成する。M蛋白の検出は特に重要で、多発性骨髄腫などで、腫瘍性に単クローン性の免疫グロブリンが増殖し、左右対称的でシャープなピークが出現する（Mピーク）。

## 基準値

アルブミン　59.1～72.8%　　$\alpha_1$-グロブリン　1.9～3.3%
$\alpha_2$-グロブリン　5.5～10.6%　　$\beta$-グロブリン　5.9～10.1%
$\gamma$-グロブリン　10.8～24.2%　セ・ア膜電気泳動法デンシトメトリー
（全自動法）

### 血清蛋白分画

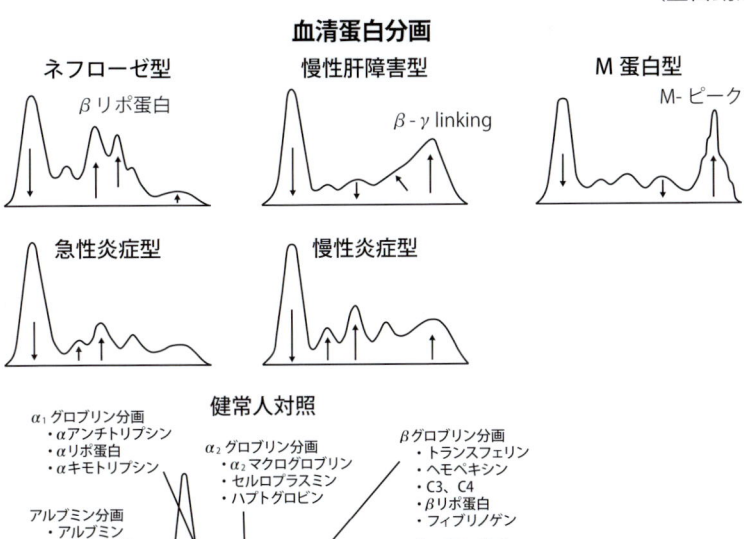

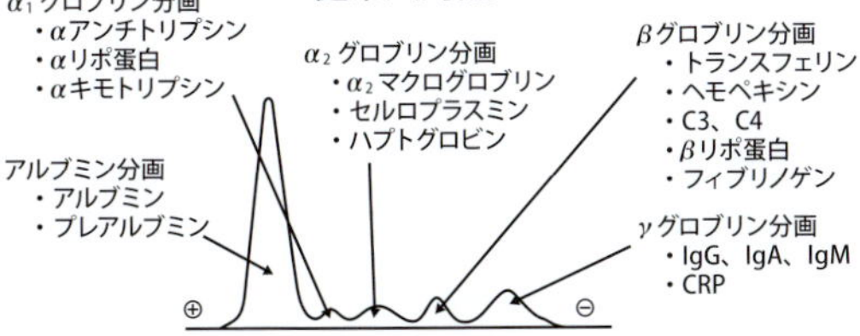

**ネフローゼ型**　$\beta$リポ蛋白

**慢性肝障害型**　$\beta$-$\gamma$ linking

**M蛋白型**　M-ピーク

**急性炎症型**

**慢性炎症型**

**健常人対照**

- アルブミン分画
  - アルブミン
  - プレアルブミン
- $\alpha_1$グロブリン分画
  - $\alpha$アンチトリプシン
  - $\alpha$リポ蛋白
  - $\alpha$キモトリプシン
- $\alpha_2$グロブリン分画
  - $\alpha_2$マクログロブリン
  - セルロプラスミン
  - ハプトグロビン
- $\beta$グロブリン分画
  - トランスフェリン
  - ヘモペキシン
  - C3、C4
  - $\beta$リポ蛋白
  - フィブリノゲン
- $\gamma$グロブリン分画
  - IgG、IgA、IgM
  - CRP

蛋白・蛋白分画　　　　　　　　　　　　　　　　　　　　　生化学検査

# アルブミン（Alb）

## 異常で疑う疾患・病態等

**上昇** ▶ 脱水症、血液濃縮、肝炎の回復期など

**減少** ▶ 腎不全、本態性低タンパク血症、蛋白漏出性胃腸症、体腔液貯留、先天性無アルブミン血症、栄養不良、全身性浮腫、重症肝障害、悪性腫瘍、炎症性疾患、感染症、肝硬変、吸収不良症候群、甲状腺機能亢進症、ネフローゼ症候群、慢性消耗性疾患、慢性糸球体腎炎、消化器癌、白血病、悪性リンパ腫、再生不良性貧血、多発性骨髄腫、妊婦、高齢者、膠原病など

## 検査の概要・意義

　アルブミンは、約600個のアミノ酸からできた分子量約66,000の比較的小さな蛋白質で、肝で合成され、血清中の蛋白質の中では最も多く、血清総蛋白の約60％を占める成分である。膠質浸透圧の維持に関係し、ビリルビン、尿酸、遊離脂肪酸、サイロキシン、Ca、Cu、Zn、そのほか各種薬剤や色素などの物質との結合輸送に重要な役割をもち、蛋白代謝を反映して栄養状態の指標となる。アルブミンは肝でのみ合成されるので、肝障害程度の判定にも有用である。一方、腎障害などで、体外に喪失される病態では低下する。臨床的には全身栄養状態や腔内・体外への喪失の把握、肝機能障害の検査として利用される。また、血清アルブミンも体位によって変動し、臥位から立位移行30分後で、0.2〜0.4g/dL程高くなる。乳幼児の正常下限は3.0〜3.4g/dLであるが、10歳を過ぎるとほぼ成人値に達する。

## 基準値

　4.2〜5.1g/dL　BCG法

蛋白・蛋白分画　　　　　　　　　　　　　　生化学検査

# α₁-マイクログロブリン

### 異常で疑う疾患・病態等
**高値** ▶ 糸球体腎炎、ネフローゼ症候群、慢性腎炎、慢性腎不全、IgA 増加型多発性骨髄腫など
**低値** ▶ 劇症肝炎、肝硬変など

### 検査の概要・意義
　血中低分子蛋白の一つ。腎糸球体基底膜を容易に通過し、近位尿細管で再吸収、異化される。そのため腎機能低下（糸球体濾過率の低下）を反映して基本的にすべての腎障害で上昇する。また主に肝で産生されるため、高度の肝機能低下（劇症肝炎、肝硬変など）で低値を示す。血中 α₁-マイクログロブリンは一部が IgA と結合して存在しており、IgA 濃度の増加で高値を示すことがある。

### 基準値
　10～30mg/L　EIA、LAIA、CLEIA

蛋白・蛋白分画　　　　　　　　　　　　　　　　　生化学検査

# $\beta_2$-マイクログロブリン

## 異常で疑う疾患・病態等

**高値▶** 腎機能不全（糸球体腎炎、腎硬化症、腎不全など）、多発性骨髄腫、悪性腫瘍、慢性リンパ性白血病、自己免疫疾患など

## 検査の概要・意義

　血中に遊離する低分子蛋白の一つ。腎糸球体基底膜を容易に通過し、近位尿細管で再吸収、異化される。そのため腎機能低下（糸球体濾過率の低下）を反映して血中濃度が増加する。$\beta_2$-マイクログロブリンはHLAのL鎖として全身の有核細胞表面に分布する細胞表面抗原で、悪性腫瘍などで産生が亢進すると高値を示す。

## 基準値

0.8～2.0mg/L　EIA、LATA、LAIA

蛋白・蛋白分画　　　　　　　　　　　　　　　　生化学検査

# IgG

## 異常で疑う疾患・病態等

**高値** ▶ 膠原病、自己免疫疾患（SLE、関節リウマチ、Sjögren症候群など）、慢性感染症、IgG型多発性骨髄腫、MGUS、肝硬変、慢性肝炎など

**低値** ▶ 原発性免疫不全症候群、免疫抑制剤投与、ネフローゼ症候群、腎炎、腎不全、蛋白漏出性胃腸症、IgG型以外の多発性骨髄腫など

## 検査の概要・意義

　免疫グロブリンは抗体活性を有する唯一の蛋白質であり、体液性免疫機構の主役である。IgGは免疫グロブリンの1種で、その中で最も量が多い。

　骨髄腫などの免疫グロブリン産生細胞の腫瘍性増殖で高値（単クローン性）、多クローン性の高値には、慢性的な抗原刺激の持続、免疫機構の異常活性化や抑制不全などによる。肝疾患では低アルブミンに対して代償的に増加することがある。先天的な免疫機構の不全、体外への漏出などで低値を示す。多発性骨髄腫において、ほかの種類の免疫グロブリン増加があると、IgG産生が抑制され低値となることが多い。

## 基準値

870～1700mg/dL
CRM470を基準とした免疫測定法
（TIA、ネフェロメトリー）

蛋白・蛋白分画　　　　　　　　　　　　　　　　　　生化学検査

# IgA、IgM

## 異常で疑う疾患・病態等

《IgA》

**高値**▶膠原病、自己免疫疾患、感染症、IgA 型多発性骨髄腫、MGUS、IgA 腎症など

**低値**▶原発性免疫不全症候群、免疫抑制剤投与、ネフローゼ症候群、蛋白漏出性胃腸症、IgA 型以外の多発性骨髄腫、生下時など

《IgM》

**高値**▶膠原病、自己免疫疾患、感染症、マクログロブリン血症（IgM 型多発性骨髄腫）、MGUS など

**低値**▶原発性免疫不全症候群、免疫抑制剤投与、ネフローゼ症候群、腎炎、腎不全、蛋白漏出性胃腸症、IgM 型以外の多発性骨髄腫など

## 検査の概要・意義

　免疫グロブリンは抗体活性を有する唯一の蛋白質であり、体液性免疫機構の主役である。形質細胞より産生され血液中に出現する。

《IgA》

　IgA は血中の免疫グロブリンの中で 2 番目に量が多い。慢性糸球体腎炎の一つである IgA 腎症では約半数の症例で高値を示す。IgA は胎盤透過性がなく、生下時に最低値でその後徐々に増加する。選択的 IgA 欠損症は通常無症状だが、IgA を含む輸血によりアナフィラキシーを起こす場合がある。

《IgM》

　IgM は血中の免疫グロブリンの中で 3 番目に量が多く、5 量体を形成する巨大分子である。ABO 式血液型の同種赤血球凝集素は IgM である。IgM は免疫応答において、初感染の早期にほかの免疫グロブリンが増加する前に増加する。産生不全、体外への喪失などで低下する。

## 基準値

《IgA》110 〜 410mg/dL

《IgM》男性：33 〜 190mg/dL、女性：46 〜 260mg/dL

蛋白・蛋白分画　　　　　　　　　　　　　　　生化学検査

# IgE

### 異常で疑う疾患・病態等
**高値▶** アレルギー性疾患（アレルギー性気管支喘息、アトピー性皮膚炎、アレルギー性鼻炎、薬剤アレルギー、食物アレルギーなど）、寄生虫感染症（原虫除く）、膠原病、IgE型骨髄腫、高IgE症候群、肝疾患など
**低値▶** IgE型以外の骨髄腫など

### 検査の概要・意義
　IgEは免疫グロブリンの一つのクラスで、ほかの免疫グロブリンと比較して極めて微量である。抗原抗体反応において、生体に不利に作用する免疫応答がアレルギー反応であり、このうちIgEが関与する反応がI型アレルギー反応と呼ばれる。アレルゲンが生体内に侵入すると特異的IgE抗体が産生され、肥満細胞などの表面に分布する。アレルゲンの再侵入によりIgEと抗原抗体複合体が形成され、炎症反応の引き金となる。IgEはアレルゲンに対する特異性の有無により、総IgEと特異的IgEとして測定される。

### 基準値
　成人：87～688IU/mL 未満（キットにより異なる）
　LAIA、ECLIA、CLEIA、CLIA、LN

蛋白・蛋白分画　　　　　　　　　　　　　　　　　　　　　生化学検査

# フェリチン

## 異常で疑う疾患・病態等

**高値** ▶ 急性白血病、悪性リンパ腫、多発性骨髄腫、再生不良性貧血、血球貪食症候群、肝癌、各種悪性腫瘍、肝炎、膵炎、慢性炎症性疾患など

**低値** ▶ 鉄欠乏性貧血、潜在性鉄欠乏状態（妊娠、月経、成長、鉄摂取量低下など）など

## 検査の概要・意義

　フェリチンは、二種類のサブユニット24個からなり、内部に鉄を貯蔵する可溶性蛋白である。鉄貯蔵・鉄代謝の指標となる。鉄欠乏性貧血で低値、再生不良性貧血などで高値となるので、各種血液疾患で有用性が高い。また、血液・造血器腫瘍で明らかな高値を示す。

　主として、肝、脾に存在し、肝炎などでは、組織破壊によって血中にフェリチンが放出される。慢性炎症時には、網内系細胞内への鉄蓄積によるフェリチン産生が生じる。各種悪性腫瘍で増加するが特異性に乏しい。

## 基準値

　男性：25～280ng/mL、女性：10～120ng/mL　LAIA（栄研）

蛋白・蛋白分画　　　　　　　　　　　生化学検査
# 心筋トロポニンT

## 異常で疑う疾患・病態等
**高値**▶急性心筋梗塞、不安定狭心症、心筋炎、開心術、心筋アブレーションなど

## 検査の概要・意義
　トロポニンは、心筋や骨格筋に存在する筋原線維蛋白のひとつで、筋肉の収縮調節に関与している。トロポニンにはトロポニンT,I,Cのサブユニットがあり、これらがトロポミオシンとともに複合体を形成している。トロポニンTは、心筋と骨格筋に存在するものの区別が可能で、心筋特異性が高く、骨格筋障害は非常に高度でない限り影響しない。

　心筋トロポニンTは、構造蛋白であるとともに細胞質にも存在する。そのため心筋の微小な損傷、早期の損傷でも血中に逸脱するので有用性が高い。その後、構成成分のトロポニンが血中に遊出するため長期間に高値を示す。腎排泄のため高度の腎不全では影響を受ける可能性がある。

## 基準値
　≦ 0.10ng/mL　　ECLIA

蛋白・蛋白分画

生化学検査

# 心筋トロポニンI

### 異常で疑う疾患・病態等

**高値** ▶ 急性心筋梗塞、不安定狭心症、心筋炎、開心術、心筋アブレーションなど

### 検査の概要・意義

　トロポニンは、心筋や骨格筋に存在する筋原線維蛋白のひとつで、筋肉の収縮調節に関与している。トロポニンにはトロポニンT,I,Cのサブユニットがあり、これらがトロポミオシンとともに複合体を形成している。トロポニンIは、心筋と骨格筋に存在するものの区別が可能で、心筋特異性が高い。

　心筋トロポニンIは、構造蛋白であるとともに細胞質にも存在する。そのため急性心筋梗塞の発症早期から血中に逸脱する。心筋トロポニンTと異なり、溶血の影響を受けない。

### 判定方法

　急性心筋梗塞：発症後3～4時間で上昇しはじめ、10～16時間でピーク値に達する。異常高値は5～8時間持続する。

生体色素

生化学検査

# 総ビリルビン

## 異常で疑う疾患・病態等

**高値** ▶ 急性・慢性肝炎、肝硬変、劇症肝炎、肝癌、脂肪肝、伝染性単核症、胆管結石、胆嚢・胆管癌、膵頭部癌、悪性貧血、再生不良性貧血、鉄欠乏性貧血、骨髄性白血病、原発性シャント高ビリルビン血症、Crigler-Najjar症候群、Gilbert症候群など

## 検査の概要・意義

　ビリルビンとは、老廃赤血球が破壊されるときにヘモグロビンから生成される黄色い色素で、黄疸症状の原因となる。ビリルビンは血液で肝臓に運搬され、グルクロン酸抱合を受け、胆汁中へ放出される。肝臓で抱合される前のビリルビンを間接ビリルビン、抱合された後のビリルビンを直接ビリルビンといい、合わせて総ビリルビンと呼ぶ。健常時、総ビリルビンは血液中にごくわずかしか存在しない。肝障害により胆汁うっ滞が生じると、胆汁中の直接ビリルビンが血液中に漏れ出し、高値を示す。間接ビリルビンは、通常より過剰に赤血球が破壊されると濃度が上昇し、総ビリルビン値に影響を及ぼす。また、生まれつき抱合する酵素グルクロニルトランスフェラーゼが少なく、間接ビリルビンが高値を示す遺伝性疾患もある。

## 基準値

0.3～1.2mg/dL　酵素法

生体色素　　　　　　　　　　　　　　　　　　　　　　　　　生化学検査

# 直接ビリルビン

## 異常で疑う疾患・病態等
**高値▶** 急性・慢性肝炎、肝硬変、劇症肝炎、肝癌、脂肪肝、伝染性単核症、胆管結石、胆嚢・胆管癌、膵頭部癌、Rotor症候群、Dubin-Johnson症候群など

## 検査の概要・意義
　ビリルビンとは、老廃赤血球が破壊されるときにヘモグロビンから生成される黄色い色素で、黄疸症状の原因となる。ビリルビンは血液中のタンパクと結合した形（間接ビリルビン）で肝臓に運搬され、グルクロン酸抱合を受け直接ビリルビンになり、Yタンパクによって毛細胆管に運搬され胆汁中へ放出される。肝障害により胆汁うっ滞が生じると、胆汁中の直接ビリルビンが血液中に漏れ出し、高値を示す。Yタンパク異常や直接ビリルビンの毛細胆管への運搬異常でも高値を示す。慢性肝炎や初期の肝硬変では上昇しないことがあるが、肝不全の進行にともない徐々に上昇する。

## 基準値
0.1～0.4mg/dL　酵素法

# 酵素・アイソザイム

## AST

生化学検査

### 異常で疑う疾患・病態等

肝炎、肝硬変、脂肪肝、肝腫瘍などの肝疾患で ALT とともに上昇する。特に肝硬変、アルコール性肝炎および肝腫瘍での AST の上昇は顕著である。

肝疾患以外には、心筋梗塞、溶血性貧血や多発性筋炎、皮膚筋炎でも AST（GOT）の上昇を認める。

なお、採血時の溶血でも上昇する可能性もある。

### 検査の概要・意義

AST（Aspartate Aminotransferase：アスパラギン酸アミノ基転移酵素）は、以前は GOT（グルタミン酸オキサロ酢酸トランスアミナーゼ）と呼ばれていたもので、アスパラギン酸とα-ケトグルタル酸をグルタミン酸とオキサロ酢酸に相互変換する酵素である。

肝細胞、赤血球、心筋、骨格筋などに分布するため、これらの細胞が破壊されると血液中に流出する（逸脱酵素）。

### 基準値

7～38 U/L（JSCC 標準化対応法）、10～40IU/L（国際単位/L）

酵素活性の単位は、基本的には国際単位で、この定義とは「至適条件下で、試料 1L 中に、温度 30℃ で 1 分間に 1μmol の基質を変化させることができる酵素量を 1 単位」とされる。

しかし、実際には自動分析機で測定されるのが一般的であり、日常検査としての酵素活性は 37℃における国際単位（U/L：International unit）である。

一方、酵素活性測定法が標準化され、JSCC 標準化対応法が使用されている。酵素活性は測定条件によって数値が大きく変化する。そこで、日本臨床化学会は測定法の標準化を進めてきた。標準物質の単位は IU/L ではなく U/L を使用しているので、JSCC 標準化対応法で測定している場合は、標準化対応法の国際単位である U/L を用いる。

酵素・アイソザイム　　　　　　　　　　　　　　　　　　　　生化学検査

# ALT

## 異常で疑う疾患・病態等

肝炎（急性・慢性）、劇症肝炎、アルコール性肝炎、肝硬変、脂肪肝、肝腫瘍などの肝疾患で AST とともに上昇する。特にアルコール性肝炎や肝硬変、肝腫瘍では AST の上昇が顕著であるのに対し、ウイルス性肝炎や脂肪肝では ALT の上昇が顕著である。

## 検査の概要・意義

ALT（Alanine aminotransferase：アラニンアミノ基転移酵素）は、以前は GPT（グルタミン酸ピルビン酸トランスアミナーゼ）と呼ばれていたもので、ピルビン酸とグルタミン酸をアラニンとα - ケトグルタル酸に相互変換する酵素である。

血清中の ALT 濃度は、肝障害の程度の指標とされている（逸脱酵素）。肝細胞の破壊が著しいと、むしろ流出量は低下する。アルコール性肝炎や肝硬変、肝腫瘍では AST の上昇が目立つ一方、ウイルス性肝炎や脂肪肝では ALT の上昇が顕著である。AST（GOT）よりも特異性が高い（肝臓以外の障害では上昇しづらい）が、AST との比率も臨床的に意義がある。

## 基準値

4 〜 44 U/L（JSCC 標準化対応法）、5 〜 40IU/L（国際単位 /L）

| | |
|---|---|
| 慢性肝炎 | AST＜ALT |
| 薬剤性肝炎 | AST＜ALT |
| 閉塞性黄疸 | AST＞ALT |
| 急性心筋梗塞 | ALT は通常正常、広範囲の心筋梗塞では高値 |

酵素・アイソザイム

# LD（LDH）

生化学検査

## 異常で疑う疾患・病態等

**高値▶** 急性心筋梗塞、肝炎、肝癌、急性骨髄性白血病、悪性貧血、各種の臓器癌、ホジキンリンパ腫、肉腫、縦隔腫瘍、白血病、伝染性単核症、肺梗塞、慢性閉塞性肺疾患（COPD）、皮膚筋炎、進行性筋ジストロフィー、甲状腺機能低下症、うっ血性心不全、亜急性心内膜炎、心筋症、慢性膵炎、慢性腎疾患（腎不全など）、脳血管障害（脳梗塞など）

**低値▶** 遺伝性サブユニット欠損症、先天性H型LDH欠損症、糖尿病、放射線治療

## 検査の概要・意義

　LD（LDH）は全身の臓器やあらゆる組織に広く分布する酵素タンパクのひとつで、細胞の可溶性画分に存在するが、血液中にはほとんど存在しない。

　LD（LDH）活性が血清中に増加するのは、いずれかの臓器で組織の損傷が存在し、LD（LDH）が血清へ逸脱していることを意味する。したがって、スクリーニング検査として重要な検査項目である。

　LD（LDH）にはLD1～LD5の5種類のアイソザイムがある。各臓器でのアイソザイムパターンに特徴があり、障害組織の部位をある程度推定することができる。

## 基準値

　106～220　U/L（JSCC標準化対応法）

＊参考　LDHアイソザイム
アイソザイムと由来臓器・疾患
LDH1・2 高値：心筋梗塞、溶血性貧血、悪性貧血、腎梗塞など
LDH2・3 高値：白血病、筋ジストロフィー、膠原病、悪性リンパ腫など
LDH3・4・5 高値：腫瘍：転移癌
LDH5 高値：肝疾患（急性・慢性肝炎、肝硬変、肝臓癌等）、骨格筋損傷

酵素・アイソザイム　　　　　　　　　　　　　　　　　　　　生化学検査

# ALP

## 異常で疑う疾患・病態等

**上昇▶** 肝細胞癌、総胆管結石症、膵頭部癌、胆管癌、骨軟化症、胆道系疾患、副甲状腺機能亢進症、閉塞性疾患、薬剤性肝障害、慢性腎不全、硬化性胆管炎、原発性胆汁性肝硬変、肝硬変、くる病、ウイルス性肝炎、アルコール性肝炎、甲状腺機能亢進症、骨疾患、がんの骨転移

**減少▶** 先天性低ホスファターゼ症

## 検査の概要・意義

　血清アルカリホスファターゼ（ALP）は肝、骨、小腸、胎盤に由来しており、逸脱酵素の一つで主に胆道から出る。検査目的としては、主に肝・胆道疾患、特に胆汁流出障害の有無、骨新生の状態、胎盤機能の状態などである。

　また、臓器由来の異なるアイソザイムが存在するため、ALPに異常が認められた場合、アイソザイムを調べ、その原因を追求する必要がある。

　一方、ある種の腫瘍細胞からも産生されることから、腫瘍マーカーとしての意義もある。

## 基準値

120～370 U/L（JSCC 標準化対応法）

＊参考　ALP アイソザイム
ALP1 出現：肝臓 - 肝・胆道の閉塞など
ALP2 上昇：肝臓 - 肝・胆道疾患など
ALP3 上昇：骨 - 骨生成疾患、骨新生など
ALP4 出現：胎盤 - 主に妊娠時
ALP5 上昇：小腸 - 脂肪食後、肝硬変など
ALP6 出現：免疫グロブリンと結合した

酵素・アイソザイム　　　　　　　　　　　　　　　　生化学検査

# γ-GTP（γGT）

## 異常で疑う疾患・病態等

**高値** ▶ 胆汁うっ滞、アルコール性肝障害、薬剤性肝障害、肝硬変、慢性肝炎、肝細胞癌、脂肪肝、胆管細胞癌

**低値** ▶ 妊娠時、高グルタチオン尿症、高グルタチオン血症、先天性低γ-GTP血症、妊娠時の胆汁うっ滞性黄疸

## 検査の概要・意義

　γ-GTP（γ-glutamyl transpeptidase：ガンマグルタミルトランスペプチターゼ）は、γ-GT（γ-glutamyl transferase：ガンマグルタミルトランスフェラーゼ）とも呼ばれ、グルタチオンなどのγ-グルタミルペプチドを加水分解し、他のペプチドやアミノ酸にγ-グルタミル基を転移する酵素である。

　γ-GTPは血清のみならず、尿、胆汁、唾液、羊水などでも検出されるが、血清のγ-GTPは、主に肝・胆道系の疾患を特異的に反映する。肝のγ-GTPは、ALP、LAPなどとともに胆道系酵素とも呼ばれる。また胆汁うっ滞では、γ-GTPの合成誘導と胆汁への排泄障害の結果、血清γ-GTP値が上昇する。アルコール性肝障害や薬剤性肝障害での上昇は、合成の誘導に起因する。

　一方肝細胞癌に特異的なγ-GTは、活性値の増加からは判断できないことから、アイソザイム分画による泳動の異常バンドとして認められる。

## 基準値

　M：9〜40U/L以下、F：9〜35U/L以下（JSCC標準化対応法）

＊参考　γ-GTP（γ-GT）アイソザイム
　意義は不確定だが、肝障害あるいは胆道閉塞の原因探索に有用である。
γ-GT1（α₁）：急性・慢性肝炎、胆道結石、肝硬変、転移性肝癌
γ-GT2（α₂）：胆管癌、胆嚢癌、膵頭部癌、原発性肝癌
γ-GT3（β）：膵頭部癌、胆管癌、原発性肝癌

酵素・アイソザイム　　　　　　　　　　　　　　　　　　　　　　　生化学検査

# コリンエステラーゼ（ChE）

### 異常で疑う疾患・病態等
**高値**▶ネフローゼ症候群、甲状腺機能亢進症、脂肪肝、糖尿病、本態性家族性高 ChE 血症、肥満、高血圧、高リポ蛋白血症、気管支喘息、悪性貧血、Friedreich 運動失調症、アルコール依存症、肝細胞癌

**低値**▶肝硬変、肝癌、慢性肝炎、劇症肝炎、重症消耗性疾患（悪性腫瘍、貧血、結核、白血病、粘液水腫）、抗 ChE 薬投与、有機リン中毒、遺伝性 ChE 欠損症

### 検査の概要・意義
　ChE（cholinesterase：コリンエステラーゼ）は、コリンエステルをコリンと有機酸に加水分解する酵素である。ヒト体内には、数種類のコリンエステラーゼ（ChE）が存在する。アセチルコリンを特異的に加水分解する髄液中に多いアセチルコリンエステラーゼ（AChE）と種々のアシルコリンエステル（ブチリルコリンなど）を加水分解する主に血清、肝、膵などに含まれる非特異的なコリンエステラーゼ（ChE）が存在する。特異的なものを true ChE、非特異的なものを pseudo ChE、ChE または血清 ChE と呼ぶ。本検査で測定されるのは非特異的 ChE である。肝で合成され、血中に分泌されるため、これの活性の低下は肝実質細胞の機能障害を意味する。

### 基準値
168〜470U/L（JSCC 標準化対応法）

＊異型コリンエステラーゼ
　稀に、身体的に問題ないが、ChE 活性が非常に低い人がいる。これは ChE の遺伝子の一部が変異して酵素としての分解能力が非常に小さいものが作られているためである。これを異型コリンエステラーゼとよぶ。遺伝性に現れるが、本邦での発生率は欧米に比べて低い。

酵素・アイソザイム 　　　　　　　　　　　　　　　　　生化学検査

# アミラーゼ

## 異常で疑う疾患・病態等

**上昇**▶膵疾患、肝疾患、胆道十二指腸疾患、唾液腺疾患、高唾液腺型アミラーゼ血症、マクロアミラーゼ血症、アミラーゼ産生腫瘍、腎不全

**減少**▶膵摘出、糖尿病（重症）、唾液腺摘出、肝硬変

## 検査の概要・意義

　アミラーゼはデンプンを分解してグルコース、マルトースやオリゴ糖を生成する酵素の総称である。その大部分が膵臓と唾液腺から分泌されるが、膵臓から最も多量に分泌される。したがって、血中への酵素逸脱の検索を目的に血清および尿中アミラーゼの測定を行う。この変化は、膵内外分泌機能や膵管の変化に先行して起こるので、膵疾患のスクリーニング、早期診断、経過観察に有用である。

　しかし、アミラーゼには、前述のように膵由来（P型）と唾液腺やその他の臓器由来（S型）の2種類が存在することから、高アミラーゼ血（尿）症は、必ずしも膵炎を表しているものではないので、高アミラーゼの時はさらにアイソザイムを調べ、その由来を確認することが望ましい。

## 基準値

40〜126 U/L　　Et-G7-PNP法

＊アミラーゼアイソザイム
[血清]　TOTAL-P　21〜65（％）、TOTAL-S　35〜79（％）
異常値を示す病態・疾患
〈P上昇〉
慢性膵炎再燃期、急性膵炎
〈S上昇〉
悪性腫瘍（卵巣癌、肺癌、骨髄腫）、肝障害、急性耳下腺炎、手術後、糖尿病

アミラーゼ　103

生化学検査

# 酵素・アイソザイム

# リパーゼ

## 異常で疑う疾患・病態等

**上昇** ▶ 腎不全、急性膵炎、十二指腸潰瘍穿孔、慢性膵炎、膵癌（初期）、肝硬変、膵嚢胞、胆石症（有黄疸）

**減少** ▶ 膵癌末期、急性肝壊死、ウイルス性肝炎

## 検査の概要・意義

　膵リパーゼは、膵腺房細胞で合成されて膵液中に分泌される分子量約48,000の糖蛋白質であり、トリグリセライドのα位脂肪酸エステルの加水分解を行う消化（脂肪分解）酵素である。すなわち、ジアシルグリセロール、モノアシルグリセロールを経て、グリセロールと脂肪酸を生ずるトリアシルグリセロールリパーゼを指す。この他に、モノアシルグリセロールリパーゼなどもある。哺乳動物体液（血清、リンパ液など）、臓器のほとんどの細胞に含まれる。血中リパーゼは膵由来であり尿中には検出されない。膵管の狭窄・閉塞による膵液のうっ滞または膵の組織破壊で血中へのリパーゼの逸脱が増加する。膵特異性に優れ、急性膵炎ではアミラーゼの陽性率は65～95％であるのに対し、リパーゼの陽性率は95～100％の頻度で異常高値を示す。

　なお、広義のリパーゼには、リン脂質（生体膜の主成分）を分解する各種のホスホリパーゼがある。これらはエイコサノイド（プロスタグランジンなど）の合成や、細胞内でのシグナル伝達といった、細胞内外での機能調節に関与する。

## 基準値

13～42　U/L　DGGMR法

酵素・アイソザイム　　　　　　　　　　　　　　　生化学検査
# CK、CK-MB

## 異常で疑う疾患・病態等

**上昇** ▶ 急性心筋梗塞（特に急性期）、心筋障害の急性期、心手術後、多発性筋炎、進行性筋ジストロフィー、粘液水腫、脳外傷の急性期、妊娠末期（陣痛時または分娩時）、長期透析療法、甲状腺機能低下症、心筋炎、心内膜炎、狭心症、脳血管障害、アルコール依存症、激しい運動後、急性アルコール中毒　　　　　　　　　　　　　　　　　　　　（CK アイソザイム参照）

## 検査の概要・意義

　クレアチンキナーゼ（CK）のアイソザイムには、骨格筋由来の CK-MM 型、脳、平滑筋由来の CK-BB 型、心筋由来の CK-MB 型の 3 種類が存在するが、正常血清のほとんどすべては CK-MM 型から成っている。

　本検査の目的は、主として急性心筋梗塞（AMI）、心筋炎、開心術、心房細動、粘液水腫、進行性筋ジストロフィー（Duchenne 型）など原発性または併発性障害で出現する心筋由来の MB 型の検出である。特に AMI の際は発症 3 〜 4 時間後に上昇しはじめ、3 〜 4 日後に血中から消失していく。この MB 型の証明は、心電図所見よりも AMI に特異的である。

　なお、BB 型の増加は全身麻酔後の悪性過高熱、ある種の悪性腫瘍で見られることがあるが稀である。

## 基準値

CK（JSCC 標準化対応法）
M：60 〜 290U/L
F：45 〜 165U/L
CK-MB 蛋白量：5.0 以下 ng/mL　　　CLIA、RIA、EIA
CK-MB 活性：25 以下 U/L　免疫阻害法
CK-MB/CK 活性：6 以下（%）　抗体阻害 - 活性測定

＊ CK アイソザイム（セ・ア膜電気泳動法）
MM：94 〜 100%
MB：0 〜 4%
BB：0 〜 2%

生化学検査

酵素・アイソザイム

# CKアイソザイム

## 異常で疑う疾患・病態等

**BB 高値** ▶ 新生児、脳血管障害、脳外傷、前立腺癌、膀胱癌、乳癌、肺癌、急性腹症

**MB 高値** ▶ 筋ジストロフィー、心筋梗塞、心筋炎、心外膜炎、多発性筋炎

**MM 高値** ▶ 骨格筋の障害（進行性筋ジストロフィー Duchenne 型）、悪性高熱症（サクシニルコリン全身麻痺）、多発性筋炎、皮膚筋炎、外傷（熱傷）による筋障害、動脈閉塞による筋障害、筋型糖原病、末梢循環不全、アルコール使用障害（アルコール多飲者など）、甲状腺機能低下症、周期性四肢麻痺、神経原性ミオパチー、筋強直性ジストロフィー

**m-CPK** ▶ 悪性腫瘍

**マクロ CPK** ▶ 免疫グロブリンなどと結合した CPK

## 検査の概要・意義

健常人では MM が大部分で、血清中 MB は心筋梗塞発作後 4～8 時間で増加、24 時間で最大となり、3 日間上昇がみとめられることが多い。また、進行性筋ジストロフィー、皮膚筋炎、筋損傷に伴うミオグロビン尿症などでも MB の上昇がみとめられることがある。BB 増加は極めて稀であるが、悪性高熱症、腫瘍性疾患、腎不全、腸梗塞などでみられることがある。

## 基準値

BB：0～2％
MB：0～4％
MM：94～100％
セ・ア膜電気泳動法

酵素・アイソザイム　　　　　　　　　　　　　　　　　　生化学検査

# アンジオテンシン変換酵素（ACE）

## 異常で疑う疾患・病態等

**上昇**▶腎不全、ベリリウム症、肺サルコイドーシス、変形性関節症、リンパ脈管筋腫症、Lennertリンパ腫、甲状腺機能亢進症、糖尿病（特に網膜症合併例）、非定型抗酸菌症、慢性肝炎、肝硬変、らい病、本態性高血圧

**減少**▶肺結核、慢性白血病、肺癌、多発性骨髄腫、嚢胞性線維症、Crohn病、慢性閉塞性肺疾患（COPD）

## 検査の概要・意義

　アンジオテンシンⅠ変換酵素（angiotensin converting enzyme:ACE）は、生理的には、肺の血管内皮細胞によって産生・放出される、血圧調節に関与している酵素である。レニン-アンジオテンシン-アルドステロン系において、アンジオテンシンⅠ（ANGⅠ）をアンジオテンシンⅡ（ANGⅡ：昇圧物質）に変換する。具体的には、アンジオテンシンⅠのC末端からヒスチジン-ロイシンを切断してアンジオテンシンⅡを生成する。また、ブラジキニン（血管拡張による血圧降下、毛細血管の透過性上昇、知覚神経刺激による強力な発痛、炎症部位、皮膚および消化管などの血流調節等に関与するペプチド）を不活性化する。しかし、ACE値と血圧との間に関連性はない。ACEの主な産生部位は肺であり、種々の呼吸器疾患、肝、腎、甲状腺疾患、糖尿病などで変動する。ACE活性の測定は、主にサルコイドーシス（80％以上に顕著な高値）の補助診断や治療効果の判定に用いられている。

## 基準値

　7.0～25.0U/L　　比色法（笠原法）

含窒素成分 / 生化学検査

# 尿素窒素（UN、BUN）

## 異常で疑う疾患・病態等

**高値** ▶ 腎機能障害、腎炎、腎不全、尿路閉塞、脱水症、心不全、高蛋白食、消化管出血、絶食、甲状腺機能亢進症など

**低値** ▶ 低蛋白食、多尿、妊娠、肝不全、肝硬変、劇症肝炎など

## 検査の概要・意義

　尿素窒素（UN）は、蛋白の終末代謝産物である尿素を構成する窒素量を定量したものである。通常血清を検体とするが、慣用的に血中尿素窒素（BUN）といわれる。尿素は腎糸球体で35～70％が尿細管で、残りが尿中に排泄される。

　BUNは、古くから一般的な腎機能の指標として用いられるが、腎以外の因子も大きく影響するのでBUNのみで腎機能を評価するのは危険である。腎外性因子として、高蛋白食や組織蛋白の異化亢進、再吸収率の変化などがある。Crとの比率（BUN/Cr比、基準値約10）が腎外性因子の影響や病態の推定に役立つ。

## 基準値

8～20mg/dL　ウレアーゼ-GLDH

含窒素成分　　　　　　　　　　　　　　生化学検査

# クレアチニン（Cr）

## 異常で疑う疾患・病態等
**高値▶** 腎不全、糸球体腎炎、尿路閉塞、心不全、ショック、脱水症、先端巨大症、下垂体性巨人症など
**低値▶** 尿崩症、妊娠、長期臥床、筋ジストロフィー、多発性筋炎、筋萎縮性側索硬化症、甲状腺疾患など

## 検査の概要・意義
　クレアチニン（Cr）は、腎糸球体で濾過され、尿細管での再吸収や分泌が少ないので、腎機能の指標として用いられる。腎機能障害で上昇し、尿崩症、妊娠などの尿排泄増加で低下する。また、腎前性因子（心不全、ショック、脱水症）、腎後性因子（尿路閉塞など）でも上昇しうる。CrはBUNより腎性因子以外の影響は少なく、GFRの指標とされるが、GFRが50％まで低下してもなお正常値であることが多く、鋭敏な指標とはいえない。
　Crは筋肉中のクレアチンの終末代謝産物であり、筋細胞増大で上昇し、筋萎縮で低値を示す。

## 基準値
男性:0.6〜1.0mg/dL
女性:0.4〜0.8mg/dL
酵素法

生化学検査

## 含窒素成分
# 尿酸(UA)

### 異常で疑う疾患・病態等
**高値** ▶ 痛風、無症候性高尿酸血症、腎不全、白血病、悪性リンパ腫、慢性骨髄増殖性疾患、Lesch-Nyhan症候群など
**低値** ▶ 腎性低尿酸血症、重症肝障害（肝硬変など）、Fanconi症候群など

### 検査の概要・意義
　尿酸は核酸の構成成分であるプリン体の最終代謝産物で、主に肝で産生され尿中に排泄される。したがってUA値は、尿酸産生量と腎からの排泄量で決まる。プリン体の産生亢進があれば尿酸産生量も増加する。血液腫瘍などで血球破壊が亢進すると、核蛋白の分解によって尿酸が増加する。
　高尿酸血症は、心血管病変や腎疾患に関する独立した危険因子である。尿酸が過剰な状態が続くと尿酸Na結晶を形成し、関節滑膜や腎尿細管などに沈着して痛風関節炎や痛風腎を発症する。

### 基準値
男性：4.0〜7.0mg/dL
女性：3.0〜5.5mg/dL
ウリカーゼ-POD

含窒素成分 　　　　　　　　　　　　　　　　生化学検査

# アンモニア

## 異常で疑う疾患・病態等
**高値** ▶ 劇症肝炎、肝硬変、門脈 - 体循環シャント、ショック、Reye 症候群、先天性尿素サイクル酵素欠損症など
**低値** ▶ 低蛋白食、貧血など

## 検査の概要・意義
　アンモニアは、大腸・小腸で、食物由来の蛋白質が腸内細菌によって分解されることにより最も多く産生される。また、肝臓における蛋白質の代謝過程でも生じる。アンモニアは生体にとって毒物であり、肝臓で速やかに代謝され主に腎から尿素として排出される。したがって、重症肝障害によりアンモニア解毒能が高度に低下した場合や、肝硬変で門脈 - 体循環シャントが形成され、肝を経ずにアンモニアが直接大循環に流入することによって血中アンモニアが高値となる。
　アンモニアは中枢神経系に強く影響し、意識障害や振戦の鑑別、肝性脳症の病態把握に測定される。便秘、高蛋白食、消化管出血などは高アンモニア血症を増悪させる。

## 基準値
　12 〜 66μg/dL　GLDH 法

糖代謝関連　　　　　　　　　　　　　　　　　　　　　生化学検査

# （随時）血糖

## 異常で疑う疾患・病態等

**高値** ▶ 糖尿病、耐糖能異常、妊娠、慢性膵炎、Cushing症候群、先端巨大症、グルカゴノーマ、褐色細胞腫、甲状腺機能亢進症など
（食事からの経過時間が短い、運動、ストレスなど）

**低値** ▶ インスリノーマ、下垂体機能低下症、副腎皮質機能低下症、肝硬変、インスリン自己免疫症候群、胃切除後症候群、アルコール性低血糖、インスリン・経口血糖降下薬投与など
（食事からの経過時間が長い）

## 検査の概要・意義

　グルコースは、主要なエネルギー源であるのみならず、その誘導体は生体組織の構成成分となる。グルコースは食物の消化分解によって小腸から吸収され、門脈を経て肝臓に運ばれてグリコーゲンとして蓄えられ、また組織へのエネルギー供給のために循環血液中に放出される。血糖は、病的状態でなくとも食事の影響を受けて大きく変動する。他にも運動やストレスなどいろいろな因子で変動する。随時血糖は食事の時間に関係なく随意の時刻に採血した血液中の血糖値のことである。糖尿病の診断基準においては、随時血糖200mg/dL以上を「糖尿病型」とする。糖尿病の診断には1回の随時血糖測定では不足で、別の日の結果で再び糖尿病型が確認されるか、HbA1cや空腹時血糖値、75gOGTT2時間値の測定が必要である。健康診断などでは現在空腹時採血が多いが、空腹時血糖だけでは耐糖能異常（IGT）（食後高血糖を含む）は見逃される可能性があり、OGTTより簡便であるために、随時血糖の測定意義は失われてはいない。

## 基準値

　（200mg/dL以上：糖尿病型）

糖代謝関連　　　　　　　　　　　　　　　　　　　生化学検査

# 空腹時血糖

## 異常で疑う疾患・病態等

**高値** ▶ 糖尿病、耐糖能異常、妊娠、慢性膵炎、Cushing症候群、先端巨大症、グルカゴノーマ、褐色細胞腫、甲状腺機能亢進症など

**低値** ▶ インスリノーマ、下垂体機能低下症、副腎皮質機能低下症、肝硬変、インスリン自己免疫症候群、胃切除後症候群、アルコール性低血糖、インスリン・経口血糖降下薬投与など

## 検査の概要・意義

　血糖は、食事の影響を受けて大きく変動する。空腹時血糖は、前日の夕食後から何も食べずに10時間以上経過した当日の朝食前に測定した血糖値のことで、病的状態以外で血中のグルコース濃度が最も影響を受ける食事の影響を極力排除した検査である。食後高血糖を呈する耐糖能異常は看過される可能性がある。基準値は以下に示すとおりであるが、126mg/dL以上で「糖尿病型」と判断され、別の日に再び126mg/dL以上であれば糖尿病とされる。入院患者では、日内変動として、各食前、各食後2時間、就寝時の7回血糖測定を行うことがある。

## 基準値

　70～109mg/dL　酵素法

## 糖代謝関連

# ブドウ糖負荷試験(OGTT)

生化学検査

### 異常で疑う疾患・病態等
**負荷2時間血糖値：200mg/dL以上（糖尿病型）**
▶糖尿病
**負荷2時間血糖値：140〜200mg/dL（境界型）**
▶耐糖能異常、糖尿病（空腹時血糖126mg/dL以上）

### 検査の概要・意義
　ブドウ糖負荷試験は、経口的に規定量のブドウ糖を投与し、一定時間経過後に血糖を測定する検査法である。具体的には、前日から10〜16時間の絶食後に、翌日空腹のまま採血し、ブドウ糖75g（トレーランG）経口で負荷後30分、60分、（90分）、120分、（180分）に採血し、血糖値を測定する（75gOGTT:oral glucose tolerance test）。ブドウ糖負荷量は小児では体重で補正する。ブドウ糖負荷試験の際、同時にインスリン血中濃度（IRI）を測定することにより、膵臓からのインスリン分泌能力を推測できる。その指標としてインスリン分泌指数（II：insulinogenic index）がある。
（II＝負荷後30分IRI－前値/負荷後30分血糖値－前値）。

### 基準値
　負荷前血糖値：110mg/dL未満
　負荷2時間血糖値：140mg/dL未満

糖代謝関連　　　　　　　　　　　　　　　　　　　　生化学検査

# NGSP値（HbA1c）

### 異常で疑う疾患・病態等
**上昇** ▶ 糖尿病

### 検査の概要・意義

　ヘモグロビンA1c（HbA1c：グリコシル化Hb）は、ヘモグロビンA（正式にはHbA）のβ鎖N末端のバリンにグルコースが非酵素的にシッフ塩基結合してアルジミンとなり、さらにアマドリ転位を受けてケトアミン化合物となったものである。なお、このグリコシル化の段階の産物には、HbA1c以外にHbA1a、HbA1bなどがあり、これらを含めて測定したものがHbA1（＝HbA1a+1b+1c）である。最終物質のケトアミンは一度生成するときわめて安定（不可逆性）のため、安定型HbA1cと呼ばれ、HbA1cは赤血球の寿命（120日）まで血中に存在するので、現時点におけるHbA1cの濃度は、過去1～2ヶ月の血糖値とよく相関する。反応の全過程は血糖値に依存性があるため、高血糖の程度に応じて生成物は増加する。本検査は、このような理由で長期間の血糖コントロールの指標として用いられる。

### 基準値

4.6～6.2%　HPLCまたはラテックス凝集法（NGSP）
4.3～5.8%　HPLC（JDS標準化法）

＊参考　NGSP
　NGSP（National Glycohemoglobin Standardization Program）とは国際標準として用いられるHbA1c値を示す指標である。日本ではこれまでJDS（Japan Diabetes Society）値を独自指標として主に使用してきた。しかし、JDSの指標を用いた場合の値はNGSPに対して0.4パーセントのずれがあることが判明したため、平成24年4月からNGSPに移行している。

脂質代謝関連　　　　　　　　　　　　　　　　　　　　　　生化学検査

# 総コレステロール（TC）

### 異常で疑う疾患・病態等

**上昇** ▶ 高脂血症（家族性含む）、閉塞性黄疸、家族性LPL欠損症、肝細胞癌、経口避妊薬服用、甲状腺機能低下症、肥満、Ⅲ型高リポ蛋白血症、先端巨大症、糖尿病、ネフローゼ症候群、Zieve症候群、家族性CETP欠損症

**減少** ▶ 肝硬変、Tangier病、Addison病、悪液質、急性肝炎、甲状腺機能亢進症、下垂体機能低下症、吸収不良症候群、低βリポ蛋白血症、無βリポタンパク血症、LCAT欠損症

### 検査の概要・意義

　コレステロールは、リン脂質とともに細胞膜の構造脂質として重要であり、ステロイドホルモン産生の原料ともなる。主に肝臓で生合成され、超低比重リポタンパク（VLDL）に組み込まれて末梢に運ばれ、代謝されて生成した低比重リポタンパク（LDL）中の主な脂質成分となっている。正常人では低比重リポタンパク中にもっとも多く含有され、一部は、末梢から肝へのコレステロール逆転送に関与する高比重リポタンパク（HDL）中に存在している。血中では約70％がエステル型で存在する。

　血清コレステロール値は、食物からの摂取、体内での生合成、胆汁酸や中性ステロールとして体外への排出、という三者のバランスによって保たれている。

　総コレステロールの測定は、原発性・続発性高コレステロール血症のスクリーニングに有用であり、肝での生合成障害、血中リポ蛋白の代謝異常、腸管での吸収障害などでは異常値を呈する。

### 基準値

120〜220mg/dL　酵素法

脂質代謝関連　　　　　　　　　　　　　　　　生化学検査

# トリグリセライド（TG）

### 異常で疑う疾患・病態等

**上昇** ▶ 先端巨大症、ネフローゼ症候群、甲状腺機能低下症、家族性高リポ蛋白血症（Ⅰ、Ⅱb、Ⅲ、Ⅳ、Ⅴ型）、全身性エリテマトーデス、痛風、糖尿病、動脈硬化症、Zieve症候群、急性心筋梗塞、狭心症、慢性糸球体腎炎、脳血管障害、薬剤投与（サイアザイド・経口避妊薬）、膵炎（急性・慢性）、尿毒症、Cushing症候群、妊婦、食後高脂血症、マクログロブリン血症、Weber-Christian病

**減少** ▶ 肝硬変、下垂体機能低下症、Addison病、ヘパリン投与、悪液質、吸収不良症候群、急性黄色肝萎縮、急性中毒性脂肪肝、甲状腺機能亢進症、重症肝実質障害、心不全、βリポ蛋白欠損症

### 検査の概要・意義

　中性脂肪（TG）は、グリセリンの脂肪酸エステル（トリアシルグリセロール）である。血中TGは各種リポ蛋白のコアに組み込まれた形で運ばれる。血中では90％以上が、トリグリセライド（TG）という3分子の脂肪酸が1分子のグリセロールに結合した脂肪酸エステルの形で存在していることから、中性脂肪は一般にトリグリセライドと同意語として用いられている。

　血中TGは各種の原発性・続発性高脂血症で異常値を示し、その測定がこれらの病態の診断や治療に有用である。

### 基準値

　　30〜150 mg/dL　　酵素法

脂質代謝関連 / 生化学検査

# HDLコレステロール

### 異常で疑う疾患・病態等

**高値（高 HDL-C 血症として）** ▶ アルコール使用障害（アルコール多飲者など）、薬剤投与（インスリン・高脂血症）、慢性閉塞性肺疾患（COPD）、原発性胆汁性肝硬変、CETP 欠損症、家族性高 α リポ蛋白血症など

**低値** ▶ 糖尿病、肝硬変、薬剤投与（サイアザイド）、ネフローゼ症候群、慢性血液透析、肥満、慢性腎不全、冠動脈硬化症、甲状腺機能亢進症、Tangier 病、LCAT 欠損症、LPL 欠損症、アポ A-I 欠損症、アポ C-II 欠損症など

### 検査の概要・意義

　HDL というリポ蛋白の粒子に含まれるコレステロールで、HDL は抗動脈硬化作用を有することから、一般には善玉コレステロールと呼ばれる。したがって、この低値は動脈硬化の危険因子であり、特に冠動脈疾患（CHD）の防御因子として重要であることから、低 HDL-C 血症は CHD の主要なリスクファクターの一つに数えられている。

　HDL は主に肝臓、腸管で合成され、タンパク質 50%、脂質 50% から構成される。脂質は、さらにリン脂質 23%、コレステロール 20%、トリグリセライド（TG）5% などから成っている。

### 基準値

　男性：37 〜 67mg/dL、女性：40 〜 71mg/dL　直接酵素法

脂質代謝関連　　　　　　　　　　　　　　　　　　　　　　生化学検査

# LDLコレステロール

## 異常で疑う疾患・病態等

**上昇** ▶ 高脂血症（家族性含む）、閉塞性黄疸、肥満、糖尿病、甲状腺機能低下症、Cushing症候群、ネフローゼ症候群

**減少** ▶ 肝硬変、慢性肝炎、甲状腺機能亢進症、家族性低コレステロール血症、先天性無βリポ蛋白血症

## 検査の概要・意義

　LDL（low density lipoprotein）は、非常にコレステロールに富むリポ蛋白で、肝臓や腸管から末梢組織へコレステロールを運ぶことが主な役割である。LDLコレステロールは、総コレステロールよりも動脈硬化と強い相関をもつため、動脈硬化性疾患の直接的なリスクファクターの一つである。

　脂質はリポ蛋白として血中を運搬され、その比重により軽い方から、カイロミクロン、VLDL（very low density lipoprotein）、LDL（low density lipoprotein）、HDL（high density lipoprotein）に分類される。リポ蛋白質は蛋白質（アポ蛋白）、トリグリセライド、リン脂質、コレステロールから成り、LDLコレステロールは、LDL中のコレステロール量である。

　動脈硬化性疾患予防ガイドライン2007年版（日本動脈硬化学会）では、高脂血症を脂質異常症に変更しており、脂質異常症の診断基準ではLDLコレステロール140mg/dL以上を高LDLコレステロール血症としている。

## 基準値

65〜139mg/dL　直接酵素法

＊参考
140mg/dL以上　　高LDLコレステロール血症
120〜139mg/dL　境界域高LDLコレステロール血症

電解質・酸塩基平衡　　　　　　　　　　　　生化学検査

# Na

## 異常で疑う疾患・病態等

**高値▶** 脱水症、尿崩症、原発性アルドステロン症、Cushing症候群、糖尿病（浸透圧利尿）など

**低値▶** SIADH、慢性腎不全、腎炎、うっ血性心不全・ネフローゼ症候群・肝硬変などの浮腫性疾患、利尿薬投与、甲状腺機能低下症、心因性多飲症、偽性低Na血症（高脂血症、高蛋白血症、高血糖など）など

## 検査の概要・意義

　Na（ナトリウム）は、97%が細胞外液中にあり、かつ細胞外液中の陽イオンの90%はNaなので、血漿浸透圧を形成する主役である（血漿浸透圧はNa濃度の2倍で概算しうる）。Na濃度異常は、Naの過剰や欠乏ではなく、Naと水の相対的な異常を示している。

　真性低Na血症は、Naが水に対して相対的に減少した状態（水の過剰）で、血漿浸透圧は低下する。細胞外液量によって3つに区分される（増加、正常、減少）。偽性低Na血症は、電解質以外の血清成分が蓄積して高浸透圧に傾き、代償的にNa濃度が減少した状態である（高脂血症、高蛋白血症、高血糖など）。高Na血症は、Naに対する相対的な水の欠乏状態で、水の摂取不足や喪失、尿濃縮能低下などで生じる。

　Na代謝は主にレニン-アンジオテンシン-アルドステロン系などの内分泌系によって調節され、水は、口渇、ADH、腎によって制御されている。

## 基準値

136〜145mEq/L　ISE

## 電解質・酸塩基平衡

# K

生化学検査

### 異常で疑う疾患・病態等

**高値** ▶ 過剰摂取、保存血大量輸血、溶血、横紋筋融解症、慢性腎不全、低アルドステロン症、Addison 病、アシドーシス、インスリン欠乏、糖尿病など

**低値** ▶ 摂取不足、下痢・嘔吐、利尿薬、原発性アルドステロン症、Cushing 症候群、Liddle 症候群、Bartter 症候群、アルカローシス、糖尿病性アシドーシスの回復期など

### 検査の概要・意義

K（カリウム）は、体内に約 3000mEq あり、主に細胞内に存在し、血中の K は約 0.4％である。K は細胞内酵素反応、糖代謝、蛋白代謝に重要な役割を担っている。さらに細胞膜を介した細胞内外の K 濃度は膜電位を規定し、興奮性細胞機能に大きく影響する。したがって臨床的に K 濃度の異常は、神経、筋、心筋の機能異常を現出する。K の過不足は心電図にも鋭敏に特徴的に表れる。高度の高 K は致命的となる。低 K 血症ではジギタリス中毒が出現しやすくなる。

K の異常は、主に K 排泄異常と細胞内外への K 移動の異常によっておこる。K は、通常 90％以上が尿から排泄される。アルドステロン分泌異常などで K 値の異常が起きる。下痢・嘔吐などの腎外排泄も原因となる。K の細胞内外への移動を起こす因子には、インスリン、$\beta_2$ カテコラミン作用、酸塩基平衡の異常がある。

### 基準値

3.4 〜 4.5mEq/L　ISE

生化学検査

電解質・酸塩基平衡

# Cl

## 異常で疑う疾患・病態等

**高値** ▶ 高Na血症（脱水、尿崩症、原発性アルドステロン症、Cushing症候群、糖尿病〔浸透圧利尿〕など）、AG正常の代謝性アシドーシス、下痢、呼吸性アルカローシス（代償）など

**低値** ▶ 低Na血症（SIADH、慢性腎不全、腎炎、うっ血性心不全・ネフローゼ症候群・肝硬変などの浮腫性疾患、利尿薬投与、甲状腺機能低下症、心因性多飲、偽性低Na血症〔高脂血症、高蛋白血症、高血糖など〕など）、胃液の喪失（嘔吐など）、代謝性アルカローシスなど

## 検査の概要・意義

　Cl（クロール）は、細胞外液中に存在する最も多い陰イオンで、Naとともに細胞外液量と浸透圧を規定する重要な因子である。Clは、Naと並行して増減し、細胞外液の電気的中性を維持する。また、$HCO_3^-$およびその他の陰イオンと逆方向に変動することによって、細胞外液の総陰イオン濃度を一定に保つ働きがある。したがってCl代謝異常は、Na代謝異常に伴うものと、酸塩基平衡異常（$HCO_3^-$の変動）およびその他の陰イオン変動によるものに大別される。例えば、高Cl血症の存在は、$HCO_3^-$の減少、すなわち代謝性アシドーシスの存在を考える。その他の陰イオン（通常測定されない陰イオン）の変動は、$Na-(Cl+HCO_3)$で得られ、これをAG（anion gap）という。

　その他Clは、胃液の塩酸成分となり、またレニン分泌調節にも関与している。

## 基準値

100〜108mEq/L　ISE

電解質・酸塩基平衡　　　　　　　　　　生化学検査

# Ca

## 異常で疑う疾患・病態等
**高値** ▶ 原発性副甲状腺機能亢進症、悪性腫瘍、ビタミンD過剰症など
**低値** ▶ 副甲状腺機能低下症、慢性腎不全、低アルブミン血症、ビタミンD欠乏症など

## 検査の概要・意義
　Ca（カルシウム）は、生体内の無機物のうち最も多量に存在する。Caはそのほとんどが骨と歯に局在している。Ca代謝は主にPTHと活性型ビタミンDによって調節されている。Caは、筋収縮、心筋の律動的収縮、血液凝固、細胞内情報伝達など多くの非常に重要な役割を担っているイオンである。測定値は血清Caの総量であるが、血清Caは、Ca塩、アルブミンなどの蛋白と結合、遊離Caイオンの3つの形で存在し、生理的に有意義なのは遊離Caイオンである。低アルブミン血症では血清Caは低下する。アルカローシスの状態ではCaとアルブミンの結合性が増すため遊離Caイオンが減少する。過換気症候群発症時のテタニー様痙攣などは、このことに起因する。Ca異常は心電図にも表れる。

## 基準値
　　8.6〜10.1mg/dL　o-CPC法

電解質・酸塩基平衡　　　　　　　　　　　　　　　　生化学検査

# P

## 異常で疑う疾患・病態等

**高値** ▶ 腎不全、副甲状腺機能低下症、先端巨大症、甲状腺機能亢進症、ビタミンD過剰症、横紋筋融解症、悪性高熱症など

**低値** ▶ 副甲状腺機能亢進症、ビタミンD欠乏症、腫瘍性骨軟化症、Fanconi症候群など

## 検査の概要・意義

　P（リン）は、あらゆる細胞に存在し、ATPとしてエネルギー代謝に関わる生命活動に欠かせない電解質である。体内総量の約80％はヒドロキシアパタイトとして骨や歯に沈着している。Pはほぼあらゆる食物に含まれており、食事摂取不足によるP欠乏症は知られていない。ビタミンDの存在下において腸管からの吸収が亢進する。排泄は腎調節で、副甲状腺ホルモンによって尿細管での再吸収が低下し、血清Pは低下する。

## 基準値

成人：2.2〜4.1mg/dL
小児：4.0〜7.0mg/dL
酵素法

電解質・酸塩基平衡　　　　　　　　　　生化学検査

# Mg

## 異常で疑う疾患・病態等

**高値**▶腎不全、糖尿病性ケトアシドーシス、Mg含有製剤など
**低値**▶低栄養、吸収不良症候群、アルコール依存症、重症下痢、糖尿病など

## 検査の概要・意義

　Mg（マグネシウム）は体内に約25g存在し、大部分は細胞内にあり、血漿中には総量の約0.2%が含まれる。そのため、血中濃度は必ずしも体内の総量を反映しない。Mgは、細胞内でリン酸伝達系とATPが関与する酵素反応系において重要な役割を担っている。

　Mg欠乏では、低Ca血症、低P血症、低K血症などの電解質異常を合併していることが多い。低Mg血症の症状としては頻脈、不整脈、振戦、テタニー、筋力低下、抑うつなどがある。高Mg血症は無症状であることが多いが、高度になると、悪心、嘔吐、徐脈、呼吸筋麻痺、心停止などが生じる可能性がある。

## 基準値

　1.8～2.3mg/dL　酵素法

電解質・酸塩基平衡

生化学検査

# 浸透圧

## 異常で疑う疾患・病態等

**高値** ▶ 高 Na 血症（脱水症、尿崩症、原発性アルドステロン症、Cushing 症候群など）、糖尿病など

**低値** ▶ 低 Na 血症（SIADH、慢性腎不全、腎炎、うっ血性心不全・ネフローゼ症候群・肝硬変などの浮腫性疾患、利尿薬投与、甲状腺機能低下症、心因性多飲症）など

## 検査の概要・意義

　細胞の生命維持には、浸透圧が一定に維持されていることが不可欠である。溶液の浸透圧は溶け込んでいるすべての粒子の総数によって決まる。血漿浸透圧は大部分が電解質に依存するが、細胞外液中の陽イオンの 90% 以上を Na が占めるので、とりわけ Na の影響が非常に大きい。ただし電解質以外でも比較的分子量の小さい尿素やグルコースは浸透圧形成に相応の影響を及ぼす。そこで、「血漿浸透圧 ＝ Na × 1.86 ＋ BUN/2.8 ＋ グルコース /18」という概算式から浸透圧の増減を知ることができる。この計算値と実測値が大きく解離する場合、その他の内因性・外因性の浸透圧物質の蓄積を考える。

　腎機能や浸透圧調節系の異常を精査するには血漿浸透圧のほか、尿浸透圧、ADH の測定や水負荷試験を行う。

　近年は採取条件の簡便さから血漿よりも、血清が用いられることが多い。

## 基準値

　275 ～ 290mOsm/kg $H_2O$

# 重金属・微量元素

## Cu

生化学検査

### 異常で疑う疾患・病態等

**高値** ▶ 貧血、白血病、胆汁性肝硬変、硬化性胆管炎、SLE、避妊薬・エストロゲン使用、妊娠など

**低値** ▶ Wilson病、Menkes病、ネフローゼ症候群、蛋白漏出性胃腸症など

### 検査の概要・意義

Cu（銅）は必須微量金属の一つで、セルロプラスミンやSODなどの銅酵素の構成成分となり、骨代謝、造血などに関与する。Cuは大部分が胆汁を介して便中に排泄される。Cuは血中では約95%がセルロプラスミンと結合しており、血清Cuの変動はセルロプラスミンの変動を反映する。感染症、炎症、避妊薬・エストロゲン使用、妊娠などでは、セルロプラスミンの合成が亢進し、Cu値も高値となる。

### 基準値

71〜132 μg/dL　キレート比色法

重金属・微量元素　　　　　　　　　　　　　　　　　　生化学検査

# Fe

## 異常で疑う疾患・病態等

**高値**▶再生不良性貧血、ヘモクロマトーシス、急性肝炎、大量・頻回輸血など
**低値**▶鉄欠乏性貧血、妊娠など

## 検査の概要・意義

　体内のFe（鉄）の約2/3は赤血球のヘモグロビンと結合し、約1/3がフェリチンなどに結合した貯蔵鉄であり、血清Feは全体のごく僅かである。そのため血清Feのみで体内Fe総量の不足/過剰は判定しない。血中のFeはトランスフェリンとほぼすべて結合している。

　血清Feは、腸管Fe吸収量、失血など体外への喪失、赤血球造血時のFe利用、脾臓などの網内系細胞での老化赤血球処理による再利用Feの放出、肝などでの貯蔵、成長期・妊娠などのFe需要増加などの要因で増減する。

　たとえば、再生不良性貧血では、赤血球産生低下のためFe利用が低下し、高値となる。肝炎では肝細胞破壊により貯蔵Feが放出され高値となる。

## 基準値

　男性：44〜192μg/dL、女性：29〜164μg/dL　ニトロソ-PSAP法

重金属・微量元素 　　　　　　　　　生化学検査

# Zn

## 異常で疑う疾患・病態等

**高値** ▶ 溶血性貧血、赤血球増加症、好酸球増加症、成長ホルモン欠損症、甲状腺機能亢進症など

**低値** ▶ 摂取不足、腸性肢端皮膚炎、吸収不良症候群、Down症候群、透析療法、長期の経静脈高カロリー輸液など

## 検査の概要・意義

Zn（亜鉛）は必須微量金属の一つで、微量元素欠乏症の中でもっとも頻度が高い。Znは炭酸脱水素酵素、乳酸脱水素酵素、ALPなどの補酵素であり、核酸・蛋白合成や免疫機能に関与する。

Zn欠乏の症状は、皮疹、口内炎、舌炎、味覚障害、脱毛、腹部症状、成長障害、免疫力低下、創傷治癒遅延、精神症状（うつ状態）などがある。

味覚障害の機序としては、味蕾の上皮細胞にZnが多く含まれ、味細胞の新生にZnが必要であるためとされる。

## 基準値

66〜118μg/dL　キレート比色法

重金属・微量元素　　　　　　　　　　　　　　　　　生化学検査

# TIBC（鉄結合能）、UIBC（不飽和鉄結合能）

## 異常で疑う疾患・病態等
**高値** ▶ 鉄欠乏性貧血など
**低値** ▶ TIBC：肝硬変、急性肝炎、栄養障害、ネフローゼ症候群など
　　　　　UIBC：肝硬変、急性肝炎、ネフローゼ症候群、再生不良性貧血など

## 検査の概要・意義
　Feは、血中ではほぼすべてβグロブリンの一つであるトランスフェリンと結合している。TIBC（（総）鉄結合能）：total iron binding capacityは、血液中に存在する全トランスフェリンが結合しうる総鉄量である。したがって、TIBCの増減はトランスフェリンの増減を反映する。トランスフェリンは主に肝で産生され、肝障害で低下する。Fe欠乏状態では、トランスフェリン産生は亢進する。正常では、全トランスフェリンの約1/3がFeと結合し、残り2/3が結合していない（不飽和）トランスフェリンである。このFeと結合していないトランスフェリンと結合しうる鉄量がUIBC（不飽和鉄結合能）：unsaturated iron binding capacityである。血清Fe＋UIBC＝TIBCの関係となる。Fe欠乏状態では、血清Fe低下、UIBC増加、TIBC増加を示す。
　再生不良性貧血では血清Feは増加するが、TIBCはあまり変化しないのでUIBCが低値となる。

## 基準値
TIBC
　男性：253〜365μg/dL、女性：246〜410μg/dL　ニトロソ-PSAP法
UIBC
　男性：170〜250μg/dL、女性：180〜270μg/dL　UIBC＝TIBC－Fe

ビタミン　　　　　　　　　　　　　　　　　　生化学検査
# ビタミンB₁

## 異常で疑う疾患・病態等
**低値** ▶ 末梢神経障害（脚気）、Wernicke 脳症、肝障害（肝硬変など）、糖尿病、副腎皮質機能低下症など

## 検査の概要・意義
　ビタミン B₁（チアミン）は、肝臓で活性型のチアミンピロリン酸（TPP）に合成され、α-ケトグルタル酸脱炭酸酵素、トランスケトラーゼの補酵素として働く。ビタミン B₁ は体内蓄積量が少なく、欠乏を起こしやすい。

　摂取不足によるビタミン B₁ 欠乏症では、全血総ビタミン B₁ 濃度は低値を示す。摂取不足だけでなく、肝障害では活性化障害をきたす。その他、糖尿病、副腎皮質機能低下症で利用障害がおこる。

　ビタミン B₁ 検査結果低値により疾患を疑うのではなく、身体症候からビタミン B₁ 欠乏が疑われる時に検査する。

## 基準値
　総ビタミン B₁
　　　28 〜 56ng/mL
　チアミン 2 リン酸
　　　≧ 65nM
　HPLC

## ビタミン

# ビタミンB₁₂

生化学検査

### 異常で疑う疾患・病態等
**高値**▶慢性骨髄性白血病、リンパ性白血病、真性多血症、慢性腎疾患、肝炎、肝硬変など
**低値**▶巨赤芽球性貧血、悪性貧血、胃切除後など

### 検査の概要・意義
　ビタミンB₁₂は、葉酸とともに正常な造血に必要なビタミンである。ビタミンB₁₂が欠乏するとRNA合成障害は起こらないが、DNA合成が阻害される。骨髄での造血過程でDNA合成障害が起こると血液細胞の分裂が妨げられ、巨赤芽球性貧血、悪性貧血を発症する。巨赤芽球性貧血に際して、葉酸欠乏との鑑別のために検査される。ビタミンB₁₂欠乏症の75％以上に神経症状を認める。
　ビタミンB₁₂は、食物摂取不足による欠乏は通常は起こらない。経口摂取されたビタミンB₁₂は、胃の壁細胞から分泌された内因子と結合して複合体を形成して効率的に吸収される。そのため胃切除、抗壁細胞抗体、抗内因子抗体の生成によって吸収が低下し、ビタミンB₁₂欠乏が起こる。

### 基準値
200～1000pg/mL　CLIA

## ビタミン
# 葉酸

生化学検査

### 異常で疑う疾患・病態等

**低値** ▶ 巨赤芽球性貧血、吸収不良症候群、高ホモシステイン血症、妊娠など

### 検査の概要・意義

　葉酸は赤血球造血に必要で、ホモシステインのメチオニンへの再メチル化、S-アデノシルメチオニンの合成に不可欠である。葉酸欠乏により舌炎、口角炎の発症をみる。葉酸欠乏の進行により、血清葉酸低下、赤血球葉酸低下、大赤血球出現、骨髄像における巨赤芽球出現が順次観察される。ビタミン$B_{12}$が欠乏すると葉酸の利用が障害され、骨髄像に巨赤芽球が出現することがある。ビタミン$B_{12}$欠乏症では血清葉酸は増加する。
　受胎前後の十分な葉酸の摂取が、胎児の神経管閉鎖障害を予防する。

### 基準値

　6.0～2.0ng/mL　CLIAなど

ホルモン／下垂体　　　　　　　　　　　　　生化学検査

# TSH（甲状腺刺激ホルモン）

## 異常で疑う疾患・病態等
**高値** ▶ 甲状腺機能低下症、TSH 産生腫瘍など
**低値** ▶ 甲状腺機能亢進症、中枢性甲状腺機能低下症など

## 検査の概要・意義
　TSH（甲状腺刺激ホルモン）は下垂体前葉から分泌され、甲状腺での甲状腺ホルモン（サイロキシン；$T_4$、トリヨードサイロニン；$T_3$）の合成、分泌を促進する。

　甲状腺機能は、視床下部 - 下垂体 - 甲状腺系の調整機能により、一定に保たれている。TSH は、視床下部からの TRH（甲状腺刺激ホルモン放出ホルモン）によって刺激され、甲状腺ホルモンが増加すると $T_4$ や $T_3$ によって抑制される。そのため、TSH 値は、甲状腺ホルモンの過不足を正確に反映している。血中甲状腺ホルモンが基準範囲内にも関わらず微細な不足がある潜在性甲状腺機能低下症では、TSH の基準範囲を超える。一方、潜在性甲状腺機能亢進症では、基準範囲の下限を下回る。このように、TSH 値は甲状腺ホルモンと併せて解釈し、病態を鑑別する必要がある。

＊TRH（甲状腺刺激ホルモン放出ホルモン）試験の項も参照

## 基準値
0.38 〜 4.3μU/mL　　ECLIA

ホルモン／下垂体　　　　　　　　　　　　　　　　　　生化学検査
# GH（成長ホルモン）

## 異常で疑う疾患・病態等
**低値** ▶ GH産生腫瘍（先端巨大症、下垂体性巨人症）、低栄養状態（神経性食欲不振症など）、成長ホルモン不応症（ラロン型小人症）など

## 検査の概要・意義
　GH（成長ホルモン：ソマトトロピン）は、下垂体前葉のGH分泌細胞から合成・分泌される。GHの分泌は、①視床下部から分泌される成長ホルモン分泌促進因子（GRF）、②成長ホルモン分泌抑制因子（ソマトスタチン）の二重の分泌支配をうけるが、この他、③胃粘膜から分泌されるGH分泌促進因子であるグレリンなど複数の因子の相互作用により調節されている。

　GHの主な作用は、成長促進や脂質・糖代謝の調節であるが、これらの作用はGHの標的組織において直接的に発揮されるか、GHによって肝臓や標的組織で合成促進されるインスリン様成長因子（IGF）-Ⅰの作用を介して間接的に発揮される。

　GHの総分泌量は年齢によって異なる。GHの血中濃度は、出生直後に高く、その後低下し、思春期に再び増加、成人期以降は減少していく。GH分泌はこの他にも睡眠、低血糖、ストレス、運動、食事などさまざまな因子により影響され、増加する。

＊GHRH（成長ホルモン放出ホルモン）試験の項も参照

## 基準値
男性：＜ 0.17ng/mL
女性：0.28 〜 1.64ng/mL
IRMA

ホルモン／下垂体

# LH（黄体化ホルモン）、FSH（卵胞刺激ホルモン）

## 異常で疑う疾患・病態等
**LH、FSH（特にFSH）が増加** ▶ 原発性性腺機能低下症
**LH、FSHが正常～低下** ▶ 続発性性腺機能低下症

## 検査の概要・意義
　LH（黄体化ホルモン）、FSH（卵胞刺激ホルモン）は、下垂体から分泌されるゴナドトロピン（Gn）で、糖蛋白ホルモンに属している。

　LH、FSHは、視床下部より分泌されるゴナドトロピン放出ホルモン（GnRH）により合成、分泌が促進的に調整され、性腺より分泌される性ステロイドにより負または正のフィードバック制御を受けている。また、FSHの分泌は、卵巣の顆粒膜細胞、精巣のセルトリ細胞で産生されるインヒビンにより抑制的、アクチビンにより促進的に調節されている。

　LHは、女性ではFSHとともに発育卵胞に作用して卵胞を発育させ、さらに排卵を促し、排卵後は卵胞を黄体化しプロゲステロン（黄体ホルモン）の分泌を促進する。男性では精巣のライディッヒ細胞に作用し、テストステロンの分泌を促進する。

　FSHは、女性では卵胞を発育させ、さらにLHと協同作用し成熟卵胞へと発育させエストロゲンの分泌を促進する。男性では精巣のセルトリ細胞に作用し、テストステロンと協調して精子形成を促進する。

　性腺機能障害は、視床下部、下垂体、性腺（精巣、卵巣）のいずれのレベルでも病変する。通常、成人期においては機能低下症が対象となることが多い。性腺機能低下症のスクリーニングとして、LH（黄体化ホルモン）、FSH（卵胞刺激ホルモン）とエストロゲン、プロゲステロン、またはテストステロンを同時測定する。

＊LHRH（黄体化ホルモン放出ホルモン）試験の項も参照

生化学検査

## 基準値

### 血中 LH、FSH の年齢別基準範囲

| 性別 | 年齢（歳） | LH (mIU/mL) 平均 | LH M-2 SD | LH M+2 SD | FSH (mIU/mL) 平均 | FSH M-2 SD | FSH M+2 SD |
|---|---|---|---|---|---|---|---|
| 男性 | 0〜9 | 0.4 | 0.1 | 3.0 | 1.4 | 0.4 | 4.8 |
| | 10〜19 | 1.1 | 0.1 | 11.6 | 3.5 | 0.8 | 15.6 |
| | 20〜29 | 3.0 | 1.1 | 8.4 | 4.3 | 1.6 | 11.7 |
| | 30〜39 | 3.3 | 1.1 | 9.8 | 6.0 | 2.4 | 14.9 |
| | 40〜49 | 4.1 | 1.3 | 12.5 | 7.5 | 2.6 | 21.7 |
| | 50〜59 | 3.5 | 1.2 | 9.8 | 6.5 | 2.6 | 15.9 |
| | 60〜69 | 5.3 | 1.3 | 22.1 | 11.0 | 3.4 | 35.5 |
| | 70〜 | 7.6 | 2.2 | 25.9 | 16.6 | 4.3 | 63.4 |
| 女性 | 0〜9 | 0.4 | 0.1 | 2.0 | 2.8 | 0.6 | 12.8 |
| | 10〜19 | 2.0 | 0.1 | 34.6 | 5.3 | 1.6 | 17.3 |
| | 20〜29 | 3.1 | 0.4 | 25.8 | 5.7 | 1.2 | 27.0 |
| | 30〜39 | 3.5 | 1.0 | 12.5 | 5.9 | 2.4 | 14.6 |
| | 40〜49 | 6.6 | 0.6 | 74.9 | 20.7 | 1.9 | 226.1 |
| | 50〜59 | 20.4 | 5.6 | 74.7 | 54.4 | 10.3 | 287.9 |
| | 60〜69 | 20.5 | 5.5 | 75.6 | 68.0 | 24.8 | 186.2 |
| | 70〜 | 19.4 | 5.6 | 67.5 | 60.6 | 20.5 | 179.1 |

測定法：IRMA（スパック -S、テイエフビー）

### 血中 LH、FSH の成人女性の正常月経周期の各時期および閉経後の基準範囲

| | LH (mIU/mL) 平均 | M-2 SD | M+2 SD | FSH (mIU/mL) 平均 | M-2 SD | M+2 SD |
|---|---|---|---|---|---|---|
| 卵胞期 | 3.8 | 0.9 | 15.5 | 8.7 | 3.1 | 23.9 |
| 排卵期 | 14.0 | 2.2 | 87.5 | 9.1 | 3.5 | 24.0 |
| 黄体期 | 2.8 | 0.4 | 21.6 | 4.1 | 1.0 | 17.2 |
| 閉経後 | 18.2 | 4.2 | 79.6 | 54.5 | 12.6 | 235.7 |

測定法：IRMA（スパック -S、テイエフビー）

LH（黄体化ホルモン）、FSH（卵胞刺激ホルモン）

ホルモン／下垂体　　　　　　　　　　　　　　　　　　　　　　　生化学検査

# ACTH（副腎皮質刺激ホルモン）

## 異常で疑う疾患・病態等

**血漿 ACTH 低値（ACTH 非依存性）**
▶ 副腎性 Cushing 症候群、ステロイドホルモン大量長期投与後、シモンズ病

**血漿 ACTH 高値（ACTH 依存性）**
▶ Cushing 病、Addison 病、副腎性器症候群

## 検査の概要・意義

　副腎皮質で合成・分泌される副腎性ステロイドホルモンは、①糖質コルチコイド（コルチゾール等）、②鉱質コルチコイド（アルドステロン等）、③性ホルモンの 3 系統からなる。その合成・分泌は、さまざまなフィードバック機構によって調節されている。コルチゾールと性ホルモンは、主に下垂体からの ACTH 刺激により合成・分泌される。

　副腎皮質刺激ホルモン（ACTH）は、39 個のアミノ酸からなるポリペプチドである。下垂体前葉の ACTH 産生細胞から、前駆物質である POMC（プロオピオメラノコルチン）を経て産生・分泌され、主に視床下部から分泌される副腎皮質刺激ホルモン放出ホルモン（CRH）による調節を受ける。

　ACTH は、Cushing 症候群や下垂体前葉機能低下症の診断に必須である。また、ステロイド長期間服用患者の副腎皮質の萎縮状態を推定するのに有用である。ACTH の分泌は、コルチゾールによるネガティブフィードバックにより抑制されているため、コルチゾール値とともに異常を考える必要がある。

　血漿 ACTH や血漿コルチゾールは、ストレスの影響を受けるため、空腹時に採血針をあらかじめ留置し、約 30 分の安静臥床後に採血する。採血後の検体は、氷中保存し速やかに血漿分離する。

＊コルチゾール、アルドステロン、CRH（副腎皮質刺激ホルモン放出ホルモン）試験の項も参照

## 基準値

　早朝空腹時：7.4 〜 55.7pg/mL　　IRMA 固相法

## ホルモン／下垂体

生化学検査

# PRL（プロラクチン）

## 異常で疑う疾患・病態等

**高値** ▶ 原発性甲状腺機能低下症、視床下部・下垂体茎病変、下垂体病変、薬剤性高プロラクチン血症（スルピリド、クロルプロマジン、メチルドパなど）

**低値** ▶ 下垂体前葉機能低下症、プロラクチン分泌低下症(PRL単独欠損症、シーハン症候群)

## 検査の概要・意義

　PRL（プロラクチン）は、199個のアミノ酸からなる蛋白ホルモンである。主な作用は、妊娠中の乳腺の発達の促進と、産褥期における乳汁の産生・分泌の促進である。PRLの分泌は、視床下部から放出されるPRL分泌抑制因子（PIF）により抑制的に調節されている。PIFの主な因子はドーパミンである。

　ドーパミンによるPRL分泌調節機構は、種々の要因で影響を受けるため、高PRL血症をきたす病態はさまざまである。PRLは、抗ドーパミン作用を有する薬剤の服用で上昇する。高PRL血症の場合には、薬剤の可能性も念頭におき、薬剤服用歴を詳細に問診することが大切である。高PRL血症の原因となるのは、①慢性腎不全ではPRLのクリアランス低下、②甲状腺機能低下症ではTRHの分泌が賦活化されてTRHがPRLの分泌を促進すること、である。

　PRL値は、食事摂取、運動、ストレスによっても分泌が賦活化されて血中濃度が上昇するため、早朝・安静・空腹状態で少なくとも2～3回測定して判定する。

## 基準値

　成人男性：1.5～10ng/mL
　成人女性：1.5～15ng/mL（妊娠経過により高値）
　IRMA固相法

ホルモン／下垂体　　　　　　　　　　　　　　　　　　　　生化学検査

# ADH（抗利尿ホルモン、バソプレシン）

## 異常で疑う疾患・病態等

**高値** ▶ ADH不適合分泌症候群など
**低値** ▶ 尿崩症など

## 検査の概要・意義

　下垂体後葉から分泌されるADH（抗利尿ホルモン、バソプレシン）は、ヒトではAVP（アルギニンバソプレシン）であり、9個のアミノ酸残基から構成される。ADHは、視床下部で合成され、下垂体後葉に運ばれ貯蔵される。

　ADHの分泌は、主に血漿浸透圧によって調節されるが、循環血漿量減少や血圧低下もAVPの分泌促進因子である。

　ADH受容体には、$V_1$受容体と$V_2$受容体が同定されている。ADHは、腎集合管の$V_2$受容体に作用し、水の透過性を亢進させて、水の再吸収と尿濃縮を促進する。また、高濃度で細動脈の$V_1$受容体に作用し、血管収縮を促進する。

　血漿ADH値は、水分摂取量によって影響を受けるほか、日内変動（日中は低く、夜間は日中の約1.4倍）、体位（臥位より立位で分泌が賦活化）による変動が認められる。さらに嘔気は強いAVP分泌促進因子となる。

　血中ADH値は、脱水・浮腫・多尿・多飲といった水代謝異常、あるいは高Na血症・低Na血症といったNa代謝異常時に、AVPの分泌異常の関与を明らかにするために測定される。

　血漿ADH値は、血漿浸透圧によって変動するため、必ず同時に測定した血漿浸透圧との相関で判定する。

＊高張食塩水負荷試験の項も参照

## 基準値

0.3～3.5pg/mL　　AVP RIA　ミツビシ

ホルモン／甲状腺　　　　　　　　　　　　　　　　　　　　生化学検査

# 遊離型ホルモン（FT₃、FT₄）、サイログロブリン（Tg）

## 異常で疑う疾患・病態等

**FT₃・FT₄ 高値**▶甲状腺機能亢進症（Basedow 病）、無痛性甲状腺炎など
**FT₃・FT₄ 低値**▶原発性甲状腺機能低下症、慢性甲状腺炎（橋本病）など
**Tg 高値**▶甲状腺癌、亜急性甲状腺炎、Basedow 病など

## 検査の概要・意義

　甲状腺ホルモンには、サイロキシン（T₄）とトリヨードサイロニン（T₃）の2種類がある。末梢組織において脱ヨード酵素により T₄ が T₃ に変換されるが、ホルモンが過剰な状態や飢餓などでは不活性型である reverse T₃ に変換される。血中では、T₄ の 68％が甲状腺ホルモン結合グロブリン（TBG）に、20％がアルブミンに結合し、T₃ の 80％が TBG に、11％がアルブミンに結合している。体内での必要に応じ、T₄・T₃ が結合蛋白から分かれて遊離 T₄（Free T₄；FT₄）や遊離 T₃（Free T₃；FT₃）になる。遊離型ホルモンは、T₄ では 0.02％、T₃ では 0.3％であり、検査値解釈には、患者の全身状態や TSH（甲状腺刺激ホルモン）をはじめとする他の検査値と総合的に判断する必要がある。

　大部分の甲状腺機能異常は TSH と FT₄ の値から診断可能であるが、特殊の場合として、FT₄ は正常であるが FT₃ のみ高値である症例（T₃ toxcosis）も存在するため、FT₄ と FT₃ の同時測定が望ましい。

　サイログロブリン（Tg）は、甲状腺細胞で合成され、甲状腺濾胞内に貯えられている糖蛋白である。Tg から甲状腺ホルモンの合成が行われるため、甲状腺ホルモンの前駆体として考えられている。Tg は血中にも存在が認められるが、特に甲状腺の破壊で血中に増加し、甲状腺癌や亜急性甲状腺炎では顕著に高値を示す。

＊TSH（甲状腺刺激ホルモン）、TRH（甲状腺刺激ホルモン放出ホルモン）試験、抗 TSH 受容体抗体の項も参照

## 基準値

　FT₃：2.4〜4.0pg/mL　　FT₄：0.94〜1.6ng/dL　　ECLIA
　Tg：＜35ng/mL　　RIA 固相法

ホルモン／甲状腺　　　　　　　　　　　　　　　　　　　　　生化学検査

# 甲状腺 $^{123}$I 摂取率（甲状腺ヨウ素摂取率）

## 異常で疑う疾患・病態等
**高値** ▶ 甲状腺機能亢進症
**低値** ▶ 甲状腺機能低下症、破壊性甲状腺炎（亜急性甲状腺炎、無痛性甲状腺炎）

## 検査の概要・意義
　甲状腺は血液中からヨードを取り込んで有機化し、甲状腺ホルモンを合成する。したがって、放射性ヨード Na$^{123}$I（Na$^{131}$I も用いられる）を経口投与させ、消化管から吸収されて血液中に入った後、甲状腺に摂取された投与量に対する程度（集積量の割合→甲状腺摂取率）を求めると甲状腺のヨード代謝を定量的に把握することができる。即ち、投与量に対する甲状腺の摂取率を百分率で示すことで、甲状腺機能を評価しようとする方法である。通常は、4MBq の Na$^{123}$I カプセルを経口投与し、3 時間後、24 時間後に患者の甲状腺部と投与したカプセルを測定して摂取率を算出する。この検査前 1 週間はヨウ素を含む食物（海草類など）を摂らないことが重要である。血中甲状腺ホルモンを直接測定できるようになった現在は、本法は甲状腺機能の評価法としての臨床的価値が少なくなった。通常は同時に甲状腺シンチグラムを撮像する。

## 基準値
　正常者の摂取率：10 〜 40%

## ホルモン／甲状腺
# カルシトニン

生化学検査

### 異常で疑う疾患・病態等
**高値**▶甲状腺髄様癌、高Ca血症、慢性腎不全など
**低値**▶低Ca血症、骨粗鬆症、腎性骨ジストロフィーなど

### 検査の概要・意義
　カルシトニンは、甲状腺C細胞で産生・分泌されるカルシウム調節ホルモンの一つである。副甲状腺ホルモン（PTH）やビタミンDとともに、血中カルシウム（Ca）濃度の調節に働く。

　高Ca血症になると、副甲状腺からPTHの分泌が抑制され、甲状腺のC細胞より骨吸収抑制作用を有するカルシトニンの分泌が亢進する。甲状腺髄様癌で高値となるため、腫瘍マーカーとしての有用性が認められている。また、骨塩量にも作用することから、高齢者の骨粗鬆症における重要性が示唆されている。

　血中無機リン（iP）に関しても低下作用を持ち、腎尿細管のリン酸再吸収を抑制して、iPの尿中排泄を促進する。

### 基準値
男性：61.8 ± 13.7 pg/mL
女性：49.0 ± 9.8 pg/mL（加齢により減少）
RIA二抗体法

ホルモン／副甲状腺　　　　　　　　　　　　　　　　生化学検査

# PTH（副甲状腺ホルモン）

### 異常で疑う疾患・病態等
**高値▶** 原発性副甲状腺機能亢進症、続発性副甲状腺機能亢進症、慢性腎不全、家族性低Ca尿性高Ca血症、偽性副甲状腺機能低下症、ビタミンD欠乏症、骨粗鬆症など

**低値▶** 特発性副甲状腺機能低下症、悪性腫瘍に伴う高Ca血症、術後性副甲状腺機能低下症、低Mg血症、ビタミンD中毒、サルコイドーシスなど

### 検査の概要・意義
　PTH（副甲状腺ホルモン）は、カルシウム調節ホルモンであり、PTH（1～84）として分泌される。PTHの標的器官は、主に骨・腎である。血中では微量のintact（1～84の全構造を維持しているもの）と、蛋白分解酵素により体内で分解されN末端（1～34）、C末端（39～84）、中間部の3つのフラグメントの形で存在する。

　PTHは標的器官においてアデニルシクラーゼ系を介して作用を発現する。骨では破骨細胞を増加させて骨吸収を促進する。骨に対してはリン再吸収抑制、カルシウム再吸収促進、25位水酸化ビタミンD-1α水酸化酵素の活性化促進などの作用がある。

《血中Ca濃度の維持機構》
　血中Caが低下すると、PTHが副甲状腺から分泌され、骨芽細胞膜上に発現しているPTH受容体を刺激し破骨細胞を活性化、骨からCaを動員する。さらに、腎細尿管でのCa再吸収を促進し、腎臓における1,25水酸化ビタミン$D_3$の合成を促進して小腸でのCa吸収を高め、血中Ca濃度を上昇させる。血中Ca値が高値になってくると、Ca感知受容体（CaSR）がこれを感知し、PTHの分泌を抑制する。この機構により、血中Ca濃度は一定に保たれている。

### 基準値
Intact PTH：10～65pg/mL　　ECLIA
Whole PTH：9～39pg/mL　　IRMA
HS-PTH：160～520pg/mL　　RIA二抗体法

ホルモン／副腎　　　　　　　　　　　　　　　　　　生化学検査

# コルチゾール、17α-ヒドロキシプロゲステロン

## 異常で疑う疾患・病態等

《コルチゾール》

**高値** ▶ Cushing 病、異所性 ACTH 産生腫瘍（肺癌、膵癌）、神経性食思不振症など

**低値** ▶ Addison 病、先天性副腎過形成（21-水酸化酵素欠損症）、副腎皮質機能低下症、下垂体前葉機能低下症など

《17α-ヒドロキシプロゲステロン》

**高値** ▶ 先天性副腎過形成（21-水酸化酵素欠損症）など

**低値** ▶ 間脳・下垂体機能不全、17α-水酸化酵素欠損症、卵巣機能不全など

## 検査の概要・意義

《コルチゾール》

　コルチゾールは、下垂体から分泌される ACTH（副腎皮質刺激ホルモン）の刺激を受け、副腎皮質束状層から分泌される代表的な糖質コルチコイドである。コレステロールを材料にして、17α-ヒドロキシプロゲステロンを経て生合成され、糖代謝、蛋白代謝、脂質代謝などの基本的な代謝に幅広く関わる。

　コルチゾールの分泌は、視床下部-脳下垂体-副腎皮質の間にあるフィードバック機構によって調節されているので、これらの部位に関わる疾患の診断には、主に ACTH とコルチゾールが測定される。

＊ACTH、遊離コルチゾール、インスリン負荷試験、CRH 試験、デキサメサゾン抑制試験、ACTH 試験の項も参照

《17α-ヒドロキシプロゲステロン》

　21-水酸化酵素の基質である。21-水酸化酵素が欠損すると、コルチゾールとアルドステロンの産生が障害され、血中では高値となる。これを利用し、17α-OHP を用いた先天性副腎過形成（21-水酸化酵素欠損症；21-OHD）の新生児マス・スクリーニングが行われている。

## 基準値

血漿コルチゾール：4.0 〜 18.3μg/dL　RIA 固相法

尿中遊離コルチゾール：10 〜 70.4μg/ 日

17α-ヒドロキシプロゲステロン：成人 0.2 〜 4.5ng/mL、小児 0.6ng/mL 以下　RIA 固相法

ホルモン／副腎　　　　　　　　　　　　　　　　　　　生化学検査

# アルドステロン

## 異常で疑う疾患・病態等

**高値** ▶ 原発性アルドステロン症、特発性アルドステロン症、悪性高血圧症など

**低値** ▶ Addison 病、先天性副腎過形成（21-ヒドロキシラーゼ欠損症、11β-ヒドロキシラーゼ欠損症など）、低レニン性低アルドステロン症など

## 検査の概要・意義

アルドステロンは、副腎皮質球状層から分泌される鉱質コルチコイドで、18-ヒドロキシコルチコステロンから生成される強い昇圧物質である。

レニン-アンジオテンシン-アルドステロン系（RAA系）と呼ばれる昇圧系に関与しており、腎の遠位尿細管に作用し、ナトリウム（Na）を再吸収して体内に貯蓄し、カリウム（K）を尿中に排泄する働きを示す。

アルドステロンは、そのまま尿中排泄されるのはごく一部で、ほとんどが代謝されてテトラヒドロアルドステロンや 3-oxo-アルドステロンのグルクロン酸抱合型となって尿中排泄される。

血中濃度は体位や安静時間などの影響を受けて変動するため、尿中一日排泄量の測定が産生量を評価する目的で用いられる。原発性アルドステロン症の診断では、ホルモン基礎値である血漿アルドステロン濃度（PAC）と血漿レニン活性（PRA）、PAC/PRA比が有用である。

＊ACTH（副腎皮質刺激ホルモン）試験、血漿レニン活性（PRA）、フロセミド負荷試験の項も参照

## 基準値

血漿アルドステロン：安静臥位 29.9 〜 159pg/mL　IRMA
尿中アルドステロン：≦ 10μg/ 日　IRMA

## ホルモン／副腎
# アドレナリン、ノルアドレナリン（カテコラミン）

生化学検査

## 異常で疑う疾患・病態等

**高値▶** 褐色細胞腫、神経芽細胞種、高血圧症、副腎髄質過形成、甲状腺機能亢進症、うっ血性心不全、狭心症、心筋梗塞、肝炎、肝硬変、十二指腸潰瘍、糖尿病、うつ病、Parkinson 症候群、ストレス時など

**低値▶** 家族性自律神経失調症、特発性起立性低血圧症など

## 検査の概要・意義

　カテコラミン（CA）は、ドーパミン（DA）、ノルアドレナリン（NA）、アドレナリン（A）の総称で、主に交感神経、副腎髄質、脳などに分布し NA は交感神経伝達物質として、A は副腎髄質ホルモンとして重要である。

　血中、尿中の CA の低値は、実際上あまり問題にならない。高値の場合が問題となり、特に A と NA の測定は、CA 産生腫瘍である褐色細胞腫および小児での神経芽細胞腫の診断や治療経過観察には欠かせない検査である。A の高値は副腎原発の褐色細胞腫であることを示唆し、副腎外性の褐色細胞腫では NA が高い。交感神経腫では A は正常であるが、NA と DA が増加する。その他の疾患では CA に変動をきたすことはあっても、診断のために CA を測定することはない。CA の測定値自体は臨床的な有用性は少ない。

## 基準値

|  | 血中 | 尿中 |
| --- | --- | --- |
| アドレナリン | 100pg/mL以下 | 3.4〜26.9μg/日 |
| ノルアドレナリン | 100〜450pg/mL | 48.6〜168.4μg/日 |
| ドーパミン | 20pg/mL以下 | 365.0〜961.5μg/日 |

ホルモン／消化管　　　　　　　　　　　　　　　　　生化学検査

# ガストリン

## 異常で疑う疾患・病態等
**高値** ▶ Zollinger-Ellison 症候群、悪性貧血、萎縮性胃炎、副甲状腺機能亢進症、胃癌など
**低値** ▶ 胃切除、胃底腺ポリープなど

## 検査の概要・意義
　ガストリンは、胃幽閉部の粘膜や十二指腸粘膜に散在するG細胞から分泌されるアミノ酸 17 個の胃酸分泌刺激ホルモンである。アミノ酸 34 個分子も見られ、これはビッグガストリンと呼ばれる。
　ガストリンは、強い胃酸分泌刺激作用を持ち、食事などの刺激や胃内 pH の上昇（低酸や無酸を含む）により分泌され、胃酸分泌が増え、胃内 pH が低下するとガストリン分泌は抑制される。

《胃の機能》
　胃の機能には、分泌機能、消化機能、運動機能（食物摂取・混合・貯蔵・排出）、吸収機能（微量の糖類・塩類・アルコール・薬物など）、排泄機能（窒素化合物・薬物・色素）などがある。胃液の分泌は、①神経性調節（迷走神経 - 分泌刺激、内臓神経 - 抑制）と、②体液性調節（ガストリン - 刺激、ソマトスタチン - 抑制）の両者の拮抗作用によって調節されている。胃液中の塩酸は、ペプシノゲンを活性化してペプシンとし、ペプシンは食事中の蛋白を分解する。粘液糖蛋白（ムチン）は胃粘膜の表層を覆ってゲル層を形成し、胃粘膜の防御因子の一つとして重要である。

## 基準値
　早朝空腹時：≦ 200pg/mL　　RIA PEG 法

ホルモン／膵島　　　　　　　　　　　　　　　　　　　生化学検査

# グルカゴン

## 異常で疑う疾患・病態等

**高値** ▶ 糖尿病、肝硬変、腎不全、Cushing症候群、飢餓、グルカゴノーマなど
**低値** ▶ 慢性膵炎、下垂体機能低下、グルカゴン欠損症など

## 検査の概要・意義

　グルカゴンは、膵α細胞で産生され、血糖を上昇させる働きをする。インスリン拮抗作用を示すcounter-regulatoryホルモンの一つである。主な作用は、①肝グリコーゲン分解促進および合成抑制、②肝臓における糖新生亢進、③脂肪細胞における中性脂肪分解、④肝臓におけるグルコースの放出（血糖上昇）、⑤β細胞におけるインスリン分泌促進である。

　インスリンと同様に最も基本的な分泌刺激はグルコース（ブドウ糖）であるが、食後の血中グルカゴン濃度は、空腹時よりも低い。また、交感神経系が亢進する低血糖やストレス時は、グルカゴンの分泌が促進する。

　2型糖尿病では、食後のグルカゴン分泌が相対的に亢進しているとともに、低血糖時のグルカゴン分泌応答が低下している。インクレチンホルモンであるGIP（glucose-dependent insulinotropic polypeptide）とGLP-1（glucagon-like peptide-1）は、インスリンのみならずグルカゴン分泌を調節する因子として重要であり、インクレチンを基盤とする薬剤はグルカゴン分泌にも変化を及ぼす。

＊グルカゴン負荷試験の項も参照

## 基準値

　空腹時：50〜150pg/mL　RIA

ホルモン／膵島　　　　　　　　　　　　　　　　　　　　　　　生化学検査

# インスリン

## 異常で疑う疾患・病態等
**高値** ▶ 肥満、肝疾患、先端巨大症、インスリノーマ、インスリン抵抗性のある2型糖尿病など

**低値** ▶ 1型糖尿病、進行した2型糖尿病、下垂体機能低下、低血糖、副腎不全など

## 検査の概要・意義
　インスリンは、膵β細胞で産生される。生体内で唯一血糖低下作用を有するホルモンである。インスリンの最も基本的な分泌刺激はグルコース（ブドウ糖）である。インスリンの分泌には、空腹時測定値より得られる基礎分泌と、糖負荷試験等により得られる追加分泌がある。1型糖尿病では、基礎分泌・追加分泌ともに低下または消失している。2型糖尿病では、空腹時インスリン値は健常者と同等か軽度高値を示す。

　インスリンは、IRI（immunoreactive insulin）と表わされるが、抗体を用いた免疫学的測定による測定値であり、血中にインスリン抗体が存在すると正しい結果が得られないことがある。この場合、Cペプチドを測定して内因性インスリン分泌を評価する。

＊インスリン負荷試験、グルカゴン負荷試験、ブドウ糖負荷試験、絶食試験の項も参照

## 基準値
　空腹時：5～10μU/mL　　RIA、EIA、CLIA

## ホルモン／膵島

# Cペプチド（CPR）

生化学検査

## 異常で疑う疾患・病態等

**高値** ▶ インスリン抵抗性のある 2 型糖尿病、腎不全、インスリノーマ、インスリン自己免疫症候群、異常インスリン血症、Cushing 症候群、先端巨大症など

**低値** ▶ 1 型糖尿病、進行した 2 型糖尿病、下垂体前葉機能低下症など

## 検査の概要・意義

　Cペプチド（connecting peptide）は、膵 $\beta$ 細胞で産生される。インスリンの前駆物質であるプロインスリンの構成成分であり、プロインスリンは酵素による切断を受けてインスリンと C ペプチドとして血中に分泌されるが、ごく一部はプロインスリンのまま分泌される。Cペプチドは、膵から分泌された後、腎で代謝され、尿中に排泄される。

　合成ヒト C ペプチドに対する免疫学的測定法が中心であり、測定値を CPR（C-peptide immunoreactivity）という。インスリン治療中の患者では血中インスリン値は自ら分泌したインスリン（内因性インスリン）を反映しないため、インスリンと等モル産生される CPR が参考として測定される。インスリン分泌能を評価する方法としては、グルカゴン 1mg 静注負荷による血中 CPR 測定が用いられる。ただし、腎機能障害を伴う患者では血中 CPR は高めに測定されるため注意が必要である。また、尿中 CPR は内因性インスリンの分泌量を推定する目的で用いられる。

＊グルカゴン負荷試験、絶食試験の項も参照

## 基準値

　血中 CPR：空腹時 1 〜 3ng/mL　　尿中 CPR：50 〜 100$\mu$/ 日
　RIA、EIA、CLIA

ホルモン／腎臓　　　　　　　　　　　　　　　　　　　　　生化学検査

# 血漿レニン活性（PRA）、アンジオテンシン

## 異常で疑う疾患・病態等
**高値** ▶ 腎血管性高血圧、悪性高血圧、Addison 病など
**低値** ▶ 原発性アルドステロン症、特発性アルドステロン症など

## 検査の概要・意義

　レニンは、腎臓から分泌される酵素である。レニン - アンジオテンシン - アルドステロン系（RAA系）と呼ばれる昇圧系に関与している。
　アンジオテンシンⅠ（AngⅠ）は、肝で産生された血漿中のアンジオテンシノーゲンが腎から分泌されたレニンによって分解されることで生成される。AngⅠはアンジオテンシンⅠ変換酵素の作用により、アンジオテンシンⅡ（AngⅡ）となる。AngⅡは、血管平滑筋収縮作用、副腎皮質からのアルドステロン分泌促進作用を有する強力な昇圧ペプチドである。この一連の機構をレニン - アンジオテンシン - アルドステロン系（RAA系）と呼ぶ。血圧が上昇するとRAA系は抑制され、血圧の下降とアルドステロン分泌抑制が起こる。なお、AngⅠは、副腎髄質からのカテコラミン分泌促進作用も有する。
　血漿レニン活性（Plasma Renin Activity；PRA）は、血中に存在するアンジオテンシノーゲンを基質として単位時間に生成する AngⅠを測定する。

＊フロセミド負荷試験の項も参照

## 基準値

《血漿レニン活性（PRA）》
安静臥位 0.3 ～ 2.9ng/mL/ 時、立位 0.3 ～ 5.4ng/mL/ 時　RIA 二抗体法
《アンジオテンシン》
AngⅠ：早朝安静 ≦ 110pg/mL、AngⅡ：安静臥位 ≦ 22pg/mL　RIA 二抗体法

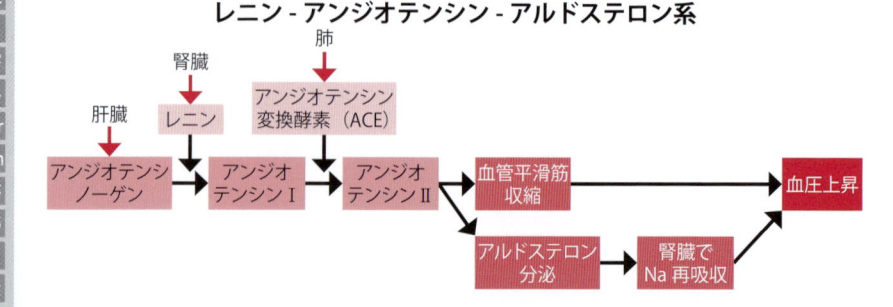

**レニン - アンジオテンシン - アルドステロン系**

アンジオテンシノーゲン（肝臓）→ レニン（腎臓）→ アンジオテンシンⅠ → アンジオテンシン変換酵素（ACE）（肺）→ アンジオテンシンⅡ → 血管平滑筋収縮 → 血圧上昇
アンジオテンシンⅡ → アルドステロン分泌 → 腎臓でNa再吸収 → 血圧上昇

ホルモン／腎臓　　　　　　　　　　　　　　　生化学検査

# エリスロポエチン

## 異常で疑う疾患・病態等

**高値** ▶ 2次性赤血球増加症、腎癌、貧血など
**低値** ▶ 慢性腎不全、真性赤血球増加症など

## 検査の概要・意義

　エリスロポエチン（EPO）は、血清や尿中から検出される赤血球を造血促進する糖蛋白ホルモンである。血液幹細胞に作用し、赤芽球系細胞への分化、増殖を促進させる。また赤血球の成熟速度を増加させる作用もある。主な産生臓器は腎臓（80〜90％）、肝臓である。いずれの臓器でも、産生細胞は確定されておらず、その調節も不明である。赤血球産生の恒常性維持のため、貧血などの末梢組織への酸素供給低下に応じて血清中のEPO濃度が増加し、赤血球造血が促進される。腎臓におけるEPO産生制御因子は動脈血酸素分圧であり、貧血、心肺疾患、高地生活など動脈血酸素分圧が低下すると腎臓におけるEPO産生が亢進し、骨髄での赤血球産生が促進する。

　なお、外科手術の自己血輸血時、不応性貧血などで、遺伝子組換え型EPO（一般名：エポエチンアルファ）投与が貧血の改善に役立つことが報告されている。

## 基準値

　4.2〜23.7 mIU/mL　CLEIA（SRL）

ホルモン／性腺・胎盤　　　　　　　　　　　　　　　　　　　　生化学検査

# エストラジオール（E₂）

## 異常で疑う疾患・病態等

**高値**▶エストロゲン産生卵巣腫瘍、卵巣過剰刺激症候群、思春期早発症、先天性副腎過形成、エストロゲン産生卵巣腫瘍、多胎妊娠、異所性ゴナドトロピン産生腫瘍など

**低値**▶卵巣機能低下ないし不全症、卵巣低（無）形成（Turner症候群）、低ゴナドトロピン症（Sheehan症候群、Simmonds症候群）、Chiari-Frommel症候群、神経性食思（欲）不振症、胎盤アロマターゼ欠損症、胎盤機能不全、早発卵巣不全、閉経など

## 検査の概要・意義

　E₂はエストロゲン（卵胞ホルモン）に含まれる成分の一種。女性では、卵巣、胎盤で、男性は副腎、睾丸から分泌される。エストロゲン中の含有比率が多く、生理活性や子宮肥大作用も最も強い。主に生殖器の発育に関与し、卵胞の発育状態を確認するための有効な指標となる。妊娠中には胎盤性エストロゲンとして活発に分泌される。女性では、卵巣の成熟に伴い年齢とともに増加し、妊娠の際には著増するが、更年期とともに減少する。

　血中濃度は、性差、個人差、年齢、月経周期の時期による変動が著しい。

## 基準値

### エストラジオールの基準値（血中：pg/mL）

| 男性 | 非妊婦 ||||  妊婦 |||
|---|---|---|---|---|---|---|---|
| | 卵胞期 | 排卵期 | 黄体期 | 閉経期 | 前期 | 中期 | 後期 |
| 13.5〜59.5 | 24.5〜195 | 66.1〜411 | 40.0〜261 | 10〜395未満 | 786〜4584 | 801〜5764 | 1810〜13890 |

ECLIA（ロシュ）

## ホルモン／性腺・胎盤
生化学検査
# エストリオール(E₃)

## 異常で疑う疾患・病態等
**高値**▶多胎妊娠、巨大児など
**低値**▶胞状奇胎、無脳児妊娠、子宮内胎児死亡、胎児赤芽球症、子宮内胎児発育遅延、胎児胎盤機能不全、重症妊娠高血圧症候群、胎盤サルファターゼ欠損症、胎盤アロマターゼ欠損症など

## 検査の概要・意義
　$E_2$同様、主として胎盤および卵巣にて合成されるが、他のエストロゲンに比べ卵巣での産生は少ない。生理活性は$E_2$の数分の1以下。母体の肝臓と胎盤、胎児の副腎を経て生成されるため、その血中濃度は胎児の生命状態の指標となる。主に妊娠女性でよく測定され、妊娠後期では総エストロゲンの約90%を占める。非妊娠時ではその生産は極めて僅かである。
　$E_3$の検査は、胎児発育と胎盤機能を総合的に反映するため、胎児胎盤機能を推定することができるが、その感度と特異性は低いため、臨床的意義には限界があり、他の検査結果を総合して判断する必要がある。
　また、$E_3$はエストロン($E_1$)、エストラジオール($E_2$)の代謝産物で、妊娠女性の尿中に大量に排泄され、特に妊娠32週以後では著しく上昇する。

## 基準値
### エストリオールの基準値（血中：pg/mL）

| | 血清（pg/mL） | 尿（μg/日） |
|---|---|---|
| 男性 | 0～15 | 0.3～10.0 |
| 非妊婦 | 卵胞期：0～20<br>排卵期：5～40<br>黄体期：5～40<br>更年期：0～20 | 卵胞期：1～8<br>排卵期：2～20<br>黄体期：5～30 |
| 妊婦 | 妊娠 前期：20～100<br>　　　中期：100～10,000<br>　　　後期：10,000～40,000 | 妊娠週数 21～24週：6700～23700<br>　　　　　25～28週：8250～31500<br>　　　　　29～32週：9450～33400<br>　　　　　33～36週：11500～74200<br>　　　　　37～40週：17400～87300 |

ホルモン／性腺・胎盤　　　　　　　　　　　　　　生化学検査

# プロゲステロン(P₄)

## 異常で疑う疾患・病態等

**高値▶** 先天性副腎過形成、Cushing症候群、副腎癌、精巣（睾丸）間質細胞腫、妊婦、多嚢胞性卵巣症候群、本態性高血圧など

**低値▶** 卵巣機能低下ないし不全症、黄体機能不全、無月経、無排卵、排卵異常、流産、胎盤機能不全、絨毛上皮腫、汎下垂体機能不全（低下症）、Addison病など

## 検査の概要・意義

　$P_4$ は女性ホルモンの一種（黄体ホルモン）で、副腎皮質および性腺で合成される。特に、女性では卵巣の黄体および胎盤で合成分泌され、卵胞発育の抑制などの性周期後半の維持、子宮内膜の肥厚、妊娠持続作用などに重要な役割を果たす。血中 $P_4$ は、卵巣機能や副腎の機能に障害があると異常値を示し、黄体機能や胎盤機能を推測する指標となる。また、月経周期や妊娠の時期によっても変動する。

　男性では、血中 $P_4$ は微量であるが、精巣（睾丸）の過形成や腫瘍で高値を示す。

## 基準値

### プロゲステロン（$P_4$）の基準値（血中：ng/mL）

| 男性 | 非妊婦 ||||  妊婦（妊娠） |||
|---|---|---|---|---|---|---|---|
| | 卵胞期 | 排卵期 | 黄体期 | 閉経期 | 前期 | 中期 | 後期 |
| 0.2〜1.4 | 0.2〜1.5 | 0.8〜3.0 | 1.7〜27 | 0.1〜0.8 | 13〜50 | 40〜130 | 65〜220 |

ECLIA（ロシュ）

ホルモン／性腺・胎盤　　　　　　　　　　　　　　　　　　　　生化学検査
# テストステロン

## 異常で疑う疾患・病態等

**高値▶**〈男性〉睾丸腫瘍、副腎腫瘍、先天性副腎皮質過形成、甲状腺機能亢進症、思春期早発症、絨毛上皮腫、胚芽腫、薬剤（テストステロン製剤、GnRH製剤、hCG、クロミフェン、リファンピシン）など

〈女性〉多嚢胞性卵巣症候群、男性化副腎腫瘍、男性化卵巣腫瘍、先天性副腎皮質過形成、精巣（睾丸）女性化症候群、薬剤投与（男性ホルモン製剤など）、特発性多毛症、妊婦、先天性性腺形成異常症（Turner症候群、半陰陽など）、Cushing症候群など

**低値▶**〈男性〉性腺機能低下症、去勢、思春期遅延症、下垂体機能低下症、エストロゲンないしプロラクチン産生腫瘍、停留精巣（睾丸）、精索静脈瘤、睾丸炎や外傷による睾丸機能不全、Addison病、肝硬変、糖尿病、Cushing症候群、腎不全、肥満、薬剤（各種ホルモン剤、鎮静薬、麻薬、イミダゾール誘導体など）投与、高齢者など

## 検査の概要・意義

　男性ではほとんどが精巣（睾丸）の間質細胞より産生され、女性では60％が副腎から分泌される。テストステロンの測定は、男性では、性腺（睾丸）機能不全、性早熟など性ホルモンによる性の成熟過程あるいは機能に障害がある場合、女性では、男性化兆候がある場合などに行われる。

## 基準値

|  | 年齢（歳） | 総テストステロン（ng/dL） |
|---|---|---|
| 成人男性 | 20〜50 | 250〜1100 |
|  | 50〜59 | 442〜722 |
|  | 60〜69 | 308〜616 |
|  | 70〜79 | 279〜467 |
| 成人女性 |  | 6〜82 |

測定法：RIA（DPC、三菱化学メディエンス）

ホルモン／性腺・胎盤　　　　　　　　　　　　　　　生化学検査

# 絨毛性ゴナドトロピン(hCG)

### 異常で疑う疾患・病態等
**高値** ▶ 妊娠、絨毛性疾患（胞状奇胎、絨毛癌など）、多胎妊娠、異所性 hCG 産生腫瘍、睾丸腫瘍など

**低値** ▶ 流産、子宮外妊娠など

### 検査の概要・意義
　胎盤絨毛細胞から分泌される分子量約 38kDa の性腺刺激ホルモンである。$\alpha$ と $\beta$ の二つのサブユニットからなる。妊娠によって大量に分泌され、妊娠の早期診断や絨毛性疾患の管理などに広く用いられる。

　排卵後 10 日程度で検出されはじめ、妊娠 9～12 週位まで急速に上昇する。画像診断と併せて hCG を測定し、正常妊娠か胞状奇胎や子宮外妊娠かの鑑別に有用である。絨毛癌では $\beta$-hCG が産生されることが多いので、同時に測定することが望ましい。絨毛性疾患以外でも、異所性 hCG 産生腫瘍として卵巣癌、胃癌、肺癌などのマーカーにも使われることがある。

### 基準値
定性：男性および非妊婦：陰性、妊娠女性：陽性

定量：血清　≦ 2.7mIU/mL
　　　尿　　≦ 0.7mIU/mL
　　　CLEIA

ホルモン／心臓　　　　　　　　　　　　　　　　　生化学検査

# 心房性ナトリウム利尿ペプチド（H. ANP）

## 異常で疑う疾患・病態等

**上昇** ▶ 心筋梗塞、うっ血性心不全、本態性高血圧、腎不全、原発性アルドステロン症、発作性上室性頻拍

**減少** ▶ 甲状腺機能低下症、腎不全透析後、尿崩症

## 検査の概要・意義

　ヒト心房性ナトリウム利尿ペプチド（H.ANP）は、ヒト心房組織で産生・分泌されるアミノ酸28個のペプチドホルモンで、S-S結合による環状構造を有する。ヒト心房組織からは、分子量3,000、6,000、13,000のα、β、γ-ANPの3種類が単離されたが、ANPの基本型はαで、βはαの二量体、γは前駆体のproANPのN端ペプチドが残存した形で存在する。

　この3種のうち、利尿、降圧に最も強力な作用を表すのは、α-ANPである。心房細胞から分泌されたANPは、腎臓に働いて利尿（ナトリウム利尿）を行うと同時に、平滑筋弛緩作用、体液量や循環血漿量、血圧の調節（末梢血管に作用して拡張、血圧降下）に働く。ANPシステムの障害が高血圧の発症、浮腫性疾患を引き起こす可能性が高い。特に、心機能、腎機能障害の診断及び重症度の判定、血液透析における体液量の管理に重要な意義を持っている。

　以上から、心不全ではANP値が重症度を反映する指標として評価されている。

## 基準値

　≦ 40pg/mL　　IRMA

ホルモン／心臓　　　　　　　　　　　　　　　　　　　　生化学検査

# 脳性（心室性）ナトリム利尿ペプチド（BNP）

## 異常で疑う疾患・病態等

**上昇 ▶** 腎不全、心臓弁膜症、高血圧症、狭心症、急性心不全、急性心筋梗塞、慢性心不全

## 検査の概要・意義

　脳性（心室性）ナトリウム利尿ペプチド（BNP）は、アミノ酸残基32個のS-S結合による環状構造を有するペプチドホルモンで、心房性ナトリウム利尿ペプチド（ANP）に引き続き、第二の利尿ペプチドとしてブタの脳から単離同定された。主に心室で産生・分泌される。ANPは主に心房負荷を反映して心房から分泌されるが、BNPは心室負荷を反映して心室から分泌され、ともに強力なナトリウム利尿作用、平滑筋弛緩作用、血管拡張作用を示す。

　BNPはANPと同じように、前駆体のproBNPからN端ペプチドが切断されて生成され、ホルモン活性を持つBNPと活性を持たない脳性ナトリウム利尿ペプチド前駆体N端フラグメント（NT-proBNP）として分泌される。

　健常人における血漿中BNP濃度は、極めて低いが、ANPに比べて心機能を早期に反映し、心不全患者では脳性（心室性）ナトリム利尿ペプチド（BNP）分泌量も多く、重症度に応じて増加することから、BNPの測定は心不全の病態の把握に重要な意義を持っている。また、アンジオテンシン変換酵素阻害剤投与時の心負担の軽減の確認に有用である。

## 基準値

≦20pg/mL　　IRMA、EIA、CLEIA

## BNP値の評価目安

| | |
|---|---|
| 18.4pg/mL 以下 | ・正常域（健康成人） |
| 40pg/mL 以上 | ・心疾患の可能性あり（要観察） |
| 100pg/mL 以上 | ・心疾患を疑って精密検査・要治療 |
| 200pg/mL 以上 | ・心不全の可能性あり（専門医治療必要） |
| 500pg/mL 以上 | ・予後不良（要入院、厳重な観察） |

ホルモン／尿中ホルモン　　　　　　　　　　　　生化学検査
# 5-ヒドロキシインドール酢酸(5-HIAA)

## 異常で疑う疾患・病態等
**高値**▶カルチノイド症候群、ダンピング症候群（発作時）、脳性麻痺、Down症候群、先天性風疹症候群、片頭痛（発作時）など
**低値**▶フェニルケトン尿症、Parkinson症候群（髄液中）、舞踏病、Wilson病、うつ病、Alzheimer型認知症など

## 検査の概要・意義
　5-HIAAはセロトニンの主要代謝産物で、全体の90%が胃腸管に、約8%が血小板に、1～2%が中枢神経系に存在する。末梢で生合成された5-HIAAは脳血液関門を通過できないため、血中および尿中の5-HIAAの多くは末梢臓器由来である。5-HIAAの90%以上が尿中に排泄される。尿中5-HIAAの測定意義として重要なのはカルチノイド症候群である。皮膚紅潮、消化器症状（下痢）などの症状がみられる場合や小腸腫瘍の症例で、カルチノイドの疑いがある場合に有用である。また、髄液中の5-HIAAの変動を測定することによりセロトニンニューロンの活動および代謝動態を知ることができる。

## 基準値
　尿中：1.0～6.0 mg/日
　血漿中：1.8～6.1ng/mL
　髄液中：20～30ng/mL

ホルモン／尿中ホルモン　　　　　　　　　　　　　　　　　　　生化学検査

# 遊離コルチゾール

## 異常で疑う疾患・病態等
**高値** ▶ Cushing 病、Cushing 症候群（副腎腺腫、副腎癌）、異所性 ACTH 産生腫瘍など
**低値** ▶ Addison 病、下垂体機能低下症、ACTH 単独欠損症、先天性副腎皮質過形成、合成副腎皮質ステロイド剤投与中、肝硬変など

## 検査の概要・意義
　副腎皮質機能を評価する目的で、尿中に排泄される非抱合型コルチゾールを定量する。血中に存在するコルチゾールの 90％はコルチコステロイド結合グロブリンと結合しており生物学的には活性がない。残りの 10％が遊離（非抱合型）コルチゾールとして存在しており、ホルモン作用を有する活性型である。血中コルチゾールは肝、腎で代謝を受け、大部分はグルクロン酸抱合物あるいは硫酸塩として尿中に排出され、17-OHCS、17-KGS として測定され、また一部は遊離型としても尿中に排出される。血中の遊離コルチゾール濃度と並行する尿中遊離コルチゾールは、生体内での糖質コルチコイドの活性、副腎皮質機能を反映し、24 時間蓄尿を行い測定することにより、コルチゾールの 1 日の分泌量を評価できる利点がある。
　運動やストレスでも増加し、妊娠時や単純性肥満では増加しない。

## 基準値
10 〜 70.4μg/ 日

ホルモン／尿中ホルモン　　　　　　　　　　　生化学検査

# カテコラミン

**P147**　生化学検査「アドレナリン、ノルアドレナリン（カテコラミン）」参照

---

**column　ストレスの心臓、血管への影響とカテコラミン**

ストレス → 交感神経刺激 カテコラミン →
- 心臓：心拍数増加／収縮力増加（血圧上昇、心臓の負担増加）
- 血管：収縮増加（血圧上昇、心臓の血流低下）
- 血管：凝固能亢進

　ストレスによって交感神経が刺激されると、カテコラミンであるアドレナリンやノルアドレナリンの産生が増加する。カテコラミンは、心拍数や心収縮力を増加して負荷を増やす。また、心臓の栄養血管である冠動脈の交感神経受容体の刺激により冠動脈収縮や血液の凝固能をも亢進させる。これにより、冠動脈の狭窄・閉塞をまねき、虚血性心疾患の原因ともなる（図）。

　そのほか、ストレスによる交感神経刺激やカテコラミンは、心収縮力の増加のみならず、末梢血管を収縮させて血圧を上昇させる。ストレスホルモンとしては、アドレナリンやノルアドレナリンの他にコルチゾールもストレス時に増加するが、これらは血糖値を上昇させるため、糖尿病にも大きく関与する。また、ストレスは過食、過度の飲酒、喫煙といった行動の変化も介して動脈硬化の可能性を高くする。

　なお、アドレナリンやノルアドレナリンは外部からのストレスに対して分泌されるが、これらの前駆物質であり、もうひとつのカテコラミンであるドーパミンは、脳内物質として脳を覚醒させ、集中力を高めたり、ストレス解消や快適・心地よさといった感情を生み出す働きを有する。恋をしているときの身体症状（顔がポッと赤くなる）などもドーパミンが関係するとされる。

カテコラミン　163

ホルモン／尿中ホルモン　　　　　　　　　　　　　　　　　生化学検査

# バニリルマンデル酸（VMA）

## 異常で疑う疾患・病態等
**高値**▶褐色細胞腫、神経芽細胞腫、神経節細胞腫、心不全、ショック、熱傷、ストレス、甲状腺機能亢進症、甲状腺機能低下症など
**低値**▶家族性自律神経失調症、Shy-Drager症候群、フェニルケトン尿症など

## 検査の概要・意義
　VMAはアドレナリンとノルアドレナリンの最終代謝産物の1つである。VMAは生体のカテコラミン産生量を反映し、尿中排泄が多量で、生化学的にも比較的安定で測定しやすいため、カテコラミン産生腫瘍の診断と治療効果の判定に用いられる。特に、尿中VMA定量の測定は、小児期では神経芽細胞腫のスクリーニングも含めた診断上最も有用な検査であり、青年期では褐色細胞腫の診断に用いられる。
　その他の疾患や交感神経機能亢進状態で尿中VMAの増加が認められるが、それらの疾患の診断のためにVMA測定を行うことはない。

## 基準値
血漿中：3.3～8.6ng/mL
尿中：1.5～4.3mg/日（年齢による差あり）
HPLC

## 腫瘍マーカー 生化学検査
# α-フェトプロテイン（AFP）

### 異常で疑う疾患・病態等
**高値** ▶ 肝細胞癌、肝芽腫、胚細胞腫瘍など

### 検査の概要・意義
　最も一般的な肝細胞癌の腫瘍マーカーである。健常胎児の未分化な細胞が産生する、胎児性蛋白のひとつである。肝細胞癌の診断、治療効果のモニタリングおよび再発の検査に用いられる。肝臓癌発症のリスクの高いB型慢性肝炎、C型慢性肝炎、B型肝硬変、C型肝硬変患者に対する、肝臓癌のスクリーニング検査として有用であるとされている。AFPの特異性は低く、偽陽性を示す良性疾患として、慢性肝炎、肝硬変などがある。乳児期は月齢によって、基準値が異なり、また、乳児肝炎や先天性胆道閉鎖症では著しい高値を示す。

### 基準値
　血清中 10 ng/mL 未満（ただし、試薬キットによって基準値が異なる）

## 腫瘍マーカー
# CEA（癌胎児性抗原）

生化学検査

### 異常で疑う疾患・病態等
**高値** ▶ 大腸癌、肺癌（腺癌）、甲状腺髄様癌など

### 検査の概要・意義
　CEAなどの腫瘍マーカーは、大腸癌の基本的検査のひとつである。健常胎児の未分化な細胞が産生する、胎児性蛋白のひとつである。大腸癌治療後の再発診断におけるCEAの感度は比較的よく、他の検査法より先行して再発が発見できることが知られている。正常組織でも産生され、血中に移行しているが微量である。健常人や良性腫瘍患者でも陽性になる場合がある。がん細胞で産生が高まるが、炎症や再生部位からも血中に放出される。偽陽性を示す良性疾患として、慢性肝炎、肝硬変、慢性膵炎、肺結核、炎症性腸疾患などがある。

### 基準値
　血清中 5.0 ng/mL 未満（ただし、測定法が異なる場合、また同一測定法であっても試薬キットによって基準値が異なる）

## 腫瘍マーカー
# CA19-9

生化学検査

### 異常で疑う疾患・病態等
**高値** ▶ 膵癌、胆嚢・胆道癌、大腸癌など

### 検査の概要・意義
　膵癌診断のための腫瘍マーカーのひとつである。健常胎児の上皮細胞で産生されており、また健常人の上皮細胞にも存在している。がん細胞に発現する糖鎖関連抗原のひとつで、膵癌および胆道癌での陽性率が高い。偽陽性を示す良性疾患として、慢性膵炎、胆管炎、慢性肝炎、閉塞性黄疸、卵巣嚢腫などがある。

### 基準値
　血清中 37 U/mL 未満　CLIA、ECLIA、EIA、IRMA

生化学検査

## 腫瘍マーカー
# CA125

### 異常で疑う疾患・病態等
**高値** ▶ 卵巣癌、子宮頸癌など

### 検査の概要・意義
　CA125などの腫瘍マーカーの検査は、卵巣悪性腫瘍の基本的検査のひとつであり、その中でもCA125は第一選択とされている。がん細胞に発現する糖鎖関連抗原のひとつである。陽性率は比較的高いが、早期がん・粘液性腺癌における感度は低い。偽陽性を示す良性疾患として、子宮内膜症、良性卵巣腫瘍（嚢胞腺腫など）などがある。月経時や妊娠で上昇し、閉経後は低下する。

### 基準値
　血清中 35 U/mL 未満（ただし、試薬キットによって基準値が異なる）

# 腫瘍マーカー
## SCC（抗原）

生化学検査

### 異常で疑う疾患・病態等
**高値** ▶ 肺扁平上皮癌、子宮頸癌、頭頸部癌、食道癌、皮膚癌など

### 検査の概要・意義
　扁平上皮に存在する組織特異的物質のひとつである。別名、扁平上皮癌関連抗原ともいわれる。健常人の血中にもわずかに存在するが、扁平上皮癌患者の血清中に高濃度に存在している。子宮頸部扁平上皮癌、肺扁平上皮癌で高い陽性率を示す。頭頸部扁平上皮癌および食道扁平上皮癌での陽性率はあまり高くないが、進行癌治療モニターとしての有用性は認められている。偽陽性を示す良性疾患として、皮膚疾患、肺炎、気管支炎などがある。

### 基準値
　血清中 1.5 ng/mL 未満（ただし、試薬キットによって基準値が異なる）

## 腫瘍マーカー
# PSA

生化学検査

### 異常で疑う疾患・病態等
**高値** ▶ 前立腺癌、前立腺肥大症、前立腺炎など

### 検査の概要・意義
　前立腺に局在する組織特異的物質のひとつである。前立腺癌のスクリーニング、診断ならびに経過観察の最も優れた指標として汎用されている。健常男性の前立腺組織、前立腺分泌物にも局在しており、高齢になるにしたがい、PSA値は上昇する。偽陽性を示す良性疾患として、前立腺肥大などがある。

### 基準値
　血清中 4.0 ng/mL 未満（ただし、試薬キットによって基準値が異なる）

## 線維化マーカー
# KL-6

生化学検査

### 異常で疑う疾患・病態等

**高値：500U/mL 以上** ▶ 特発性間質性肺炎、膠原病性間質性肺炎、過敏性肺炎、放射線肺炎、薬剤性肺炎、サルコイドーシス

### 検査の概要・意義

　KL-6は、Ⅱ型肺胞上皮細胞に由来する物質で、ムチン型糖蛋白質の一種である。肺胞壁に傷害が生じ、その修復のためⅡ型肺胞上皮細胞が過形成される間質性肺炎では、血中のKL-6濃度が上昇する。

　間質性肺炎は肺胞壁の炎症で、肺胞腔内の炎症である肺胞性肺炎とは異なる。肺胞性肺炎で保たれる肺胞構造は、間質性肺炎では肺胞腔内への肺胞壁の線維化による肥厚で、破壊される。その肺胞構造の破壊が、呼吸困難を生じさせる。肺胞性肺炎の治療が、抗生物質が中心であるのに対して、間質性肺炎の治療は、ステロイド剤や免疫抑制剤が中心である。治療法が異なるため、その鑑別は重要であり、KL-6はその鑑別に有用である。また、間質性肺炎の疾患活動性の把握にも有用である。悪性腫瘍、肺結核、気管支拡張症、肺気腫では、偽陽性を示すことがある。

### 基準値

　　105.3 〜 401.2U/mL　CLEIA

炎症マーカー　免疫血清学検査

# C反応性蛋白（CRP）

## 異常で疑う疾患・病態等

**高値** ▶ 気管支炎、肺炎、感染性心内膜炎、細菌感染症、膠原病、自己免疫疾患、悪性腫瘍、心筋梗塞、外傷、骨折、外科手術に伴う炎症など

## 検査の概要・意義

　炎症によって増加する急性期蛋白である。腫瘍壊死因子（TNFα）、インターロイキン-1、インターロイキン-6などの炎症性サイトカインによって誘発され、主に肝臓で産生される。血中CRPが増加している場合、体内に細菌感染、炎症または壊死が存在している。しかし、血中濃度が上昇するのに時間を要すること、また、炎症が限局している場合は明らかな上昇がみられない場合がある。細菌感染の場合は白血球数などの検査と併せて評価する必要がある。

## 基準値

0.1 mg/dL 以下

感染の抗原・抗体　　　　　　　　　　　　免疫血清学検査
# 梅毒血清反応

## 異常で疑う疾患・病態等
**脂質抗原法：陽性** ▶ 梅毒、麻疹、水痘、SLE（全身性エリテマトーデス）、慢性関節リウマチ、Hansen 病、麻薬中毒、妊娠など
**梅毒トレポネーマ抗原法：陽性** ▶ 梅毒

## 検査の概要・意義
　梅毒の診断に適用される梅毒血清反応には、脂質抗原法と梅毒トレポネーマ抗原法がある。脂質抗原法は、カルジオリピンというリン脂質を抗原として、それに反応する抗体を検出する。これは非特異的な脂質であるため、梅毒以外でも陽性反応を呈する（妊娠などの生物学的偽陽性）。梅毒トレポネーマ抗原法は、梅毒トレポネーマの菌体または菌体成分抗原として反応をみる検査で、TPHA テストと FTA-ABS テストがある。いずれの検査も感染早期は陰性であるため、検査結果が陰性であっても数週間後の再検査が必要である。脂質抗原法は感染 4 週後から陽性となり、治療後は陰性に戻る。梅毒トレポネーマ抗原法は、2 週ほど遅れて 6 週後から陽性になり、治療後も陽性である。

## 基準値
　陰性

感染の抗原・抗体　　　　　　　　　　　　　　　　免疫血清学検査

# Weil-Felix反応

### 異常で疑う疾患・病態等
**高値：陽性**▶ツツガムシ病、発疹チフス、日本紅斑熱

### 検査の概要・意義
　ツツガムシ病、発疹チフス、日本紅斑熱などリケッチア感染症の臨床診断試験に適用される。ツツガムシ病のOXK株、発疹チフスのOX19株、日本紅斑熱のOX2株の3つの株を抗原とした凝集反応である。特異性が十分でないため、蛍光抗体法（FA法）や酵素免疫測定法（ELISA法）に取って代わられつつある。

　リケッチアは小さいながらも分類上は細菌に属し、抗生物質に感受性があるなどウイルスとは本質的に異なった性質をもつが、ウイルス同様他の生きた細胞内に寄生しないと増殖することができない。リケッチア感染症は、ツツガムシなどのダニやノミなどを通じて感染する。人間同士では、感染しない。治療は、テトラサイクリン系が使用され、β-ラクタム系は無効である。重症化すると、多臓器不全で死亡する。ワクチンは存在しない。

### 基準値
発疹チフス、発疹熱　OX19：＜40倍
ツツガ虫病　OXK：＜40倍

感染の抗原・抗体　　　　　　　　　　　　　免疫血清学検査

# ASO

### 異常で疑う疾患・病態等
**高値** ▶ 溶連菌（A群β溶血性連鎖球菌）感染症（咽頭炎、扁桃炎、猩紅熱、急性糸球体腎炎、リウマチ熱、リウマチ性心疾患）

### 検査の概要・意義
　溶連菌感染症の臨床診断に適用される血清学検査である。溶連菌が産生する毒素ストレプトリジンO（SLO）に対する抗体がASOで、血液中のASOの抗体価が上昇していると、溶連菌感染症が診断される。

　溶連菌感染症は、温帯地域では普遍的な感染症で、飛沫で感染する。学童期の咽頭炎や扁桃炎など気道の感染症が多い。高熱が出現する急性一次感染症から数週間後に続発症が発生することがある。続発症は、産生された抗体や免疫複合体によるもので、急性糸球体腎炎、リウマチ熱、リウマチ性心疾患などがある。血液中のASOの抗体価は、急性感染症発症5週後にピークとなるため、続発症の診断に有用である。

### 基準値
　成人：＜ 250　Todd単位　毒素中和反応
　学童：＜ 333　Todd単位　毒素中和反応

　成人：≦ 159 〜 ≦ 244 IU/mL　LAIA
　（試薬により異なる）

感染の抗原・抗体　　　　　　　　　　　　　　　免疫血清学検査

# トキソプラズマ抗体

### 異常で疑う疾患・病態等
**高値：陽性** ▶ トキソプラズマ症

### 検査の概要・意義
　トキソプラズマ症は、ネコの糞便中やブタやヒツジの筋肉中に存在するトキソプラズマ原虫の感染で発症する。感染経路は、母体から胎児への胎盤感染（先天性）と食肉を介しての経口感染（後天性）である。先天性は、トキソプラズマ抗体陰性の妊婦（日本での抗体保有率は10％前後）が初感染し、それが胎盤を通じて胎児に感染した場合に生じる。流産、死産、早産、未熟児の原因となり、正期産でも水頭症、脳内石灰化、精神発達遅滞などの臨床像を呈する。また、新生児期に無症状でも、その後、両側の網脈絡膜炎（眼トキソプラズマ症）として顕性化する場合がある。以上のことから、妊婦には重要な検査であり、抗体陰性の場合は感染に注意が必要である。後天性の多くは不顕性感染に留まり、臨床症状を示す症例は少ない。AIDS患者など免疫機能低下患者で顕性化する日和見感染の代表疾患である。したがって、日和見感染のチェックに重要な検査である。末梢血液や脳脊髄液などから病原体を検出する。IgM抗体など血清学検査も適用されている。

### 基準値
　陰性

＊参考
　PHA法　＜160倍
　ELISA法　IgG抗体：≦6 IU/mL
　　　　　　IgM抗体：COI≦0.8

感染の抗原・抗体　　　　　　　　　　免疫血清学検査
# 寒冷凝集反応

## 異常で疑う疾患・病態等
**高値：陽性** ▶ 寒冷凝集素症、マイコプラズマ肺炎、伝染性単核症

## 検査の概要・意義
　寒冷凝集反応とは、自己免疫性溶血性貧血を起こす寒冷凝集素が赤血球を凝集させる反応である。健常者の寒冷凝集素は、10℃以上では赤血球と反応しないが、30℃以上でも寒冷凝集素が自己抗体となって溶血性貧血を起こす疾患が、寒冷凝集素症である。中年以降に慢性的に発症する。現在のところ治療法はない。対症療法として保温がある。

　溶血性貧血を起こすことなく寒冷凝集素価が上昇する疾患が、マイコプラズマ肺炎である。マイコプラズマ抗原が赤血球I抗原と交叉反応性を有するためである。また、伝染性単核症でも、寒冷凝集素価が上昇する。両者とも寒冷凝集素価の上昇は、急性である。

## 基準値
　陰性（64倍未満）

感染の抗原・抗体　　　　　　　　　　　　　　免疫血清学検査

# マイコプラズマ抗体

### 異常で疑う疾患・病態等
**高値：陽性** ▶ マイコプラズマ感染症

### 検査の概要・意義
　マイコプラズマは、細菌とウイルスの中間の性質を有する無細胞培地で培養可能な最小の微生物である。急性呼吸器感染症マイコプラズマ肺炎の病原体として知られている。通常マイコプラズマ抗体の検査は、この呼吸器感染症に対する抗体検査である。マイコプラズマ感染症は、上気道から下気道まで感染炎症を発症させるが、胸部エックス線で肺炎像を呈するとマイコプラズマ肺炎になる。マイコプラズマ肺炎は、飛沫感染で健康な若年者に好発し、集団流行することもある。激しい咳、発熱、胸痛などを特徴とするが、胸部聴診所見に乏しい。治療は、マクロライド系が第一選択で、テトラサイクリン系やニューキノロン系が適応される。本抗体価の他、寒冷凝集反応も陽性である。

### 基準値
　陰性（40倍未満）

# ウイルス血清反応

感染の抗原・抗体 / 免疫血清学検査

## 異常で疑う疾患・病態等
**高値：陽性** ▶ ウイルス感染症

## 検査の概要・意義
　ウイルス感染が疑われる時、血液や分泌物からウイルスを検出できれば確定診断を下せるが、ウイルスそのものを検出するのは困難なことが多い。このような場合に、血清からウイルス感染時に体内に生じる抗体等を検出し、ウイルス感染の有無を調査する以下の検査を適用する。ただし、ウイルス血清抗体価に正常値はなく、急性期（発症直後）と回復期（発病後14～21日）の血清を採取し、両者を比較するなどしてウイルス感染の有無を推定する（ペア血清検査）。

- IgM：早期に産生され、短期間で消失する。
- IgG：IgMに数日遅れて出現し、漸減しながら長期間持続する。
- 補体結合反応（CF）：抗原抗体複合体と結合した補体を感作血球の不溶血を指標として間接的に測定する。比較的早期に消失する。
- 赤血球凝集抑制反応（HI）：赤血球凝集能を持つウイルスの場合、その凝集を抑制する抗体を測定する。早期に抗体が上昇し、持続する。

## 基準値
陰性

＊IgM：1.21未満（抗体指数）、IgG：4.0未満（EIA価）、
補体結合反応陰性、赤血球凝集抑制反応陰性

感染の抗原・抗体　　　　　　　　　　　　　　　　　免疫血清学検査
# β-D-グルカン

## 異常で疑う疾患・病態等
**高値**▶深在性真菌症（後天性免疫不全症候群、膠原病などステロイド長期投与、悪性リンパ腫、臓器移植後、白血病、再生不良性貧血などに合併）、ニューモシスチス肺炎など

## 検査の概要・意義
　β-D-グルカンは、真菌の細胞壁を構成する多糖体である。β-D-グルカンはカブトガニ血球の凝固反応経路を持続的に活性化させるので、その反応を観察して、血中量を測定する。深在性真菌症では、真菌由来のβ-D-グルカンが血中に出現するので、その測定は深在性真菌症の診断、治療効果判定、経過観察に有用である。しかしながら、β-D-グルカンは真菌類やニューモシスチスに共通の成分であるため、原因微生物の特定には、真菌の培養検査やアスペルギルス・カンジダ抗原検査など他の検査を併用しなければならない。また、真菌症であってもムコール症やクリプトコッカス症では、β-D-グルカンの上昇は認められないことが多い。

## 基準値
　COI ＜ 11pg/mL　比濁時間分析法（和光）

感染の抗原・抗体　　　　　　　　　　　免疫血清学検査

# HTLV-Ⅰ抗体

## 異常で疑う疾患・病態等
**高値：陽性**▶成人T細胞白血病、慢性痙性脊髄麻痺

## 検査の概要・意義
　HTLV-Iウイルス感染の有無を知るためのスクリーニング検査である。HTLV-Iは、レトロウイルス科に属するウイルスで、成人T細胞白血病の原因となる。成人T細胞白血病は、日本で初めて報告され、九州、沖縄地方に多い白血病の一種である。感染経路は、母乳、性交渉、輸血である。キャリアのうち発症するのは1〜5％で、感染から発症まで30〜50年かかる。また、HTLV-Iは慢性痙性脊髄麻痺を起こす。緩徐進行性のミエロパシーで、血中、髄液中のHTLV-I抗体価が高い。検査は、ゼラチン粒子凝集法（PA法）や酵素抗体法（EIA法）で行われ、陽性であればウエスタンブロット法（WB法）や間接蛍光抗体法（IFA法）で確認する。さらに、ウイルスの存在は、PCR法を用いて感染リンパ球からプロウイルスDNAを検出したり、ウイルスを培養・分離したりする。

## 基準値
　<16倍　PA
　陰性（COI以下）　CLEIA
　＜5倍　間接蛍光抗体法

免疫血清学検査

# HIV抗体

## 異常で疑う疾患・病態等

**高値：陽性** ▶ HIV 感染症、AIDS（後天性免疫不全症候群）

## 検査の概要・意義

　HIV（ヒト免疫不全ウイルス；Human Immunodeficiency Virus）ウイルス感染の有無を知るためのスクリーニング検査である。HIV は、レトロウイルス科に属するウイルスで、AIDS（後天性免疫不全症候群）の原因となる。HIV 感染の後、数年から数十年経て免疫不全状態に陥り、様々な合併症が出現する。すなわち AIDS を発症する。多剤併用による抗 HIV 療法は、AIDS の発症を遅らせる。根治的な治療薬やワクチンは現在のところない。感染経路は、母子感染、性交渉、輸血や注射などの血液感染である。検査は、ゼラチン粒子凝集法（PA 法）や酵素免疫測定法（ELISA 法）で行われ、陽性であれば二次検査として、ウエスタンブロット法（WB 法）や間接蛍光抗体法（IFA 法）で確認、もしくはウイルス分離や HIV-RNA 量などの HIV 病原検査が必要になる。感染初期には、感染抗体が産生されておらず、陽性にならない期間がある。そのため、より早期では HIV-RNA 量検査が有用である。

## 基準値

　陰性（COI 以下）　CLEIA
　＜ 32 倍　PA

感染の抗原・抗体　　　　　　　　　　免疫血清学検査
# HBs抗原・HBs抗体

### 異常で疑う疾患・病態等
**HBs抗原陽性＋HBs抗体陰性** ▶ B型肝炎キャリア

### 検査の概要・意義
　B型肝炎ウイルス（HBV）感染の有無を知るためのスクリーニング検査である。B型肝炎は、ウイルス性肝炎のなかで、劇症化する急性肝炎が最も多い。慢性肝炎は、肝硬変から肝癌に移行する可能性がある。HBs抗原陽性は、HBウイルス感染状態を示し、HBs抗体陽性は、HBウイルス感染の既往、ワクチンによる能動免疫獲得を示す。他の関連マーカーの臨床的意義を以下に示す。

- HBc抗体-低抗体価：既往のHBウイルス感染状態。
- HBc抗体-高抗体価：HBウイルス感染状態。
- HBe抗原：HBウイルスの盛んな増殖と強い感染性。
- HBe抗体：HBウイルスの増殖が少なく、弱い感染性。
- HBV-DNA：血中HBV量を示す。抗ウイルス効果の指標。

### 基準値
HBs抗原陰性またはHBs抗体陽性
すべて陰性

感染の抗原・抗体　　　　　　　　　　　　　　　　免疫血清学検査

# HCV抗体

## 異常で疑う疾患・病態等
**高値：陽性** ▶ C型肝炎

## 検査の概要・意義
　C型肝炎ウイルス（HCV）感染の有無を知るためのスクリーニング検査である。C型肝炎は約40%が治癒し、残りの60%がキャリア化し慢性肝炎に移行する。血中HCV量は、RT-PCR法でHCV-RNAを測定する。治癒する例ではHCV-RNAは比較的早期に消失するが、その傾向が認められないものはキャリア化すると予測出来る。HCV抗体検査には、使用抗原系によりCore抗体検出、第一世代、第二世代、第三世代に分類される。第二、第三世代抗体検査の普及により、HCV感染後早期に抗体検出が可能になった。ただし、HCV感染後、抗体が陽性になるには1〜3ヶ月を要するため、抗体検査を行う時期については留意が必要である。

## 基準値
　陰性
　HCV-RNA定量　検出されず

自己抗体　　　　　　　　　　　　　免疫血清学検査

# 抗核抗体　　　　　　　　　　　〔参考〕

### 抗核抗体検査（第一次スクリーニング検査）とは？

　抗核抗体とは細胞核成分を抗原として検出される自己抗体の総称である。疾患特異性を有し、全身性エリテマトーデス（SLE）、進行性全身性硬化症、多発性筋炎、皮膚筋炎、混合性結合組織病（MCTD）、Sjögren症候群など多くの自己免疫疾患患者の血清中に高率に検出される。したがって、これらの疾患の診断、予後の推定、治療法の決定に有用である。ヒト培養細胞が核材として頻用される。通常、抗核抗体の検出には間接蛍光抗体法が用いられる。

　なお、本検査は抗核抗体群のすべてを一括検出する第一次スクリーニング検査法で、陽性の場合は、どの種類の抗核抗体が陽性なのかを検査する。

　用いる核材により抗体特異性があり、異なる染色パターンが観察され、通常5型に分類される。推定されるのは、以下の通りである。

| 染色パターン | 抗核抗体 | 代表的疾患 |
| --- | --- | --- |
| 周辺型〜均質型 | 抗DNA抗体、抗dsDNA抗体、抗ssDNA抗体など | SLE、薬剤誘発性ループス |
| 斑紋型 | 抗RNP抗体、抗Sm抗体、抗SS-A、抗SS-B抗体、抗Scl-70抗体など | 混合性結合組織病、進行性全身性硬化症 |
| 核小体型 | 抗Scl-70抗体など | 進行性全身性硬化症、レイノー症候群、Sjögren症候群 |
| 均質型＋核小体型 | 抗トポイソメラーゼI抗体 | 進行性全身性硬化症（汎発型） |
| 散在顆粒型 | 抗セントロメア抗体 | 進行性全身性硬化症（CREST型）、レイノー症候群、原発性胆汁性肝硬変 |

## 自己抗体
免疫血清学検査

# リウマトイド因子(RF)、抗CCP抗体

### 異常で疑う疾患・病態等

《リウマトイド因子(RF)》**陽性**▶関節リウマチ（RA）、膠原病（SLE、Sjögren症候群、多発性筋炎など）、慢性肝炎、肝硬変など
＊健常者の数％、高齢者の約10％で高値を示す。

《抗CCP抗体》**陽性**▶関節リウマチ（RA）

### 検査の概要・意義

《リウマトイド因子(RF)》関節リウマチ患者血清の70〜90％に認められるIgGに対する自己抗体で、病態と密接に関連している。臨床的にRAテスト、RAHAテストで検出されるのは凝集能の高いIgMのリウマチ因子であり、このほかにIgG、IgA、IgEのリウマチ因子もある。関節リウマチの他、全身性エリテマトーデスなど膠原病や慢性肝疾患、亜急性細菌性心内膜炎などでも陽性率が高い。一般に重症の関節リウマチや関節外症状を伴う悪性関節リウマチでは、RFが高値を示す例が知られ、RF陽性のRAは陰性に比べて関節病変進行の程度が強いことから、RFは予後を左右する重要なファクターと考えられている。

以前は、治療によるRFの変動は少ないとされていたが、免疫治療の進歩で、免疫抑制剤による臨床症状の改善に伴い、RFの減少がみられると報告されるようになり、この定量が疾患活動性の指標としても臨床上意義をもつようになった。いずれにしても関節リウマチ患者血清中に存在するリウマチ因子に特異的であることから、その診断や治療効果の判定に有用である。

《抗CCP抗体》抗環状シトルリン化ペプチド抗体（anti-cyclic citrullinated peptide antibody）とは、環状シトルリン化ペプチド（CCP）を抗原とした自己抗体測定法であり、関節リウマチの診断の一助として用いられる血液検査のひとつである。欧米で先行してRFと同様に関節リウマチの診断基準に用いられ、本邦でも現在は導入されている。感度は59％〜79％、特異度は90％前後とされ、RFよりも優れている。RA発症早期から陽性となるため、RAの早期診断に有用である。なお、関節リウマチの検査はこの他にCARF（抗ガラクトース欠損IgG抗体）、IgG型リウマチ因子なども用いられる。

### 基準値

《リウマトイド因子(RF)》≦ 40倍　RAPA
《抗CCP抗体》< 4.5U/mL　ELISA

# 自己抗体
## 抗好中球細胞質抗体（ANCA）

免疫血清学検査

### 異常で疑う疾患・病態等
高値 ▶ PR3-ANCA：ウェゲナー肉芽腫症、ANCA 関連血管炎など
　　　MPO-ANCA：ANCA 関連血管炎など

### 検査の概要・意義
　抗好中球細胞質抗体（ANCA：anti-neutrophil cytoplasmic antibody）は、好中球に対する自己抗体で、その抗原により細胞質がびまん性顆粒状に染まるものを PR3-ANCA（proteinase-3-ANCA）、核周囲が染まるものを MPO-ANCA（myeloperoxidase-ANCA）と呼ぶ。PR3-ANCA は、Wegener 肉芽腫症に特異性が高く、疾患の活動性を反映し、再燃に先行して抗体値が再上昇するのでこの予測にも有用である。MPO-ANCA は疾患特異性には乏しいものの、肺・腎を中心とした毛細血管及び小血管の壊死性血管炎を示す疾患に検出され、特に ANCA 関連血管炎（顕微鏡的多発血管炎、半月体形成性糸球体腎炎、アレルギー性肉芽腫性血管炎）で高頻度に検出される。

### 基準値
PR3-ANCA：＜ 3.5U/mL　ELISA（MBL）
MPO-ANCA：＜ 9.0U/mL　ELISA（MBL）

## 自己抗体

# LE 細胞

**免疫血清学検査**

### 異常で疑う疾患・病態等

全身性エリテマトーデス、Sjögren 症候群、強皮症、特発性血小板減少性紫斑病など

### 検査の概要・意義

　LE（lupus erythematosus）細胞は、全身性エリテマトーデスにおいて最も高頻度に検出される無構造な封入体をもつ多核白血球由来の細胞である。DNA・ヒストン複合体に対する抗体（LE 因子）が作用することにより膨化した核（LE 体）を補体の存在下に多核白血球が貪食する（貪食細胞がロゼット形成）ことにより形成される。全身性エリテマトーデスの他の膠原病でも出現することがある。LE 細胞、LE 体、ロゼット 3 者の出現を LE 細胞現象という。LE 細胞検査は、LE 因子を検出する簡易法で、抗核抗体検査の 1 つであり、ニワトリ赤血球核から抽出したデオキシリボ核酸蛋白（DNP）をラテックス粒子に吸着させた試薬を用い、患者血清を加えた時の凝集反応を観察して判定する。本法は全身性エリテマトーデス（SLE）に対する特異性は高いものの検出感度が低いため、より精度の高いスクリーニングには抗核抗体（ANA）を用いるのが望ましい。

### 基準値

　陰性

自己抗体　　　　　　　　　　　　　　　　免疫血清学検査

# 抗DNA抗体、抗ssDNA抗体、抗dsDNA抗体

## 異常で疑う疾患・病態等
**高値** ▶ 全身性エリテマトーデス（SLE）など

## 検査の概要・意義
　抗DNA抗体はDNAに対する自己抗体であり、全身性エリテマトーデス（SLE）で認められる代表的自己抗体である。抗DNA抗体には、抗一本鎖DNA抗体（抗ssDNA抗体）と抗二本鎖DNA抗体（抗dsDNA抗体）がある。抗ssDNA抗体は、SLE以外の膠原病・自己免疫疾患でも陽性になり、特異性は低い。一方、抗dsDNA抗体は、SLE患者の約60％で陽性になり、他の膠原病で検出されることも少なく、特異性は高い。ただ、SLEの確定診断には、多種の抗核抗体（自己抗体）検査が組み合わされて行われる。また、抗体価はSLEの活動性を反映するので、SLEの経過観察にも有用である。

## 基準値
〈抗DNA抗体〉
　≦6 IU/mL（ファール法）　リコンビナントRIA
〈抗ssDNA抗体〉
　≦25 AU/mL　ELISA（MBL）
〈抗dsDNA抗体〉
　≦12 IU/mL　ELISA（MBL）
　（キットにより異なる）

抗DNA抗体、抗ssDNA抗体、抗dsDNA抗体　189

自己抗体

# 抗RNP抗体

免疫血清学検査

## 異常で疑う疾患・病態等

**高値：陽性** ▶ 混合性結合組織病（MCTD）、重複症候群（overlap syndrome）、全身性エリテマトーデス（SLE）、強皮症、多発性筋炎・皮膚筋炎、Sjögren症候群

## 検査の概要・意義

　抗RNP抗体は、核内の低分子U1-RNAと蛋白複合体に対する自己抗体である。混合性結合組織病（MCTD）は、全例検出され、本疾患の診断根拠となる。また、重複症候群の約60〜80％に検出され、全身性エリテマトーデス（SLE）では30〜50％に認められる。本抗体陽性SLEでは、レイノー現象の頻度が高く、腎症が低い傾向にある。

　混合性結合組織病は、SLE、強皮症、多発性筋炎・皮膚筋炎などの軽い症状が重複して存在する膠原病である。一方、重複症候群は、2種類以上の膠原病の重い症状を同時に有している。現在、混合性結合組織病は、重複症候群の一病型に分類されている。両者とも、30〜50歳の女性に多く、原因不明であるため、根治療法はなく、ステロイド療法が中心である。

## 基準値

　陰性

自己抗体　　　　　　　　　　　　　　　　　免疫血清学検査

# 抗Sm抗体

## 異常で疑う疾患・病態等
**高値：陽性**▶全身性エリテマトーデス（SLE）

## 検査の概要・意義
　抗Sm抗体は、核内低分子RNAに対する抗体で、全身性エリテマトーデス（SLE）患者血清中に見いだされた抗核抗体（自己抗体）群のひとつである。本抗体は、アメリカリウマチ学会（ACR）のSLE診断基準の1項目となっている。本抗体のSLEにおける陽性率は30%程度であるが、本抗体のSLE以外の疾患における陰性率が95%で、特異性があるとされている。また、抗Sm抗体価は、抗DNA抗体と同様に疾患活動性と相関を示す。さらに、本抗体陽性SLEの臨床的特徴として遅発腎症があげられている。

　SLEは、自己免疫疾患の代表疾患で、15〜65歳の女性に多く、原因不明であるため、根治療法はなく、経口ステロイド療法が中心である。他に、免疫抑制剤、ステロイドパルス療法（点滴によるステロイド大量投与）、体外循環療法（血液中の免疫複合体やリンパ球を体外でフィルターによって取り除く治療法）などがある。

## 基準値
　陰性

自己抗体 免疫血清学検査

# 抗SS-A抗体

## 異常で疑う疾患・病態等

**高値：陽性** ▶ Sjögren症候群、全身性エリテマトーデス、慢性関節リウマチ、混合性結合組織病、皮膚筋炎、多発性筋炎、強皮症、新生児ループス

## 検査の概要・意義

　抗SS-A抗体は、Sjögren症候群患者血清中に見いだされた自己抗体である。本抗体は、Sjögren症候群の70%と高頻度に検出される自己抗体であるが、全身性エリテマトーデス（40～50%）、慢性関節リウマチ（15～25%）、混合性結合組織病（10～15%）など他の膠原病でも陽性になることが多く、疾患特異性は高くない。しかし、乾燥症状との関連性が高く、特徴的であることから、症状標識抗体としての臨床的意義は高い。また、本抗体は新生児ループスの血清学的マーカーとして重要である。新生児ループス症候群とは、本抗体陽性母体から出生する新生児の2～10%に認められる症候群で、心ブロックや皮膚障害がみられ、出生後ペースメーカ装着が必要となる。電導系の異常だけでなく、心筋障害をともなう。子宮内胎児死亡となる場合もある。このように、本抗体は自己免疫疾患合併妊婦の抗体価測定検査として重要である。

## 基準値

　陰性

自己抗体 / 免疫血清学検査

# 抗SS-B抗体

## 異常で疑う疾患・病態等
**高値：陽性** ▶ Sjögren症候群、全身性エリテマトーデス

## 検査の概要・意義
　抗SS-B抗体は、抗SS-A抗体同様、Sjögren症候群患者血清中に見いだされた自己抗体である。本抗体は、抗SS-A抗体と比較すると、Sjögren症候群の検出率は40％と低率であるが、Sjögren症候群以外の膠原病で陽性を示す確率は低い。したがって、Sjögren症候群患者に特異性が高く、その診断により有用である。

　Sjögren症候群は、慢性唾液腺炎、乾性角結膜炎を主徴候とし、多彩な自己抗体が出現する自己免疫疾患である。治療は、乾燥症状に対して、対症的に人工唾液の噴霧、人工涙液の点眼、唾液腺細胞のムスカリン性アセチルコリン受容体に作用する塩酸セビメリンや塩酸ピロカルピンの投与などが行われている。慢性経過を取るが、生命予後良好でQOLも比較的良好である。

## 基準値
　陰性

自己抗体

# 抗Jo-1抗体

免疫血清学検査

## 異常で疑う疾患・病態等
**高値：陽性** ▶ 多発性筋炎、皮膚筋炎

## 検査の概要・意義
　抗Jo-1抗体は、仔ウシの胸腺抽出物を抗原とした二重免疫拡散法で、多発性筋炎、皮膚筋炎に特異的に検出される自己抗体である。本抗体は、筋ジストロフィーや重症筋無力症などの他の筋疾患では検出されず、鑑別に有用であり、多発性筋炎、皮膚筋炎の重要な疾患標識抗体（マーカー抗体）となっている。また、抗Jo-1抗体陽性例では、間質性肺炎、多発性関節炎、レイノー現象を高頻度に併発することが報告され、症状標識抗体としての臨床的意義も高い。

　多発性筋炎・皮膚筋炎は、筋肉の炎症によって、筋疲労、筋痛、筋運動障害などの症状を見せる自己免疫疾患で、中年女性に多い。原因不明であるため、根治療法はなく、経口ステロイド療法が中心である。

## 基準値
陰性：＜ 7 index、判定保留：7 〜 10 index　酵素抗体法（EIA法）
　　　＜ 9 index　ELISA（MBL）

自己抗体　　　　　　　　　　　　免疫血清学検査
# 抗Scl-70抗体

## 異常で疑う疾患・病態等
**高値：陽性**▶びまん型全身性強皮症

## 検査の概要・意義
　抗Scl-70抗体は、びまん型全身性強皮症に特異的に出現する自己抗体である。びまん型全身性強皮症における陽性率は約20〜30％程度であるが、他の膠原病ではほとんど検出されない。全身性強皮症は、びまん型全身性強皮症とより軽症の限局型全身性強皮症に大別される。限局型全身性強皮症では、抗セントロメア抗体が陽性となることから、本抗体検査と合わせると、びまん型全身性強皮症との鑑別診断に有用である。

　びまん型全身性強皮症は、発症より2年以内に皮膚硬化が急速に進行し、躯幹にまで及び、肺線維症を併発するなどの経過をとる。限局型全身性強皮症は、皮膚硬化の進行はほとんどないか緩徐であり症状は軽度である。

## 基準値
　陰性：＜7 index、判定保留：7〜10 index　酵素抗体法（EIA法）
　　　　＜16 index　ELISA（MBL）

自己抗体　　　　　　　　　　　　　　　　　　　免疫血清学検査

# 抗ミトコンドリア抗体

## 異常で疑う疾患・病態等
**陽性**▶原発性胆汁性肝硬変、慢性肝炎、アルコール性肝障害、肝硬変、心筋症、膠原病、梅毒

## 検査の概要・意義
　抗ミトコンドリア抗体は、原発性胆汁性肝硬変に高頻度（90～95％）に出現する。抗ミトコンドリア抗体の対応抗原は、その局在や酵素処理に対する反応性などから、M1～M9までの亜型に分類されている。原発性胆汁性肝硬変に特異的な抗体は、抗M2、M4、M8、M9抗体である。本検査では、抗ミトコンドリア抗体を総括してみており、原発性胆汁性肝硬変以外の疾患（梅毒、一部の膠原病、慢性肝炎など）で陽性となる場合がある。

　原発性胆汁性肝硬変は、胆管が炎症によって破壊され、胆汁が肝臓内に停滞する疾患である。中年女性に多い。原因不明であるため、根治療法はない。進行抑制を目的に、ウルソ®（ウルソデオキシコール酸）が使用されている。

## 基準値
　陰性：＜20倍　　IIF

## 自己抗体
免疫血清学検査
# 抗平滑筋抗体

### 異常で疑う疾患・病態等
**高値：陽性** ▶ 自己免疫性肝炎、慢性活動性肝炎、原発性胆汁性肝硬変

### 検査の概要・意義
　抗平滑筋抗体は、平滑筋に含まれるアクチンという物質に対する自己抗体で、自己免疫性肝炎で高率（43％）に陽性になる。抗平滑筋抗体は、肝疾患における自己免疫機序の因子の有無及びその程度を評価するのに有用ではあるが、抗平滑筋抗体の力価と肝硬変の活動性は必ずしも相関しない。

　自己免疫性肝炎は、肝炎の症状を見せる自己免疫性の疾患で、中年女性に多い。原因不明であるため、根治療法はなく、経口ステロイド療法が中心である。発病は緩徐であるが、治療をしないと進行が速く、肝不全や肝癌を発症する場合もある。

### 基準値
陰性：＜20倍　IIF

## 自己抗体

免疫血清学検査

# 抗サイログロブリン抗体

### 異常で疑う疾患・病態等

**高値：陽性** ▶ 橋本病、Basedow病、原発性甲状腺機能低下症、無痛性甲状腺炎

### 検査の概要・意義

　抗サイログロブリン抗体は、甲状腺濾胞内コロイド成分であるサイログロブリンと反応する自己抗体であり、自己免疫性甲状腺疾患の診断に有用である。本抗体は、橋本病では75～90％、Basedow病では60～80％と高率に検出される。

　一般成人の抗サイログロブリン抗体陽性率は、約5～10％で加齢とともに20％以上に上昇する。本抗体陽性のみでは自己免疫性甲状腺疾患と診断できないが、抗体陽性かつ甲状腺腫または甲状腺機能異常が存在する場合に診断する。

### 基準値

　　陰性　0.3U/mL以下　酵素抗体法（EIA法）
　　　　　100倍未満　ゼラチン粒子凝集法（PA法）
　　　　　精密測定：10～45 IU/mL　ELISA、CLEIAほか
　　　　　（キットにより異なる）

自己抗体 免疫血清学検査

# 抗甲状腺ペルオキシダーゼ(TPO)抗体

## 異常で疑う疾患・病態等
**高値：陽性**▶橋本病、Basedow 病、原発性甲状腺機能低下症、無痛性甲状腺炎

## 検査の概要・意義
　抗甲状腺ペルオキシダーゼ抗体は、甲状腺ホルモン合成に重要な役割を有する、甲状腺ペルオキシターゼに対する自己抗体である。本抗体は、甲状腺組織障害性が認められ、Basedow 病、橋本病などの自己免疫性甲状腺疾患が疑われた場合に行う検査の一つである。

## 基準値
　陰性　16 IU/mL 未満（ECLIA）
　　　　精密測定：7 ～ 35 IU/mL　ELISA、CLEIA ほか
　　　　（キットにより異なる）

自己抗体 | 免疫血清学検査

# 抗TSH受容体抗体

## 異常で疑う疾患・病態等
**高値：陽性** ▶ Basedow病、甲状腺機能低下症の一部

## 検査の概要・意義
　抗TSH受容体抗体測定は、Basedow病、甲状腺機能低下症の診断、病態把握などに有用である。測定法には、TSH結合阻害活性を指標にしたものと、アデニル酸シクラーゼ刺激活性を指標にしたものがある。本抗体の作用には、2つの作用が考えられ、1つは甲状腺のTSH受容体と結合し、甲状腺ホルモン産生を促進する場合で、Basedow病を引き起こす。もう1つは、刺激活性を示さない場合で、本抗体がTSHに結合し、TSHが受容体に結合できずに、甲状腺機能低下症をきたす。

## 基準値
　陰性　1.0 IU/L 未満　酵素免疫法（EIA）
　　　　≦ 10%　≦ 1.0 U　RRA

免疫血清学検査

自己抗体

# 直接・間接Coombs試験

## 異常で疑う疾患・病態等

**直接Coombs試験陽性**▶自己免疫性溶血性貧血、続発性溶血性貧血（薬剤アレルギー、膠原病など）、不適合輸血後

**間接Coombs試験**▶自己免疫性溶血性貧血、輸血により不規則抗体を産生した場合、不適合妊娠により抗体を産生した母親

## 検査の概要・意義

　IgG抗体は、自己免疫性溶血性貧血患者の血清中に存在する自己抗体である。37℃で強く自己血球成分と反応する主たるものであり、これを検出するのが抗グロブリン試験（Coombs試験）である。本試験には、直接Coombs試験（赤血球に結合しているIgGと補体を検出）と間接Coombs試験（血清中に遊離して存在する抗体を検出）がある。

## 基準値

　陰性

## 自己抗体

免疫血清学検査

# 抗アセチルコリン受容体抗体

### 異常で疑う疾患・病態等
**高値：陽性** ▶ 重症筋無力症

### 検査の概要・意義
　重症筋無力症は、神経筋接合部のシナプス後膜に存在するアセチルコリン受容体に対する自己免疫疾患である。抗アセチルコリン受容体抗体は、全身型重症筋無力症でおよそ70～80％、眼筋型でおよそ20～40％の陽性率である。したがって、全身型重症筋無力症でも、およそ20～30％は抗アセチルコリン受容体抗体陰性であるので、結果が陰性でも本疾患を否定できない。

　重症筋無力症の治療は、発症年齢、重症度、胸腺異常の有無などによって分かれる。対症療法としてはコリンエステラーゼ阻害薬が使用され、根治療法としてはステロイド療法、免疫抑制剤、血液浄化療法がある。胸腺腫があった場合、切除術が行われる。

### 基準値
　陰性
　　＜0.1 nM　RIA（コスミック）

自己抗体　　　　　　　　　　　　　　　免疫血清学検査

# 抗デスモグレイン3抗体

## 異常で疑う疾患・病態等
**高値：陽性（≧ 20　デシジョンレベル）**
▶尋常性天疱瘡、増殖性天疱瘡、腫瘍随伴性天疱瘡など

## 検査の概要・意義
　デスモグレインとは、細胞と細胞の接着を担うタンパク質の1つで、デスモグレイン1～4までの4つのアイソフォームがある。そのうちデスモグレイン3は、表皮では表皮下層に発現し、粘膜では全層に発現する。この表皮細胞間物質に対する血中の自己抗体が抗デスモグレイン3抗体である。尋常性天疱瘡では陽性であるが、落葉状天疱瘡では陰性である。すなわち、天疱瘡の診断、さらには病型を決定する検査である。酵素免疫測定法（ELISA法）が適用されている。

　天疱瘡とは、皮膚・粘膜に水疱が多発し、それが破れてびらんを生じる自己免疫性水疱疾患で、中年以降に多く、性差はない。特定疾患として認定されている難病の1つで、特に尋常性天疱瘡は重症化し、死に至ることもある。治療は、副腎皮質ステロイド剤が主体で、抵抗例では免疫抑制剤、さらには血漿交換療法を行うこともある。

## 基準値
　陰性（＜ 7　デシジョンレベル）
　グレーゾーン（7 ～ 20　デシジョンレベル）

自己抗体　　　　　　　　　　　　　　　　　　　免疫血清学検査

# 抗BP180抗体

## 異常で疑う疾患・病態等
**高値：陽性（≧9　デシジョンレベル）**　▶水疱性類天疱瘡、粘膜類天疱瘡など

## 検査の概要・意義
　BP180は、表皮真皮境界にあるⅩⅦ型コラーゲンで、接着装置の構成蛋白である。これを抗原とした自己抗体が抗BP180抗体である。水疱性類天疱瘡などの自己免疫性水疱症は、抗BP180抗体によって皮膚の細胞接着が障害されて水疱を形成する疾患である。抗BP180抗体検査は、皮膚に浮腫性紅斑や水疱を生じ、自己免疫性水疱症が疑われた場合に行うスクリーニング検査である。酵素免疫測定法（ELISA法）が適用され、陽性率は水疱性類天疱瘡で85％、粘膜類天疱瘡で34％である。
　水疱性類天疱瘡は、最も多い自己免疫性水疱症で、高齢者に多く、性差はない。全身の皮膚に、広範囲の浮腫性紅斑が生じ、緊満性水疱が多発する。強い痒みを訴える。口腔粘膜病変は極めて少ない。一方、粘膜類天疱瘡は、口腔内症状が主である。両疾患とも、治療は副腎皮質ステロイド剤が主体で、難治の場合は血漿交換療法とステロイドパルス療法を行うこともある。

## 基準値
　陰性（＜9　デシジョンレベル）

免疫蛋白　　　　　　　　　　　　　　　免疫血清学検査

# 免疫電気泳動

### 異常で疑う疾患・病態等

急性炎症型、慢性炎症型、慢性肝障害（肝硬変）型、ネフローゼ型、蛋白不足型、低（無）γ-グロブリン血症型、M蛋白血症型などがあり、M蛋白血症型では、多発性骨髄腫、アミロイドーシス、慢性リンパ性白血病、B細胞性リンパ腫、マクログロブリン血症などがある。

### 検査の概要・意義

血清、尿、髄液などの試料中の微量蛋白成分を半定量的に分析する検査法である。試料中の蛋白を電気泳動によって分離した後に、抗ヒト全血清または特異抗血清と抗原抗体反応をさせ、形成された沈降線を観察する。トランスサイレチン（プレアルブミン）、アルブミン、$\alpha_1$-アンチトリプシン、$\alpha_2$-マクログロブリン、トランスフェリン、IgG、IgA、IgMなどが分析できる。特に、M蛋白血症（単クローン性免疫グロブリン血症）のスクリーニングに使用されている。

### 基準値

正常血清での沈降線パターンを基準として判断される。
正常では、M蛋白は観察されない。

免疫蛋白

免疫血清学検査

# Bence Jones（ベンスジョーンズ）蛋白

### 異常で疑う疾患・病態等

多発性骨髄腫、原発性マクログロブリン血症、アミロイドーシス、慢性リンパ性白血病、その他のリンパ増殖性疾患など

### 検査の概要・意義

Bence Jones（ベンスジョーンズ）蛋白は、単クローン性の免疫グロブリンL鎖からなっており、電気泳動法などを用いて同定する。血清中では検出されにくいため通常は尿を検体とするが、腎障害があると血清中でも検出される。多発性骨髄腫、原発性マクログロブリン血症、アミロイドーシス、MGUS（monoclonal gammopathy of undetermined significance）の鑑別診断や経過観察に使用されている。

### 基準値

陰性（正常では検出されない）

アレルギーに関する検査　　　　　　　　　　免疫血清学検査
# アレルゲン検査

## 異常で疑う疾患・病態等

気管支喘息、食物アレルギー、蕁麻疹、花粉症などのアレルギーを引き起こすと考えられる物質、即ちアレルゲンとなりうる可能性の物質特定のための検査で、結果が陽性となれば、それがアレルゲンである。

## 検査の概要・意義

アレルギーの検査は、その目的から、疾患の増悪因子を同定する検査と疾患の重症度や病状の評価を行う検査の2つに大別される。

薬物アレルギー、食物アレルギー、動物（ペット）アレルギーは、そのアレルゲンが同定できれば、曝露を回避することで症状発現を予防できる。

一方、多因子性でその原因が1つに絞れない気管支喘息やアトピー性皮膚炎は、完全消失が期待できない場合があるものの、アレルギー反応は疾患の発症と経過に深く関与しており、アレルゲンの同定は、診断・治療に重要な意味を持つ。したがって、詳細な問診で、疑わしいアレルゲンを推定して候補を絞り込むことが重要である。

なお、確定診断やその補助検査として、血中抗原特異的IgE抗体検査、ヒスタミン遊離試験、薬剤リンパ球刺激試験、皮膚テスト、食物負荷試験などがある。

さらに重症度判定や治療効果判定などの評価や管理をする検査としては、血液一般検査や血中総IgE抗体、血中好酸球数、呼吸機能検査、気道過敏性検査、運動負荷試験などがある。また、アレルゲン同定検査を継続的に行うことにより重症度評価の指標としての役割を果たすこともある。

## アレルゲン検査の種類

アレルゲンは、吸入性、食餌性やその他寄生虫・薬物・昆虫など多種が準備されている。

アレルギーに関する検査　　　　　　　　　　　　免疫血清学検査

# IgE、特異的IgE

### 異常で疑う疾患・病態等
**上昇** ▶ アレルギー性疾患、気管支喘息

### 検査の概要・意義

　アレルギー性疾患はその免疫反応の多様性よりⅠ型からⅣ型のタイプに分類される。特にⅠ型アレルギーはIgE依存型のアレルギー反応である。

　IgE抗体を多く保有するほど、これに対応したⅠ型アレルギーを発症しやすい。本検査は、血液を採取し、各種アレルゲンに対する特異的IgE濃度を測定し、どのアレルゲンでアレルギー反応を起こしやすいか推定するものである。一般的には、IgEの値と症状の有無はよく相関するが、必ずしも完全に相関するとは限らない。

　特異的IgE抗体の測定は、アレルギー患者における生体内の原因アレルゲンの同定及びそれに基づいたアレルゲンの除去・回避等の原因療法に利用される。

　なお、アレルギーにはⅠ型のほかⅡ、Ⅲ、Ⅳ型など機序の異なるものが存在するため、特異的IgE抗体による検査は、アレルギーの目安のひとつと考えるべきである。

### 基準値

| クラス | 特異的IgE抗体（UA/mL） | 判定 |
| --- | --- | --- |
| 6 | 100 ≦ | 陽性 |
| 5 | 50.00 〜 99.99 | 陽性 |
| 4 | 17.50 〜 49.99 | 陽性 |
| 3 | 3.50 〜 17.49 | 陽性 |
| 2 | 0.70 〜 3.49 | 陽性 |
| 1 | 0.35 〜 0.69 | 疑陽性 |
| 0 | < 0.35 | 陰性 |

ユニキャップ

免疫血清学検査

アレルギーに関する検査

# 皮膚反応（パッチテスト、皮内反応）

## 異常で疑う疾患・病態等
アレルギー

## 検査の概要・意義

　皮膚反応テストは、アレルギー検査として行われるもので、即時型反応を調べるプリックテスト、遅延型反応を調べるパッチテスト、両者を調べられる皮内テストがある。即時型アレルギーの原因検査のなかで、皮膚テストはアレルゲンと生体の反応を見るものであり、抗原特異的 IgE 抗体の測定に比べ、実際の症状出現に関与する可能性が高い検査である。

　パッチテストは専用のフィンチャンバーなどにアレルゲンを含む検査試薬を塗布または滴下し、皮膚に接触させて密閉する。48時間後に除去したのち、1時間後、24時間後に紅斑、浮腫、丘疹、水泡などにより判定する。

　皮内テストは、検査液を0.02mL皮内注射し、15分後の膨疹・紅斑径を測定して判定する。プリックテストに比べ、体内に入るアレルゲン量が多いことから、反応が強いとアナフィラキシーを起こす危険性が高いため、アレルゲン検索のためには、より安全で簡便なプリックテストが用いられる。

## 基準値

〈パッチテスト〉

　判定が陽性でも、アレルギー反応以外の刺激による場合（疑陽性）があるので、結果の評価には注意を要する。

|  | 本邦 |  | ICDRG |
| --- | --- | --- | --- |
| − | 反応なし | − | 刺激反応 |
| ± | 軽い紅斑 | +? | 紅斑のみ |
| + | 紅斑 | + | 紅斑＋浸潤、丘疹 |
| ++ | 紅斑＋浮腫、丘疹 | ++ | 紅斑＋浮腫＋丘疹小水疱 |
| +++ | 紅斑＋浮腫＋丘疹＋小水疱 | +++ | 大水疱 |
| ++++ | 大水疱 | IR | 刺激反応 |
| ++++ | 大水疱 | NT | 施行せず |
| ++以上を陽性 |  | ＋以上を陽性 |  |

〈皮内反応〉

　判定は発赤と膨疹を指標にする。
　発赤径20mm以上、膨疹径9mm以上を陽性とする。

# 誘発試験

アレルギーに関する検査 / 免疫血清学検査

### 異常で疑う疾患・病態等

アレルギー性鼻炎、気管支喘息、アレルギー性皮膚炎、薬物アレルギーなどのアレルゲン

### 検査の概要・意義

誘発試験は、アレルギーの原因となるアレルゲンの確定や疾患そのものを診断するために行われる。実際に、体内にアレルゲンを進入（吸入・投与）させ、それによりアレルギー反応が起こるか否かでアレルギーの原因を特定する。

低濃度からアレルゲンエキスを吸入していく吸入誘発試験、食物アレルゲンを同定する食餌誘発試験、アレルゲンエキスを鼻粘膜に接触させる鼻粘膜誘発試験、アルゲンエキスを点眼する眼粘膜誘発試験、薬剤をごく少量服用させる薬剤誘発試験などがある。しかし、これによりアナフィラキシーショックなど危険を伴う状態になる可能性が極めて高いので、十分な応急処置ができる体制を整えてから行われる。

なお、アレルギー誘発試験には、前項の皮膚反応も含める分類もある。即ち、皮膚反応は、アレルゲンを皮膚内に注射する方法（皮内反応）やアレルゲンを含んだテープを皮膚に貼り付ける方法（パッチテスト）であり、結果的に体内にアレルゲンを進入させているからである。

### 基準値

陰性

免疫血清学検査

# 補体

# 血清補体価（CH$_{50}$）、C3、C4

## 異常で疑う疾患・病態等

**CH$_{50}$、C3、C4 が高値** ▶ 炎症性疾患、悪性腫瘍で増加傾向がみられるが、臨床的意義は少ない。

**CH$_{50}$、C3、C4 が低値** ▶ 補体活性化が亢進：全身性エリテマトーデス（SLE）、悪性関節リウマチ、自己免疫性溶血性貧血（AIHA）などの自己免疫疾患、その他遺伝性血管神経性浮腫（HANE）、血清病、クリオグロブリン血症など

**産生低下** ▶ 肝硬変、劇症肝炎などの重症肝障害、補体成分の欠損症など

## 検査の概要・意義

補体システムは、免疫機能を補完、強化する役割があり、補体成分（C1〜C9、B、D因子）が連鎖して活性化する一連の活性経路によって構成されている。古典経路、レクチン経路、第2経路、共通経路があり、CH$_{50}$は古典経路および第2経路の総合的な活性を測定する検査である。補体成分のC3はいずれの補体経路にも関与しており、C4は古典経路に関与していることから、補体の検査では、通常CH$_{50}$と、C3とC4の蛋白量を併せて測定する。たとえば、C4が正常でC3低下の場合は第2経路が活性化している。

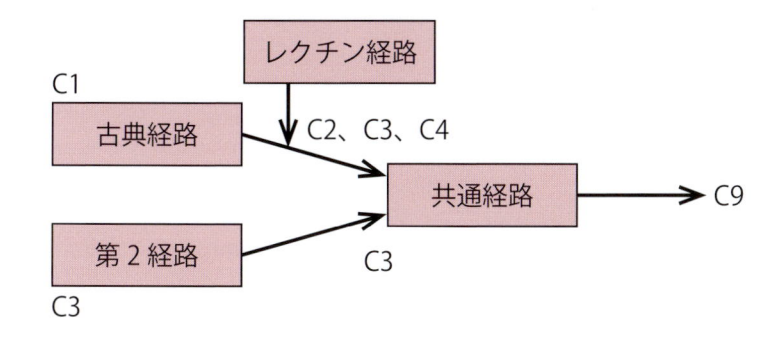

```
C1
古典経路 ─┐
         │  レクチン経路
         │       │ C2、C3、C4
         ▼       ▼
        共通経路 ──────→ C9
         ▲
         │ C3
第2経路 ─┘
C3
```

## 基準値

30〜45　CH$_{50}$/mL　メイヤー法

C3：86〜160 mg/dL　TIA

C4：17〜45 mg/dL　TIA

補体 免疫血清学検査

# 免疫複合体

### 異常で疑う疾患・病態等
**高値**▶全身性エリテマトーデス（SLE）、悪性関節リウマチ、Behçet 病、Sjögren 症候群、クローン病、潰瘍性大腸炎などの膠原病や自己免疫疾患など

### 検査の概要・意義
　免疫複合体は、抗原抗体反応によって形成された、抗原、抗体、補体の複合体である。通常、免疫複合体は貪食組胞に処理されるが、免疫複合体が大量に発生したり、貪食組胞が機能低下した病的な状態では、腎、血管、皮膚組織に沈着して組織障害を引き起こす。血中免疫複合体は多くの疾患で認められるが、血管炎、腎炎、関節炎の症状が認められ、膠原病や自己免疫疾患が疑われる場合に測定される。測定方法によって基準値が異なる。

### 基準値
mRF 結合免疫複合体測定法：4.2 μg/mL 未満
C1q 結合免疫複合体測定法：3.0 μg/mL 以下
C3d 結合免疫複合体測定法：13 μg/mL 以下

# 細胞免疫・食菌能検査

免疫血清学検査

## 〈リンパ球表面抗原検査〉CD4/8比

### 異常で疑う疾患・病態等

**CD4/CD8 比上昇** ▶ 膠原病の活動期、急性臓器移植拒絶反応、急性移植片対宿主病（急性GVHD）、成人T細胞白血病（ATL）

**CD4/CD8 比低下** ▶ 後天性免疫不全症候群（AIDS）、HIV感染、伝染性単核症、骨髄移植後

＊ CD4；免疫補助Tリンパ球、helper T cell、Th
　 CD8；免疫抑制Tリンパ球、supressorT cell、Ts

### 検査の概要・意義

末梢血リンパ球は種々の疾患や薬剤投与により増減する。T細胞とB細胞はそれぞれ細胞性免疫と液性免疫を担っており、前者は主に遅延型過敏反応、移植片対宿主拒絶反応などでの細胞性免疫を司る。よって、血液・免疫性疾患、アレルギー性疾患や感染症では、その動向が診断・治療の指針となる。Tリンパ球は、細胞表面抗原（CD抗原）などのマーカーを使い、フローサイトメトリーにより識別する。ほとんどのT細胞表面にはマーカー分子としてCD4かCD8のいずれかが発現している。CD4陽性細胞は、B細胞の免疫グロブリン産生を補助し、CD8陽性細胞は免疫グロブリン産生を抑制する。リンパ性の悪性腫瘍や免疫不全症では、T細胞とB細胞、CD4陽性細胞とCD8陽性細胞の比率が変わる。CD4陽性細胞にはHIVが非常に結合しやすく、HIV感染によって当該細胞が破壊されてCD4が低値となる。逆に成人T細胞性白血病（ATL）では、HTLV-1がCD4陽性細胞に感染し、当該細胞が腫瘍化して増殖する。

### 基準値

　CD4/CD8　0.4～2.3　フローサイトメトリー

免疫血清学検査

細胞免疫・食菌能検査

# 好中球機能検査

## 異常で疑う疾患・病態等

**低値** ▶ 気管支炎、肺炎、感染性心内膜炎、肝炎、腎炎などの炎症性疾患および病態、細菌・ウイルス感染、尿毒症、血清オプソニン活性低下、補体欠損症、先天性貪食能不全症（Impotent neutrophil syndrome, Familial tuftsin deficiency）

## 検査の概要・意義

　好中球は遊走、貪食、殺菌の各機能を有し、貪食能（phagocytosis）は微生物浸入に対する生体の最初のバリアーである。またリンパ球に対して抗原提示を行うなど、免疫系の基本的機能としても重要である。さらに貪食能の測定は、この貪食機能を促進させる血清中の抗体や補体のオプソニン活性も包括しており、総合的な貪食機能をみる検査として利用される。

　従来、肉眼的方法、放射性同位元素法、あるいは比色法などで貪食機能を測定したが、最近はフローサイトメトリー法が主流である。これは被験血液にラテックス粒子を加えて貪食させ、フローサイトメトリーで顆粒球（主に好中球）領域を識別して、その細胞群に貪食されたラテックス粒子を検出する方法である。好中球機能異常症のスクリーニングとして用いられる。また、好中球の殺菌能を知る検査として、貪食細胞が細菌などを貪食した際、細胞内で一連の代謝反応の亢進がおこり、殺菌活性を有する活性酸素（酸素ラジカル）が産生されることを利用した顆粒球機能検査（殺菌能）がある。

## 基準値

　70〜90%　フローサイトメトリー法

# リンパ球刺激試験

*細胞免疫・食菌能検査 / 免疫血清学検査*

## 異常で疑う疾患・病態等

**高値▶** 薬剤性肝障害（肝炎、肝硬変など）、薬剤性遅延型アレルギー、薬剤性大腸炎、薬剤性肺炎、接触性皮膚炎、気管支喘息、アレルギー性鼻炎などの起因薬剤

## 検査の概要・意義

末梢血よりリンパ球を分離し、抗原刺激によるリンパ球（主にT細胞）の増殖（幼若化反応、DNA合成の増加）を $^3$H-チミジン取り込み能を利用して調べる試験である。抗原特異的T細胞の増殖を見るためであり、Ⅳ型アレルギーの関与が疑われる場合（例えば、薬剤アレルギー）に用いられる。薬剤によるⅣ型アレルギーによって生じた肝障害や造血障害に、特定の薬剤が関与しているか否かを知るために有用な検査である。薬剤アレルギー症状が発症した直後は薬剤によるリンパ球刺激試験（DLST）は陰性になりやすく、もっとも高頻度に陽性になるのは感作1～2ケ月後であることが多い。ステロイド剤、抗腫瘍剤、免疫抑制剤などが併用されている場合、DLSTは陰性になりやすく、逆に非ステロイド性抗炎症剤は陽性となる場合がある。

## 基準値

DLST：陰性

細胞免疫・食菌能検査　　　　　　　　　　　　　免疫血清学検査

# ツベルクリン反応

### 異常で疑う疾患・病態等
　結核

＊結核は空気（飛沫）感染で結核菌を肺内に吸い込むことで感染するが、免疫能によって約90％は発病しない。抵抗力の弱い乳幼児や、免疫力が低下した人は発病しやすい。主な症状は、発熱、咳、痰である。

### 検査の概要・意義
　ツベルクリンは結核菌感染の診断に用いられる抗原で、ツベルクリン反応はその培養濾液を皮膚に注射し結核に対する人体のアレルギー反応を利用して、感染の有無を知るための検査である。また、BCG（カルメット・ゲラン桿菌、弱毒性のウシ型結核菌で結核の発病を防ぐための予防接種）接種後の免疫の有無を評価する目的で行われることもあった。

　方法は、精製ツベルクリンの 0.1mL を前腕に皮内注射して 48 時間後に皮膚反応（発赤の長径）を測定する。48 時間後に測定する理由は遅延型アレルギー反応であるためである。ツベルクリン反応が陽性であれば、過去に結核菌に感染していることになるが、BCG による陽性の場合もあり必ずしも結核感染を意味しない。また、結核に感染後 4〜6 週間以内は、陰性の場合が多く、必ずしも結核感染の指標とはならない。

　結核の診断には、ツベルクリン反応以外に結核菌検査（PCR、塗抹、培養）、胸部エックス線（レントゲン写真）、胸部 CT、呼吸機能検査、痰の細菌検査、血液検査などがあるが、確定診断は喀痰による結核菌の有無による。

### 判定方法
　陰性：発赤 9mm 以下
　弱陽性：発赤 10mm 以上、硬結なし
　中等度陽性：発赤 10mm 以上、硬結あり
　強陽性：発赤 10mm 以上、硬結あり、二重発赤、水泡、壊死などあり

# 組織適合検査

移植免疫　　　　　　　　　　　　　　　免疫血清学検査

## 異常で疑う疑患・病態等

**HLA（Human Leukocyte Antigen；ヒト白血球抗原）と相関する主な疾患**

▶ HLA-B27（強直性脊椎炎）
　HLA-B51（Behçet 病）
　HLA-B52（高安病）
　HLA-Cw6（尋常性乾癬）
　HLA-DR4（関節リウマチ、1 型糖尿病、インスリン自己免疫症候群）
　HLA-DR15（SLE、特発性腎症、潰瘍性大腸炎、Hansen 病）
　HLA-DR53（橋本病）

## 検査の概要・意義

　現在臨床で臓器移植を行うために行われている組織適合試験は、ABO 型検査と HLA 試験、それにリンパ球交差試験である。臓器移植で組織適合試験を行うのは、ドナー・レシピエント間の組織適合性が良いほど、拒絶反応が少なく長期生着が期待できるからである。

　HLA は、すべての健常人に認められる主要組織適合遺伝子複合体のことで、白血球の血液型に相当し、自己（自分）と非自己（他人）を識別するための遺伝子マーカーである。移植、輸血、妊娠などの同種免疫、各種疾患との相関性や法医学、人類遺伝学の研究にも利用されている。

## 基準値

　陰性

病原体検査

# 遺伝子検査(病原体核酸検査)

微生物学検査　〔参考〕

## 病原体遺伝子検査について

　病原体遺伝子検査（病原体核酸検査）は、ヒトに感染症を引き起こす外来性の病原体（ウイルス、細菌等微生物）の核酸（DNA あるいは RNA）を検出・解析する検査である。一般の細菌培養では検出が難しい菌や培養に時間のかかる微生物の検出に用いられる。細菌やウイルスなどの目的病原微生物に特有な部位をターゲットに核酸増幅を行い、目的とする遺伝子の検出・定量検査を行う。感度や特異性が高く迅速に結果を得ることが可能である。PCR、TMA、NASBA などをはじめとする核酸増幅法（NAT）を用いた感染症の迅速診断技術の急速な進歩により、検体から直接微量な病原体の遺伝子を増幅・検出して感染症の迅速診断と治療に応用するだけでなく、分離菌株の迅速な菌種の同定、病原因子や薬剤耐性遺伝子の検出にも貢献している。本検査の検体は、骨髄、髄液、血清、体液、糞便、喀痰、組織など多岐にわたる。一般的に臨床は B 型肝炎ウイルス、C 型肝炎ウイルス、HIV、結核菌群、抗酸菌などの検査に用いられている。

　なお、遺伝子検査という用語には、本検査（病原体遺伝子検査）の他に、ヒト体細胞遺伝子検査（病状とともに変化し得る一時的な遺伝子情報を明らかにする検査）と、ヒト遺伝学的検査（生殖細胞系列の遺伝子解析より明らかにされる情報）がある。「ヒトゲノム・遺伝子解析研究に関する倫理指針」に該当する検査はヒト遺伝学的検査であり、本検査はこれの対象外である。

## 動脈血ガス分析　生体機能検査

# pH

### 異常で疑う疾患・病態等

**高値** ▶ 呼吸性アルカローシス（$PaCO_2$ 低下）：過換気症候群、中枢神経疾患、肺塞栓症、甲状腺機能亢進症、肝性昏睡など
　　　　代謝性アルカローシス（$HCO_3^-$ 上昇）：嘔吐、低 K 血症、Cushing 症候群、Bartter 症候群など

**低値** ▶ 呼吸性アシドーシス（$PaCO_2$ 上昇）：慢性閉塞性肺疾患（COPD）、肺水腫、肺線維症、肺性心など
　　　　代謝性アシドーシス（$HCO_3^-$ 低下）：糖尿病性ケトアシドーシス、尿毒症、乳酸アシドーシス、下痢、腎不全など

### 検査の概要・意義

　臨床上アシドーシスやアルカローシスは、pH の変化を招く生理学的な異常の表現である。pH の単なる低値は、酸血症（pH ＜ 7.35）またはアシデミアといい、高値をアルカリ血症（pH ＞ 7.45）またはアルカレミアと表現する。

　動脈血は血行異常がない限り、肺内ガス交換の状況を最もよく反映している。本来は、体内のあらゆる部分で均一である。

　動脈血測定の温度は 37℃と決められており、体温が上昇すれば pH は低下する。

　患者の酸塩基平衡異常に関する全体的評価のためには、動脈血の pH、$PaCO_2$、重炭酸イオンならびに水と電解質異常を総合的に判断する必要がある。

### 基準値

7.35 〜 7.45

pH　219

生体機能検査

動脈血ガス分析

# PaCO$_2$

### 異常で疑う疾患・病態等

**高値** ▶ 呼吸性アシドーシス（pH低値）：慢性閉塞性肺疾患（COPD）、肺気腫、肺水腫、肺線維症、肺性心など
筋疾患：Guillain-Barré症候群、多発性硬化症、筋ジストロフィーなど

**低値** ▶ 呼吸性アルカローシス（pH高値）：突発性過換気症候群、脳血管障害、脳炎、髄膜炎、敗血症、肺不全、肺塞栓症
代謝性アシドーシス：腎不全

### 検査の概要・意義

　PaCO$_2$、動脈血CO$_2$分圧、PaCO$_2$分圧、炭酸ガス分圧とも呼ばれ、動脈血中のCO$_2$の圧力で、肺胞換気の状態を反映し、換気不全では高値を示し、過換気では低値を示す。

　CO$_2$分圧が上昇すると、呼吸中枢の興奮によって換気が増大し、CO$_2$を排出する。高CO$_2$血症（hypercapnia）は、脳の損傷や呼吸中枢の活動低下、呼吸筋やそれを支配する神経の障害などによって起こる。

　閉塞性障害が進行すると死腔量が増大し、肺胞換気量が減少するため、高いCO$_2$分圧が持続する。

　肺炎や肺水腫などの初期には、肺内の換気刺激受容体の興奮によって過換気となり、CO$_2$分圧は低下する傾向が強い。

　なお、本検査は、人工呼吸器の換気条件の設定、評価のために行うこともある。

### 基準値

35～45mmHg

生体機能検査

# 動脈血ガス分析
## PaO₂

## 異常で疑う疾患・病態等

**高値** ▶ 代謝性アシドーシス、過換気症候群、酸素吸入時

**低値** ▶ 低酸素症（肺水腫、肺線維症、神経筋疾患、代謝性アルカローシス）、慢性閉塞性肺疾患（COPD）、間質性肺炎、浮腫、ニューモシスチス（カリニ）肺炎、がん性リンパ管症、ブレオ肺臓炎、右→左シャント（先天性心疾患）

## 検査の概要・意義

　動脈血 $O_2$ 分圧、$PaO_2$、酸素分圧ともいわれ、血液中の酸素が示す圧力をいう。血液による酸素の組織への輸送は、酸素が肺胞から肺胞膜を通過して血液中に入り、血流量に対して十分な肺胞換気量がある前提で、肺・心臓その他で静脈血混入がないことにより行われる。

　血中で供給される総酸素量は $O_2$ 分圧に比例する物理的溶存酸素量とヘモグロビン結合酸素量の和である。物理的溶存酸素量は酸素溶解度と温度によって異なる。血液中には約 3% が溶存している。

　酸素はヘモグロビンと結合し、オキシヘモグロビンの形で血中を運搬される。酸素とヘモグロビンの結合は血液酸素含量、$CO_2$ 分圧、血流pHの影響を受ける。

　全自動血液ガス分析装置による測定では、ヘモグロビン含量も測定することで、酸素含量、$O_2$ 飽和度なども同時に算出される。その他、本検査は人工呼吸器の換気条件の設定・評価の際にも行う。

## 基準値

80 ～ 100mmHg

生体機能検査

動脈血ガス分析

# HCO₃⁻

## 異常で疑う疾患・病態等

**高値** ▶ 代謝性アルカローシス、嘔吐、低K血症、高Ca血症、腎不全、アルドステロン症

**低値** ▶ 代謝性アシドーシス

anion gap 増加：尿毒症、糖尿病性ケトアシドーシス、アルコール性ケトアシドーシス、肝不全

anion gap 正常：重症下痢、低アルドステロン症、副甲状腺機能亢進症、腎尿細管性アシドーシス

## 検査の概要・意義

　$HCO_3^-$（重炭酸イオン）は、細胞外液の緩衝系の一つである。$PaCO_2$ の上昇によって増加した溶解 $CO_2$ は $H_2O$ と結合して $H_2CO_3$ になる。その後、重炭酸イオンと水素イオンに解離して重炭酸イオンは増加する。

　代謝性アルカローシス・アシドーシスは、呼吸性の要因によらず、一次的に重炭酸イオンが増加・減少する病態である。

　血液のpHが変化すると、肺や腎の働きによって基準値へ近づけようとする代償（二次的変化）が生じる。呼吸性代償は換気量の増減によって数時間単位で完了し、代謝性代償は腎によって数日を要する。

　重炭酸イオン濃度は腎尿細管における再吸収量の増減によって調節される。代謝性アシドーシスでは $HCO_3^-$ は減少するが、その減少分を $Cl^-$ で補うかそれ以外の陰イオンで補うかは疾患、病態で異なる。アニオンギャップ（anion gap：AG）はその判別に用いられる。

　AGは、主な陽イオンの和と主な陰イオンの和の差で求められ、$Cl^-$、$HCO_3^-$ 以外の陰イオン量を示す。

## 基準値

22～26mEq/L

# 動脈血ガス分析

## BE

生体機能検査

### 異常で疑う疾患・病態等

**高値** ▶ 代謝性アルカローシス：低K血症、高Ca血症など
　　　慢性の呼吸性アシドーシス：肺気腫、気管支拡張症、多発性肺塞栓症、肺性心、慢性閉塞性肺疾患（COPD）など
　　　急性の呼吸性アルカローシス：過換気症候群、肺塞栓症

**低値** ▶ 代謝性アシドーシス：尿毒症、糖尿病性ケトアシドーシス、尿細管性アシドーシスなど
　　　慢性の呼吸性アルカローシス：中枢神経の病変、代謝亢進状態など
　　　急性の呼吸性アシドーシス：急性肺病変、慢性肺疾患の急性増悪など

### 検査の概要・意義

　代謝性因子を表す酸塩基平衡の指標で、被検血液1Lを37℃、$PaCO_2$を40mmHgに調整した時、pH 7.4まで滴定するのに必要な酸または塩基の量を意味する。

　緩衝系と腎臓で主に$HCO_3^-$を介した$H^+$濃度の代謝性因子による調節の程度を数量化したものである。

　血液pHが著しく低下している場合は$H^+$を放出する陽イオンが増加しており、それに対応する陰イオンは電解質組成によって異なるため、代謝性因子は血液ガス分析値のみでなく、血漿電解質組成、腎機能検査や臨床症状を十分考慮して判断する。

### 基準値

-2.0 〜 2.0 mEq/L

## 呼吸機能

# 呼吸機能（スパイロメトリー）:%VC、FEV₁%

### 異常で疑う疾患・病態等

(1)拘束性換気障害：%VC の低下
　①肺の弾力性低下：肺線維症、間質性肺炎、じん肺など
　②胸部の拡張障害：陳旧性胸膜炎
　③呼吸運動障害：筋肉、神経疾患

(2)閉塞性換気障害：FEV₁% の低下
　①気道閉塞：喘息、慢性気管支炎、びまん性汎細気管支炎
　②肺気腫：慢性閉塞性肺疾患（COPD）

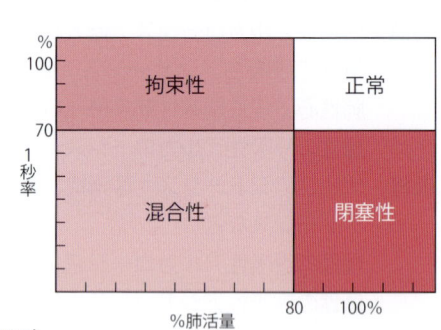

### 検査の概要・意義

　呼吸機能検査は、生理検査（患者に直接触れて行う検査）の一種であり、スパイロメトリー（spirometry）とも呼ばれる。口から出入りする空気の量を時間記録して、肺活量（VC）、一秒量、一秒率などを測定するもので、肺機能検査の基本となる検査である。

　スパイロメトリーより得られる記録をスパイログラム（spirogram）、測定機器をスパイロメータと呼ぶ。スパイロメータの大半は、気流速度も同時に測定できる機器が多く、スパイログラムと同時にフローボリューム曲線を測定できる。

　健常人の肺活量は性別、身長、年齢に関係する。%VC は、仰臥位で測定したBaldwinの予測式から計算された予測値に対する実測値の%である。

　FEV₁% は、努力呼気曲線の最初の 1 秒間に呼出された気体の量（一秒量；FEV₁）の努力肺活量（FVC）に対する%をいう（Gaenslerの一秒率）。なお、肺活量に対する一秒量は、Tiffeneauの一秒率と呼ぶが、閉塞性換気障害の指標に用いる一秒率は、Gaenslerの一秒率である。70%以下は閉塞性換気障害である。

### 基準値

%VC：80%以上
FEV₁%：70%以上

呼吸機能　　　　　　　　　　　　　　　　　　生体機能検査

# 経皮的動脈血酸素飽和度(SpO₂)

## 異常で疑う疾患・病態等

慢性閉塞性肺疾患（肺気腫、慢性気管支炎、びまん性汎細気管支炎含む）、低酸素状態

＊異常値を呈するエラーは以下の場合
貧血、マニキュア、腕や指の圧迫による血流低下時・末梢循環障害、激しい体動、プローブの不適切装着など

## 検査の概要・意義

パルスオキシメータを用いて、動脈血に含まれる酸素（$O_2$）の飽和度（動脈血酸素飽和度：arterial oxygen saturation）を計るもので、その測定値を$SpO_2$と呼ぶ。なお、採血によって動脈血の酸素飽和度を直接測定したものは$SaO_2$（エスエーオーツー）と呼ぶ。酸素飽和度は、赤血球中の酸化ヘモグロビンの比率であり、単位は%である。

このパルスオキシメータは、体外から赤色光と近赤外光の2つの光を使って無侵襲的かつリアルタイムに連続モニタする装置である。麻酔中、手術直後、呼吸器疾患患者などで低酸素状態に陥る危険性のある時に使用される。また、最近では、在宅酸素療法の患者指導や睡眠時無呼吸症候群のスクリーニング診断にも利用される。センサ部分は半導体発光素子と半導体受光素子からなり、これを指や耳などに取り付けて使用する。組織や静脈血の光の吸収は短時間では一定と考え、動脈血による吸収は心拍動に伴う動脈径変化により変動するので、受光した光の変動成分だけを取り出して動脈血の情報を得る。

## 基準値

正常値：96%以上
呼吸不全の疑い：95%未満
在宅酸素療法の適用：90%未満

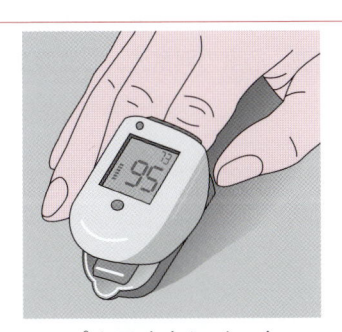

パルスオキシメータ

経皮的動脈血酸素飽和度（SpO₂）　225

## 心機能

# （12誘導）心電図

## 異常で疑う疾患・病態等

**不 整 脈**▶心房性不整脈（心房期外収縮、心房細動、心房粗動）、心室性不整脈（心室期外収縮、心室頻拍、心室細動）

**伝導障害**▶房室伝導障害（房室ブロック）、心室内伝導障害（右脚ブロック、左脚ブロック）

**心筋虚血**▶狭心症、心筋梗塞

**そ の 他**▶早期興奮症候群（WPW症候群、LGL症候群）、電解質異常（高Ca血症、低Ca血症、高K血症、低K血症）、高血圧性心疾患

## 検査の概要・意義

　心臓のペースメーカ細胞から構成される刺激伝導系（図1）を主とした電気活動を電極およびリード線を用いて経皮的に体外に導出しグラフ化したものが心電図である。心電図はその導出の仕方（電極の貼り方）によって、いろんな角度からその電気活動を非侵襲的に確認でき、例えば狭心症や心筋梗塞などの虚血性変化を生じている部位などを診断することが可能となる。加えて、心電図によって心室期外収縮や心房細動などの不整脈、頻脈や徐脈、伝導障害、そして電解質異常などの心機能の異常を診断できる。しかし、心電図から心臓ポンプ機能の異常の有無や血圧の変化を知ることはできない。よって、心電図異常がなくても心疾患が存在することもあれば、その逆もある。全身麻酔下での手術の術前検査では一般的には、12誘導心電図を記録する。

## 基準値

　心電図波形は、P波、QRS波、T波から構成され（図2）、それぞれ心房の興奮波、心室の興奮波、心室興奮の消退（再分極波）を示す。

生体機能検査

## 図1 刺激伝導系

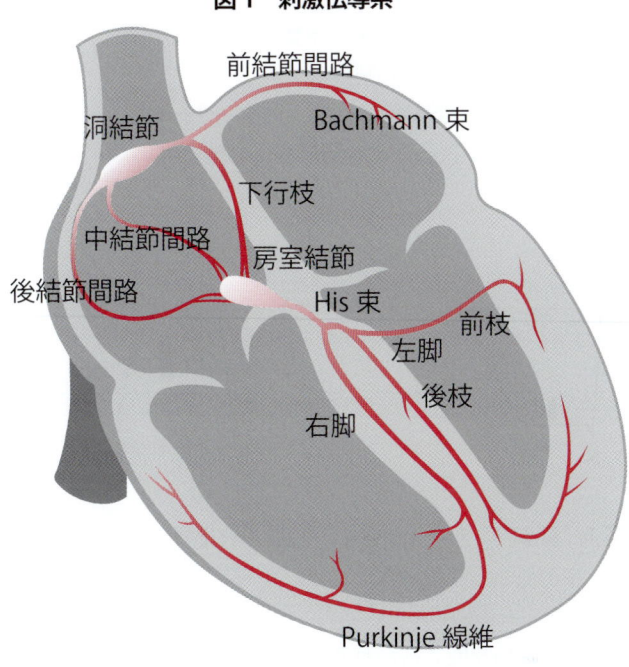

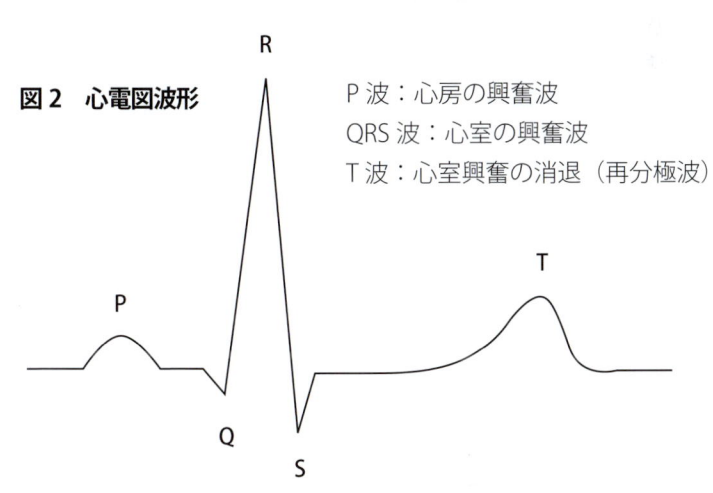

- 洞結節
- 前結節間路
- Bachmann束
- 下行枝
- 中結節間路
- 後結節間路
- 房室結節
- His束
- 左脚
- 前枝
- 後枝
- 右脚
- Purkinje線維

## 図2 心電図波形

P波：心房の興奮波
QRS波：心室の興奮波
T波：心室興奮の消退（再分極波）

（12誘導）心電図　227

生体機能検査

## 心機能
# 運動負荷心電図

### 異常で疑う疾患・病態等
狭心症・心筋梗塞などの虚血性心疾患、不整脈
ST低下（図1）；労作性狭心症、心肥大
ST上昇（図2）；心筋梗塞、安静時狭心症（冠痙縮性、異型）
T波平低化・陰転（図2）；狭心症、心筋梗塞、心肥大

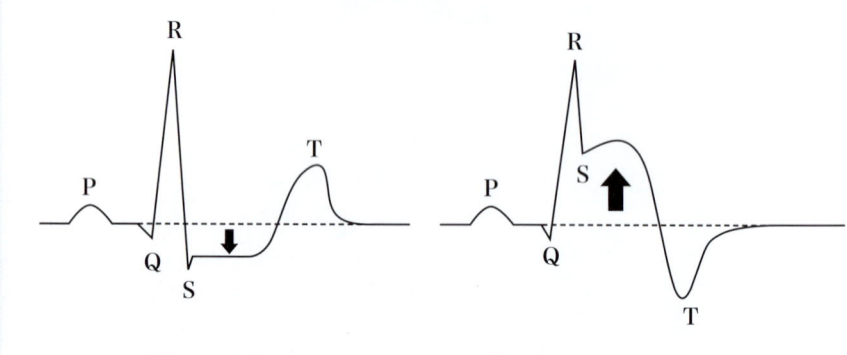

図1　ST低下

図2　ST上昇、T波陰転（冠性T波）

### 検査の概要・意義
　心電図検査は通常安静状態で行われるが、運動負荷心電図は虚血性心疾患などが疑われる患者で心予備力を調べるために運動負荷直後に実施される。運動負荷の方法には階段昇降をさせるマスター2階段試験（シングル、ダブル）やベルトコンベアを歩かせるトレッドミル、エルゴメータがある。

### 基準値
　虚血判定基準
　労作性：ST下降（1mm以上）、安静時ST下降（2mm以上）
　冠攣縮性：ST上昇（1mm以上）
　心筋梗塞：ST上昇（1mm以上）、T波の陰転、異常Q波

## 心機能

# 心臓超音波検査

生体機能検査

### 異常で疑う疾患・病態等

心臓弁膜症、心筋症、狭心症、心筋梗塞、大動脈瘤、心膜炎、先天性心疾患、心臓腫瘍、心タンポナーデ、心不全、感染性心内膜炎など

＊心タンポナーデ／心臓と心臓を覆う心外膜の間に液体が大量に貯留して心臓の拍動が阻害された状態

### 検査の概要・意義

心エコー検査とも言い、心臓の形態や機能、さらには血流評価ができる。超音波発振器（プローブ）を胸部にあてて超音波を心臓に発信し、反射してきたエコー（反射波）を超音波検査装置に映し出してその断層面の画像を観察する。Bモード法（断層像／形態評価）やMモード法（弁や心筋の機能評価）、さらにはドプラ法（血流評価）があり、左心機能（左室駆出率、左室内径短縮率、左室拡張能など）、中心静脈圧、肺動脈圧、肺動脈楔入圧などを評価できる。

### 基準値

左室収縮能の評価：
　左室内径短縮率（fractional shortening; FS）30〜50%
　左室駆出率（ejection fraction; EF）55%以上
左室拡張能の評価：左室流入血流速波形の解析で行う。
　E波（拡張早期波）とA波（心房収縮期波）とDT（deceleration time; E波の減速時間）によって評価する。
正常：E/A＞1、DT 150〜250msec
拡張障害：E/A＜1、DT 250msec以上
拘束型：E/A＞2、DTが150msec未満、左房圧20mmHg以上

# 心臓カテーテル検査

生体機能検査

## 異常で疑う疾患・病態等

### ショック、急性心不全、低心拍出症候群

▶中心静脈圧（CVP）の上昇：循環血液量の増加、右心不全など
CVPの減少：循環血液量の減少、大量出血や熱傷など
肺動脈楔入圧（はいどうみゃくきつにゅうあつ；PCWP）の増加：僧帽弁閉鎖不全・狭窄症、大動脈弁閉鎖不全症、心室中隔欠損症、動脈管開存症、左心不全など
PCWPの減少：大量出血や熱傷など
収縮期圧較差あり：大動脈弁・肺動脈弁狭窄症、拡張期
圧較差あり：僧帽弁・三尖弁狭窄症
左室・右室の圧較差あり：ファロー四徴症や大血管転位症などでの心室中隔欠損症、肺動脈狭窄症など
左→右シャント：右心系で$SaO_2$増加
右→左シャント：左心系で$SaO_2$減少

## 検査の概要・意義

カテーテルを経皮的に心血管に挿入し、造影剤による形態学的異常や心臓内腔の血行動態（圧力、酸素飽和度など）の評価に加え、心内膜心筋生検、血管内視鏡、血管内超音波による検査がある。近年、経皮的冠動脈インターベンション（PCI）など、カテーテル治療にも使われる。

## 基準値

CVP：5〜10 cmH$_2$O（4〜8 mmHg）、右房圧（RAP）：平均2〜8 mmHg、右室圧（RVP）：15〜30/2〜8 mmHg、肺動脈圧（PAP）：15〜30/3〜12 mmHg、PCWP：平均2〜15 mmHg［左房圧（LAP）、左室拡張末期圧（LVEDP）を反映］、LAP：平均2〜12 mmHg（PCWPで代用）、左室圧（LVP）：100〜140/2〜12 mmHg、大動脈圧（AP）：100〜140/60〜90 mmHg、平均大動脈圧（MAP）：70〜105 mmHg、左心系 $SaO_2$（動脈血酸素飽和度）：95%以上、$PaCO_2$（動脈血二酸化炭素分圧）：40 mmHg、右心系 $SaO_2$：75%、$PaCO_2$：45 mmHg

消化器系　　　　　　　　　　　　　　　生体機能検査

# 唾液分泌検査

### 異常で疑う疾患・病態等

　Sjögren症候群、全身疾患に起因した高熱、脱水、出血、下痢などによる体重の2％以上の水分喪失、甲状腺機能亢進症、糖尿病

### 検査の概要・意義

　唾液分泌量の検査法には、さまざまなものがある。ひとつに、安静時の唾液量を測定する方法として、咀嚼をしない状態で自然に出てくる唾液をコップなどに吐きだしてその量を測定する「吐唾法」がある。また、刺激唾液量として、ガムを10分間咀嚼して出てくる唾液の量を測定する「ガム法」、乾燥したガーゼを2分間咀嚼して吸湿した唾液重量を測定する「サクソン法」などがある。これらの検査法は「唾液分泌量の評価法」であり、「口腔乾燥の評価法」ではないことに留意する必要がある。

### 基準値

　吐唾法…0.1mL/分以下を唾液低下
　ガム法…1mL/分以下を唾液低下
　サクソン法…2g以下を唾液低下

消化器系　　　　　　　　　　　　　　　　　　　生体機能検査

# 胃液検査

## 異常で疑う疾患・病態等
胃・十二指腸潰瘍、慢性胃炎、胃癌など

## 検査の概要・意義
主として胃癌や胃潰瘍の存在を明らかにするための検査である。口から胃管を胃に挿入し、胃液（約10mL）を採取する。胃酸やペプシンの分泌量、血液の存在、腫瘍細胞の有無、pHを調べる。結核患者では胃液を培養検査の試料として用いる。

## 判定方法
〈色調〉
　胃液は本来無色～乳白色でわずかに混濁している。がん、潰瘍などによる出血は普通黒味を帯びている。

〈粘液〉
　空腹時胃液にごく少量の粘液を認めるが、胃炎があると粘液分泌が亢進する。

〈潜血〉
　がん、潰瘍などの存在を検索するために試験紙により胃液中の潜血を調べる。

〈総酸度・遊離塩酸・pH〉
　胃液中の塩酸には、遊離塩酸と、蛋白や粘液などと結合している結合塩酸があり、両者を合わせて総塩酸と呼ぶ。胃液中には塩酸以外に乳酸、酪酸、酢酸などの有機酸が含まれ、その総和が総酸度である。胃酸の総酸度は、空腹時にはpH1～1.5である。

消化器系　　　　　　　　　　　　　　　　生体機能検査

# 消化管内圧検査

## 異常で疑う疾患・病態等
**上部消化管** ▶ アカラシアなど
**下部消化管** ▶ 慢性便秘、ヒルシュスプルング病、鎖肛など

## 検査の概要・意義
　消化管内圧検査は消化管各部の内圧を測定する方法である。内圧検査は、他の検査で器質的異常が除外された症例の運動異常を評価するために行われる。
〈上部消化管内圧検査〉
　　食道、胃、十二指腸の運動に問題があると予測される、あるいは原因不明の嘔吐や腹痛を認める症例に対して、疾患、病態の把握、術前術後の胃腸の運動機能評価などを目的として行う検査である。
〈下部消化管内圧検査〉
　　大腸、直腸、肛門管の疾患、病態の把握、術前術後の排便機能評価などを目的として行う検査である。
　　内圧測定法は、トランスデューサーを内蔵したカテーテルを口または肛門から対象臓器の内腔に挿入して行う。

## 判定方法
　正常パターンか否かによって診断する。

消化器系　　　　　　　　　　　　　　　　　　生体機能検査

# 色素排泄試験

### 異常で疑う疾患・病態等
肝機能の予備能力の低下、慢性肝炎、肝硬変

### 検査の概要・意義
　肝臓機能（特に解毒作用）を知るための肝機能負荷試験である。異物であるICG（indocyanine green）という暗緑色の色素を一定量静脈より注入して、一定時間後に採血し、肝臓で排泄されずに血中に残存するICGの量（停滞率）を測定する検査である。注入されたICGは、大部分が血中のリポ蛋白と結合して肝臓に摂取され、肝臓機能が正常であれば、すみやかに胆汁中に排泄されてしまう。主に肝機能を評価するが、心臓機能低下（心不全など）があると、ICGが肝臓に運ばれにくくなるため、停滞率は増加する。

### 基準値
15分血中停滞率：10%以下
30%以上：肝硬変の可能性が高い

消化器系　　　　　　　　　　　　生体機能検査

# BT-PABA排泄試験

### 異常で疑う疾患・病態等
**減少** ▶ 肝機能障害（肝炎、肝硬変など）、吸収不良症候群、脂肪性下痢、慢性膵炎

### 検査の概要・意義
　経口投与された BT-PABA（合成基質 N- ベンゾイル -L- チロシル -p- アミノ安息香酸）は、消化管で吸収されず、膵液中のキモトリプシンによって加水分解され、PABA を遊離する。遊離した PABA は、腸管から容易に吸収されて肝で抱合を受け、腎より排泄される。膵外分泌機能の障害でキモトリプシン分泌が低下している状態では、BT-PABA の加水分解が減少するため、尿中への排泄量も減少する。尿中に排泄される PABA を測定することにより、間接的に膵外分泌機能を知ることが出来る。

### 基準値
試験開始後 6 時間で 70％以上

内分泌・代謝機能　　　　　　　　　　　　　　　　　生体機能検査

# インスリン負荷試験

## 異常で疑う疾患・病態等
下垂体前葉機能低下症（成長ホルモン [GH] 分泌不全症を含む）
**GH 低反応**
▶ GH 分泌不全
**副腎皮質刺激ホルモン（ACTH）・コルチゾール低反応**
▶ 視床下部 / 下垂体性副腎皮質機能低下症

## 検査の概要・意義
　視床下部を介する GH および ACTH、コルチゾール系の分泌刺激試験で、特に GH 分泌不全が疑われる時には、最も重要な検査である。インスリン投与による低血糖ストレスが、視床下部の受容体を刺激して GH 放出ホルモンを分泌するメカニズムにより、各ホルモンの分泌能を知る。一晩絶食後、速攻型インスリン 0.1U/kg を静脈内投与し、血糖、GH（GH 分泌不全疑いの時）、ACTH・コルチゾール（副腎皮質刺激ホルモン放出ホルモン [CRH]・ACTH 分泌不全疑いの時）を測定する。簡易血糖測定器を用意し、重篤な低血糖にならないように注意する。

## 基準値
GH：7 ng/mL 以上（30～60 分後にピーク値）
ACTH：50 pg/mL 以上（30～90 分後にピーク値）
コルチゾール：20 μg/dL 以上（60～90 分後にピーク値）

内分泌・代謝機能　　　　　　　　　　　　　　　　生体機能検査

# グルカゴン負荷試験

## 異常で疑う疾患・病態等

**C-ペプチド（CPR；C-peptide immunoreactivity／絶食試験参照）低値**
- ▶糖尿病

**グルカゴン静注前後のC-ペプチド（CPR）変化1.0以下**
- ▶インスリン依存状態

**空腹時CPRが0.5 ng/mL以下**
- ▶インスリン依存状態

**CPR高値**
- ▶インスリノーマ、肥満、肝疾患（肝炎、肝硬変など）、Cushing症候群、先端巨大症、異常インスリン血症、インスリン自己免疫症候群など

## 検査の概要・意義

　グルカゴンが膵β細胞からのインスリン分泌を刺激することを利用したインスリン分泌能を評価するための検査である。加えて、褐色細胞腫、肝グリコーゲン貯蔵量の推定、インスリノーマの検査などにも使われる。

　方法は、負荷直前に採血し、グルカゴン1 mgを生食10 mLに溶解し、1分かけて静注する。グルカゴンの静注開始時を0分として、負荷6分後および10分後に採血し、血糖、C-ペプチド（CPR）を測定する。

　C-ペプチドは、インスリンが合成される前段階の物質（プロインスリン）が、分解されるときに発生する物質である。インスリンと同程度の割合で血液中に分泌され、ほとんどが分解されないまま血液中を循環し、尿とともに排出される。血中や尿中のC-ペプチドを測定することにより、膵臓からのインスリンの分泌状態を把握できる。

## 基準値

　グルカゴン静注前後のCPRの変化：2.0以上
　空腹時CPR：1.0 ng/mL以上

内分泌・代謝機能　　　　　　　　　　　　　　　　　　　　生体機能検査

# ブドウ糖負荷試験

**P114　生化学検査「ブドウ糖負荷試験（OGTT）」参照**

---

### column　妊娠糖尿病の診断としてのブドウ糖負荷試験

　妊娠糖尿病は、母体や胎児・新生児合併症の頻度が上昇することや仮に分娩後に正常化しても将来糖尿病に進展する可能性が高いことから、その早期発見と適切な治療・管理を必要とされる。

　特に、妊娠中の管理が不十分であれば、高血糖によるさまざまな合併症を起こす。妊娠初期（初診時または妊娠10週前後）と妊娠中期（妊娠24～28週）にスクリーニングを行い、陽性であれば75gブドウ糖負荷試験（OGTT）を行い、診断する。

　妊娠糖尿病は妊娠中に発症したか、または初めて発見された耐糖能低下と定義されているが、妊娠中の糖代謝異常には糖尿病が妊娠前から存在している糖尿病合併妊娠があり、これと区別しなければならない。

　なお、妊娠糖尿病での障害は以下の通り。
母体：妊娠高血圧症候群、羊水量異常、肩甲難産など
胎児・新生児：胎児死亡、流産、奇形、巨大児、心肥大、低血糖、多血症、電解質異常、黄疸など

**初期スクリーニング**
随時血糖値≧100mg/dL

**中期スクリーニング**
随時血糖値≧100mg/dL
または
50gブドウ糖チャレンジテスト
1時間値≧140mg/dL

↓　　　　　　　↓

**75gブドウ糖負荷試験（OGTT）**

**診断基準**
75gOGTTで、以下のいずれか2つ以上を満たす場合を妊娠糖尿病と診断する。

空腹時≧100　　1時間値≧180　　2時間値≧150　　mg/dL

内分泌・代謝機能　　　　　　　　　　　　　　　　生体機能検査

# 絶食試験

### 異常で疑う疾患・病態等

インスリノーマ（インスリン産生膵島腫瘍）、インスリン分泌過剰症（インスリン分泌促進薬による）、高インスリン血症による低血糖（インスリン抗体や腎不全などインスリン代謝の阻害による）

### 検査の概要・意義

インスリノーマを診断するための検査である。健常であれば血糖値（BS）に応じてインスリン分泌が変化するが、インスリノーマに罹患している場合は低血糖状態でも血中インスリン値（IRI）はほとんど変化しない。絶食による低血糖にもかかわらず IRI 高値であればインスリノーマを疑う。

絶食状態で 6 時間ごとに採血し、血糖値、インスリン、C-ペプチド（CPR；C-peptide immunoreactivity／グルカゴン負荷試験参照）、プロインスリンを測定する。BS が 60 mg/dL 以下となるまで、最長 72 時間絶食を続けるが、45 mg/dL 以下となった時点で試験を中止する。

### 基準値

BS 45 mg/dL 以下で、IRI 6 μU/mL 以下
（RIA 法、ICMA 法の場合は 3 μU/mL 以下）
IRI（μU/mL）と BS（mg/dL）の比：0.25 未満
低血糖時：血清 C-ペプチド値 0.6 ng/mL 以下

＊血清 C-ペプチド値
　IRI が内因性、外因性を問わずインスリンの血中濃度を示すのに対し、血清 C-ペプチド値は内因性に分泌されたインスリン量を反映する指標である。したがって、IRI が高値の場合、それが外因性インスリンによるものか、あるいは膵 β 細胞からの（絶対的または相対的）内因性インスリンの過剰分泌に起因するのかを鑑別できる。

生体機能検査

内分泌・代謝機能

# TRH（甲状腺刺激ホルモン放出ホルモン）試験

## 異常で疑う疾患・病態等

甲状腺刺激ホルモン放出ホルモン（TRH）欠損による視床下部異常、甲状腺刺激ホルモン（TSH）産生腫瘍、TSH分泌異常症、下垂体性甲状腺機能低下症、甲状腺機能亢進症、橋本病

## 検査の概要・意義

合成TRHは、下垂体細胞を直接刺激して、TSHおよびプロラクチン（PRL）の分泌を促進する。これにより、下垂体性甲状腺刺激ホルモンの分泌予備能を検査する。

検査はTRH 0.2mgを約2分かけて緩徐に静注して、注射前、注射後30、60分で採血し、TSHとPRLを測定する。視床下部性甲状腺機能低下症を疑う時は、TRH負荷前と負荷後120分にトリヨードサイロニン（$T_3$）を同時に測定し、TSH増加に対する$T_3$の反応性を検討する。生物活性の低いTSHが存在すると、TSHが上昇しても$T_3$は上昇しない。下垂体性甲状腺機能低下症ではTSHは増加せず、視床下部性甲状腺機能低下症では増加する。

## 基準値

TSH：15～30分後に6μU/mL以上
　　　［女性6～30（平均16.8）μU/mL、男性3.5～15（平均7.1）μU/mL］
＊無反応や過大反応を認める場合があるが、明確な基準はない。60分以降にピーク値を認めると遅延反応という。

$T_3$：TRH投与後より前値の130％以上
＊サイロキシン（$T_4$）でも甲状腺の反応を推定できる。

PRL：15～30分後に前値の2倍以上（かつ13 ng/mL以上）

成長ホルモン（GH）：前値の2倍以上（奇異反応）

# 内分泌・代謝機能

生体機能検査

## CRH（副腎皮質刺激ホルモン放出ホルモン）試験

### 異常で疑う疾患・病態等

原発性副腎皮質機能低下症、Cushing 病（下垂体腺腫に起因する）

＊Cushing 症候群：慢性の糖質コルチコイド過剰による症候群。下垂体腺腫が原因で起こる Cushing 症候群を特に Cushing 病（Cushing's disease）という。また、副腎皮質刺激ホルモン（ACTH）産生性の腫瘍であるかどうかで、ACTH 依存性、ACTH 非依存性に分かれる。

### 検査の概要・意義

副腎皮質刺激ホルモン放出ホルモン（CRH）試験は、下垂体前葉 ACTH 産生細胞の CRH 受容体を介した ACTH 分泌刺激試験で、続発性および原発性副腎皮質機能低下症や Cushing 病の診断に用いられる。

試薬負荷前と合成ヒト CRH を静注後 15 分、30 分、60 分、90 分、120 分に採血して、ACTH、コルチゾールを測定する。

原発性副腎皮質機能低下症では、ACTH は高値であるが、コルチゾールの反応はみられない。ACTH 分泌低下症では、CRH 試験に対して、血中 ACTH またはコルチゾールは低反応ないし無反応である。ただし、視床下部性の場合は、障害後 1 年以内なら ACTH の前値が低いが、過大反応を示すことが多い。しかし、長期にわたる視床下部障害の場合は、CRH の連続投与で正常反応を示す。

### 基準値

ACTH：30 〜 60 分で前値の 1.5 倍以上、またはピーク値 30pg/mL 以上
コルチゾール：やや遅れて前値の 1.5 倍以上、または 15μg/dL 以上

内分泌・代謝機能　　　　　　　　　　　　　　生体機能検査

# GHRH（成長ホルモン放出ホルモン）試験

## 異常で疑う疾患・病態等

　成長ホルモン分泌不全症（GHD）に伴う低身長、思春期早発症、下垂体性巨人症、先端巨大症

**成長ホルモン（GH）高値**▶下垂体性巨人症、先端巨大症、神経性無食欲症、栄養失調、慢性腎不全など

**GH 低値**▶下垂体性小人症、肥満症、甲状腺機能低下症など

## 検査の概要・意義

　GH は、視床下部からの成長ホルモン放出ホルモン（GHRH）やソマトスタチンの相反する調節により下垂体から分泌されている。GH の分泌低下は、成長率の低下を生じる。本検査は、その分泌予備能を評価するために、合成 GHRH で下垂体を刺激して GH を測定するものである。また、機序は異なるが、インスリン、アルギニン、グルカゴン、クロニジン、L-dopa による GH 分泌刺激試験もある。このうち 2 つ以上の試験で、GH ピーク値が 6 ng/mL 以下の場合、GHD と診断される。

＊ GH の分泌は食事や睡眠、ストレス、運動などに大きく影響され、また昼間の活動期の分泌量は少なく、夜間や睡眠中が多くなる日内変動を認めるため、早朝の空腹時に 30 分〜1 時間の安静を保った後、検査を行なう。

## 基準値

GH：ピーク値 6 ng/mL 以上

＊ GH の基準値（安静時）
　男性：血中値 0.64 ng/mL 以下、尿中値 10.7 ± 10.5 pg/mL
　女性：血中値 0.11 〜 3.90 ng/mL、尿中値 10.4 ± 7.4 pg/mL

内分泌・代謝機能　　　　　　　　　　　　　　生体機能検査

# LHRH（黄体化ホルモン放出ホルモン）試験

## 異常で疑う疾患・病態等
**性腺機能低下でのLHRH負荷の反応**
▶正常反応：視床下部障害
　低反応：下垂体機能低下症
　過剰反応：原発性性腺機能不全

## 検査の概要・意義
　排卵障害や無月経などの内分泌異常を調べる検査である。下垂体から分泌されるゴナドトロピン（黄体化ホルモン；LH、卵胞刺激ホルモン；FSH）の数値とバランスを評価する。
　LHRH（黄体化ホルモン放出ホルモン）を注射し、15、30分後、あるいは30分と60分の間隔で採血し、LH、FSH、成長ホルモン（GH）の反応値を調べる。本検査でLHとFSHがともに異常低値を示す場合は、中枢性の排卵障害を疑う。これは「低ゴナドトロピン性卵巣機能低下症」といい、視床下部や下垂体に原因を求める。逆に異常高値を示す場合は、卵巣性の排卵障害を疑う。これを「高ゴナドトロピン性卵巣機能低下症」といい、卵巣ホルモンのエストロゲンやプロゲステロンの分泌機能に原因を求める。

## 基準値
　LH：LHRH負荷前値の5～10倍
　　　（30分がピーク値：成人男子50～100 mIU/mL、女子30～100 mIU/mL、排卵前期 数百 mIU/mL に上昇）
　FSH：LHRH負荷前値の1.5～2.5倍
　　　（60～90分でピーク値）
　GH：LHRH負荷前値の2倍以上

内分泌・代謝機能　　　　　　　　　　　　　　　　　　　　生体機能検査

# デキサメサゾン抑制試験

### 異常で疑う疾患・病態等

**血中コルチゾール高値** ▶ Cushing 症候群

### 検査の概要・意義

　本検査は、デキサメサゾンがネガティブフィードバックにより副腎皮質刺激ホルモン（ACTH）分泌を抑制することを利用して、Cushing 症候群（CRH 試験参照）が疑われた場合に行う。副腎由来のコルチゾールは、下垂体が分泌する副腎皮質刺激ホルモン（ACTH）の指令で作られる。ACTH とコルチゾールは、早朝から午前中にかけて高値に、夕方から夜間は低値となり、日内変動がある。深夜にデキサメサゾンを内服すると、翌朝の血液中の ACTH 濃度は正常の場合にはほぼ完全に低下するため、副腎への指令がなくなってコルチゾール濃度も非常に低値となる。しかし、Cushing 症候群では、デキサメサゾンによって ACTH を低下させても副腎腫瘍からは依然としてコルチゾールが作られ、翌朝の血中コルチゾール濃度が高値となることで診断する。

　デキサメサゾンの内服法は、例えば一晩法では、低用量の場合は 1 mg（スクリーニング用）、高用量の場合は 8 mg（確定診断用）を深夜に内服させ、翌朝の血液検査でコルチゾール濃度の低下の有無を調べる。また、同時に蓄尿検査（24 時間分）で尿中のコルチゾール濃度を測定することもある。CRH 試験（CRH 試験参照）なども踏まえて確定診断する。

### 基準値

　検査時の正常値
　デキサメサゾン低用量の場合：コルチゾール濃度 < 3 μg/dL
　デキサメサゾン高用量の場合：コルチゾール濃度 < 1 μg/dL
　血中コルチゾール：2.7 〜 15.5 μg/dL

# 水制限試験

生体機能検査 / 内分泌・代謝機能

## 異常で疑う疾患・病態等

多尿かつ（水制限後の）最大尿浸透圧 ＜ 血漿浸透圧 ▶ 尿崩症

## 検査の概要・意義

　尿崩症（Diabetes insipidus; DI）とは、抗利尿ホルモン（ADH、バソプレシン）の合成または作用の障害により、水保持機構が正常に働かず、多尿となる疾患である。その診断のために本試験が実施され、水分摂取制限による内因性抗利尿ホルモン（ADH）増加に対する腎髄質の尿濃縮機能をみる。尿量の減少が認められず、尿浸透圧より血漿浸透圧が高い状態が持続していれば尿崩症である。

　絶食から12時間後を試験開始時点とし、膀胱尿を採尿後、膀胱を空にして体重を測定する。以後、水分の投与を完全に制限し、試験中は極力空腹にする。1〜2時間間隔で採尿と体重測定を行い、採尿した尿の比重と浸透圧を測定する。尿比重が1.040以上であれば、正常な濃縮能を保持していると考え、試験は中止する。それ以下の場合は、12時間ないしそれ以上の試験を続行し、24時間の試験終了時点まで、採尿、体重測定、尿比重（尿浸透圧）測定を反復実施する。ADH分泌に異常があるときは、正しい尿濃縮能を反映しない。試験中の過度の脱水に注意し、体重が5%減少した場合や尿素窒素（BUN）高値、尿浸透圧が5%未満の上昇を示した場合は試験をただちに中止する。

## 基準値

（水制限後の）最大尿浸透圧 ＞ 血漿浸透圧

＊通常は比重1.020または浸透圧700 mOsm/Lを上回る

内分泌・代謝機能　　　　　　　　　　　　　　　　　　　生体機能検査

# 高張食塩水負荷試験

## 異常で疑う疾患・病態等

**尿崩症** ▶ 血漿バソプレシン低値：中枢性尿崩症
　　　　　血漿バソプレシン軽度上昇：腎性尿崩症

## 検査の概要・意義

　本検査は2.5％あるいは5％高張食塩水を経静脈的に投与して血漿浸透圧を上昇させ、それに反応するバソプレシン（抗利尿ホルモン）の分泌能を直接評価する。

　検査前の採血と採尿を行い、5％食塩水を0.05mL/kg/分の速度で投与し、採尿は30分ごとに、採血は60分ごとに検査開始120分後まで行い、尿量、尿比重、尿浸透圧、血漿浸透圧、血漿バソプレシン、$Na^+$、尿素窒素（BUN）、血糖を測定する。

　健常者では血漿浸透圧の上昇にともなってバソプレシン値が上昇し、尿の濃縮（尿量の減少・尿浸透圧の上昇）が惹起される。ただし、中枢性尿崩症では、血漿バソプレシン値は低値のままで、尿の濃縮がみられない。腎性尿崩症では、バソプレシンの分泌は正常ないし過反応を示す。心因性多飲症では、正常反応を示す。

## 基準値

血漿バソプレシン濃度：

5％高張食塩水負荷（0.05mL/kg/分で120分間点滴投与）時、$Na^+$ 144 mEq/Lで1.5 pg/mL以下、146 mEq/Lで2.5 pg/mL以下、148 mEq/Lで4 pg/mL以下、150 mEq/L以上で6 pg/mL以下

＊血清ナトリウム濃度と比較して相対的に低下する。
　尿量：25％以下に減少
　尿浸透圧：600 mOsm/kg$H_2O$以上で血漿浸透圧を上回る。

生体機能検査

内分泌・代謝機能

# ACTH（副腎皮質刺激ホルモン）試験

## 異常で疑う疾患・病態等

**副腎皮質機能低下症** ▶

　コルチゾール無反応：原発性副腎皮質機能低下症
　コルチゾール低反応：続発性副腎皮質機能低下症、副腎皮質ホルモン長期服用
　コルチゾール過剰反応：Cushing 病、異所性 ACTH 産生腫瘍
　アルドステロン無反応：特発性アルドステロン症
　アルドステロン過剰反応（参考：頂値が 350pg/mL 以上）：原発性アルドステロン症

## 検査の概要・意義

　副腎皮質刺激ホルモン（ACTH）試験は、副腎皮質を刺激し、コルチゾール・アルドステロンの産生を増加させることを利用して、副腎皮質分泌予備能を検索する。視床下部‐下垂体‐副腎皮質系の疾患の診断や、その病態解明のために有用な検査である。副腎が過形成または腫瘍化していれば、ACTH 負荷により大量のコルチゾールが放出されるが、萎縮した副腎は反応しない。

　検査開始直前に採血をし、コートロシン®（ACTH）250μg を生理食塩水で溶解して負荷後 30 分、60 分、120 分に採血し、コルチゾール、アルドステロンを測定する。視床下部‐下垂体‐副腎皮質系に異常があると、迅速 ACTH（コートロシン®）負荷に対して血中コルチゾールは低反応を示す。

## 基準値

　ACTH：早朝安静時 7.4 〜 55.7 pg/mL
　血漿コルチゾール：4.0 〜 18.3 μg/dL
　尿中遊離コルチゾール：10 〜 70.4 μg/ 日
　アルドステロン：29.9 〜 159 pg/mL

内分泌・代謝機能　　　　　　　　　　　　　　　　　　　　　　　　生体機能検査

# フロセミド負荷試験

### 異常で疑う疾患・病態等
**レニン活性無反応** ▶ 原発性アルドステロン症、特発性アルドステロン症
**アルドステロン低下** ▶ 原発性アルドステロン症

### 検査の概要・意義
　通常、利尿剤によって循環血液量が減少すると、レニン - アンジオテンシン - アルドステロン（RAA）系が賦活して血圧が維持される。この機序を利用して原発性アルドステロン症を診断する検査である。すなわち、原発性アルドステロン症では、アルドステロンがもともと過剰分泌しており、フィードバック機序によってレニン活性が抑制されているため、フロセミド負荷後も RAA は増加しない。原発性アルドステロン症では、副腎皮質刺激ホルモン（ACTH）の日内変動によってアルドステロンは低下するが、特発性アルドステロン症では立位負荷でわずかに増加したアンジオテンシンに反応してアルドステロンは増加する。

　検査直前に採血し、ラシックス®40mg を静脈内投与する。2 時間立位（坐位および排尿は可）負荷後に採血し、レニン活性、アルドステロンを測定する。起立性低血圧や失神発作を起こした場合は、直ちに仰臥位にして採血を行い検査終了とする。

＊原発性アルドステロン症は、副腎皮質の病変により血中のアルドステロン濃度が上昇する。

### 基準値
レニン活性：前値の 2 倍以上、かつ 2 ng/mL/ 時以上
アルドステロン：増加

# PTH（副甲状腺ホルモン）負荷試験（Ellsworth-Howard試験）

内分泌・代謝機能　　　　　　　　　　　　　　　　　　　生体機能検査

## 異常で疑う疾患・病態等

**低‐無反応** ▶偽性副甲状腺機能低下症
**P 排泄、cAMP 排泄ともに異常** ▶偽性副甲状腺機能低下症 1 型
**P 排泄のみ異常** ▶偽性副甲状腺機能低下症 2 型

＊偽性副甲状腺機能低下症
　副甲状腺ホルモンの分泌は保たれているが、副甲状腺ホルモンが作用する臓器の反応性が障害されている状態

## 検査の概要・意義

　副甲状腺機能低下症の病因が分泌能の異常か、受容体の異常かを鑑別する。副甲状腺ホルモン（PTH）を投与し、尿中のリン酸および cAMP を測定する。
　PTH が腎尿細管の PTH レセプターに結合すると、セカンド・メッセンジャーとしての cAMP が増加し、それを介して尿中 P が増加する。副甲状腺機能低下症の患者に対して、外来性 PTH を投与し尿中 P の増加を見ることにより、PTH の欠乏が原因であるのか、標的臓器の感受性が悪いのかを鑑別できる。副甲状腺機能低下症の診断目的ではなく、偽性副甲状腺機能低下症の鑑別目的である。
　方法は 200mL 飲水後、1 時間毎に 5 時間後まで 200mL ずつ飲水させ、最初の飲水 1 時間後の尿は捨て、それ以後 1 時間毎に 5 時間後まで、尿量、尿中 P、尿中 cAMP、尿中 Cr を測定する。最初の飲水から 4 時間後に合成ヒト PTH100 単位を 3〜5 分かけ静注する。

## 基準値

　尿中 P 排泄：35 mg（2 時間）以上
　尿中 cAMP 排泄：1 μmol 以上の増加、かつ前値に比べ 10 倍以上

内分泌・代謝機能　　　　　　　　　　　　　　　　　　　　生体機能検査

# プロゲステロン負荷試験

### 異常で疑う疾患・病態等
第1度無月経、視床下部機能障害による軽度排卵障害

### 検査の概要・意義
　無月経、無排卵症の障害部位診断のための内分泌学的負荷試験であるクッパーマン試験〔プロゲステロンテスト、エストロゲン・プロゲステロンテスト、卵胞刺激ホルモン（FSH）テスト〕の一つである。プロゲステロン投与により消退出血（下記参照）が生じれば、第1度無月経と診断できる。

　プロゲステロン筋注後3～6日、または5日間内服後2～7日で3日以上持続する消退出血の有無を調べる。消退出血があればエストロゲン（卵胞ホルモン）を産生しうる発育段階の卵胞が存在しているが、視床下部性の軽度の排卵障害と考える（第1度無月経）。

＊消退出血（月経）：
　卵胞ホルモン（エストロゲン）と黄体ホルモン（プロゲステロン）の減少に伴う子宮出血である。エストロゲンの存在下で子宮内膜が成長し、プロゲステロンで分泌・子宮内膜が維持されているが、プロゲステロンが減少したときに、子宮内膜は剥脱し出血を伴う。これが消退出血（月経）である。

### 基準値
プロゲステロン負荷：陰性（消退出血なし）

内分泌・代謝機能　　　　　　　　　　　　　　　生体機能検査

# エストロゲン・プロゲステロン負荷試験

### 異常で疑う疾患・病態等
第2度無月経

### 検査の概要・意義
　無月経、無排卵症の障害部位診断のための内分泌学的負荷試験であるクッパーマン試験〔プロゲステロンテスト、エストロゲン・プロゲステロンテスト、卵胞刺激ホルモン（FSH）テスト〕の一つである。プロゲステロン負荷試験で消退出血（プロゲステロン負荷試験参照）がない場合、本検査へ移行する。
　エストロゲンを10日間内服後、エストロゲン・プロゲステロン合剤を10日間内服し、2〜4日で3日間持続する消退出血の有無を調べる。
　エストロゲンが分泌されていない場合、内膜は増殖していないのでプロゲステロン投与（プロゲステロン負荷試験）では消退出血は認められず、エストロゲンとプロゲステロンの投与で消退出血が起こる。
　消退出血があれば第2度無月経であり、視床下部・下垂体の障害によるFSH・黄体化ホルモン（LH）の分泌不全か、卵巣のゴナドトロピンに対する感受性の低下が原因である。消退出血がみられなければ子宮性（子宮欠損、子宮腔内癒着など）を考慮する。

### 基準値
エストロゲンとプロゲステロン負荷：陰性（消退出血なし）

生体機能検査

内分泌・代謝機能

# ゴナドトロピン負荷試験

## 異常で疑う疾患・病態等
無月経、無排卵
反応パターン［黄体化ホルモン（LH）、卵胞刺激ホルモン（FSH）の基礎値］
低く、反応良好：視床下部不全型
低く、反応不良（視床下部性が長期比例を含む）：下垂体不全型
高く、過剰反応：卵巣不全型
高く、反応性亢進：多嚢胞性卵巣型

## 検査の概要・意義
　無月経や無排卵の診断のため、脳下垂体のゴナドトロフの性腺刺激ホルモン放出ホルモン[性腺刺激ホルモン（ゴナドトロピン）放出ホルモン、GnRH]感受性あるいはGnRH分泌予備能を調べる検査である。被験者の状態を把握するにはこの試験単独でなく、ステロイド環境を十分に把握しておく必要がある。無月経や無排卵の治療のため種々のホルモン投与が行われている場合、3週間以上休薬させる。

　検査直前、およびGnRH 100 μg 静注15分、30分、60分、120分、180分後に採血し、血中黄体化ホルモン（LH）、卵胞刺激ホルモン（FSH）を測定する。測定は卵胞期初期が望ましい。

## 基準値
　FSHよりLHのほうが反応が早く、かつ大きい。

# クレアチニンクリアランス

腎機能　　　　　　　　　　　　　　　　　　　　生体機能検査

## 異常で疑う疾患・病態等

**高値** ▶ 糖尿病性腎症（初期）、妊娠中、高蛋白食、急速な利尿期、甲状腺機能亢進症など

**低値** ▶ 腎糸球体機能の低下：糸球体腎炎、腎硬化症、急速進行性腎炎、ループス腎炎、強皮症、糖尿病性腎症（腎不全期）など
尿細管間質疾患：間質性腎炎、急性尿細管壊死など
腎血管性病変：腎皮質壊死、血管炎症候群、腎梗塞、肝腎症候群など
腎血流低下：脱水症、出血、ショック、心不全、腎動脈狭窄症
ボーマン嚢内圧の上昇：尿路閉塞性疾患など

## 検査の概要・意義

　クレアチニン（Cr）は血清濃度が比較的安定しており、糸球体で濾過され、尿細管では再吸収されず、代謝されない。そのため、内因性クレアチニンクリアランス（Ccr）は糸球体濾過値（GFR）に近似する簡便な糸球体機能検査として臨床的に使用される。しかし、尿中Crの10～15%は尿細管から分泌され、GFRの低下に伴いその量が増加するため、イヌリンクリアランス（Cin）で測定した真のGFRより高値を示す。

　ヒトの腎には各100万個のネフロンが存在し、Ccrの低下は機能しているネフロン数の減少を意味しているが、腎機能には予備能があるため、通常ネフロン数が50%以下まで減少しないとCcrの低下はみられない。

## 基準値

70～130mL/分
（性・年齢差あり）

## 腎機能

# 濃縮試験（Fishberg試験）

生体機能検査

### 異常で疑う疾患・病態等
**低値** ▶ 腎不全、尿崩症、間質性腎炎、慢性腎盂腎炎、閉塞性尿路疾患など

### 検査の概要・意義
　一定時間の飲水制限後に採尿し、尿の濃縮の程度を調べる試験である。尿の濃縮は、尿細管、特に腎髄質の機能を反映するため、濃縮能の低下は、腎障害、特に髄質の病変を示唆する。
　判読の際は、加齢による生理的な濃縮力低下、尿糖などの浸透圧物質の存在、利尿薬の影響などを考慮する必要がある。

### 基準値
　尿比重：≧ 1.025
　尿浸透圧：≧ 850 mOsm/kgH$_2$O

| 腎機能 | 生体機能検査 |

# 糸球体濾過値（GFR）

## 異常で疑う疾患・病態等
**高値** ▶ 糖尿病性腎症（初期）、妊娠中、高蛋白食など
**低値** ▶ 慢性糸球体腎炎、糖尿病性腎症（腎不全期）、腎硬化症、ループス腎炎、血管炎症候群、間質性腎炎、腎嚢胞、腎血管性高血圧症、片腎、肝硬変、腎静脈血栓症

## 検査の概要・意義
　単位時間当たりの腎糸球体濾過量を示し、腎機能評価や慢性腎臓病の診断に用いられる。一般的に、BUNや血清クレアチニンは腎機能が正常の1/2～1/3にならないと低下しないのに対し、GFRは早期より低下がみられるため、慢性腎臓病の早期診断に有効である。

　正確なGFR測定には、イヌリンクリアランス（ゴールドスタンダード）、シスタチンC、内因性クレアチニンクリアランスなどを求める必要があるが、検査手技が煩雑であるため、一般的に、血清クレアチニン値、年齢、性別をもとにGFRを推定した「推算GFR（eGFR）」が用いられる。

男性 eGFR（mL/分/1.73m$^2$）= $194Cr^{-1.094} \times$ 年齢（歳）$^{-0.287}$
女性 eGFR（mL/分/1.73m$^2$）= 男性 eGFR × 0.739
18歳以上の成人では、Cr：血清Cr濃度（mg/dL）。
2～11歳以下の小児では、eGFR（%）=（0.3 × 身長（m）／血清Cr濃度）× 100 で表される。

## 基準値
90 mL/分/1.73 m$^2$以上

### 慢性腎臓病のステージ分類

| 病期ステージ | 重症度の説明 | 進行度による分類 GFR（mL/分） |
|---|---|---|
| - | ハイリスク群 | 90 ≦ |
| 1 | 腎障害が存在するが　GFR正常～亢進 | 90 ≦ |
| 2 | 腎障害が存在　GFR軽度低下 | 60～89 |
| 3 | GFR中等度低下 | 30～59 |
| 4 | GFR高度低下 | 15～29 |
| 5 | 腎不全 | < 15 |

＊ハイリスク群とは、糖尿病、高血圧、脂質異常症、高尿酸血症、尿路結石、膠原病、肥満、家族にCKD、60歳以上、感染症、消炎鎮痛剤を常用、喫煙

# 腎機能

# レノグラム

### 異常で疑う疾患・病態等

腎炎、腎盂腎炎、腎萎縮、水腎症、閉塞性腎疾患、腎血管性高血圧症、腎腫瘍など

### 検査の概要・意義

RIで標識した試薬を用い、腎血流動態と腎排泄機能を診断する腎動態検査法である。$^{131}$I-OIH、$^{99m}$Tc-MAG3、あるいは$^{99m}$Tc-DTPAなどで標識された試薬を静脈投与し、腎臓への集積から、尿管を経て膀胱へ排泄されるまでの経過を、ガンマカメラを用いて画像化することにより、腎血流、腎実質機能、尿路の通過状態および腎の形態を非侵襲的に診断する。

左右それぞれの腎臓に関心領域を設定し、腎臓の時間放射能曲線を描くことによりレノグラムが得られるが、レノグラムの第1相である血管相からは腎血流の左右差を推定できる。第2相の機能相または分泌相には、腎血流、尿細管への分泌、腎盂貯留などが関与し、第3相の排泄相は尿路の通過状態を示している。また曲線を解析することにより、ピークの高さや時間、カーブ下の面積、排泄速度などの定量的指標を得ることも可能である。

生体機能検査

### 基準値

レノグラム解析曲線（正常レノグラム（上）と4型パターン分類（下））

**正常レノグラム**

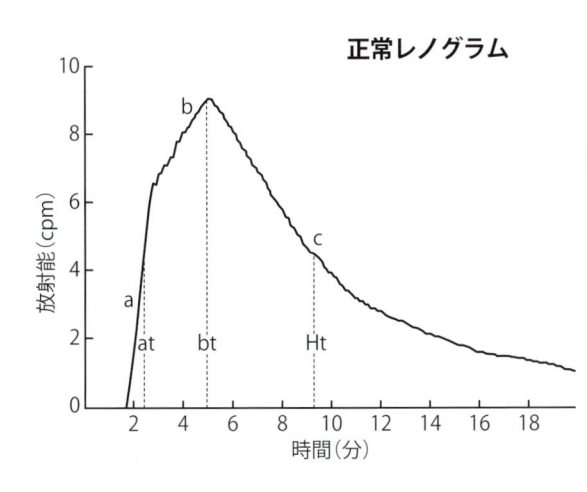

a：血管相
　（at まで 20 秒）
b：機能相
　（bt まで 3〜4 分）
c：排泄相
　（7〜15 分、半減期
　Ht まで 5 分以内）

**4型パターン分類**

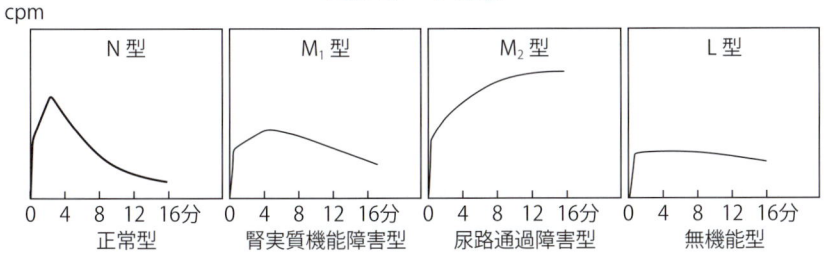

| N型 | M₁型 | M₂型 | L型 |
|---|---|---|---|
| 正常型 | 腎実質機能障害型 | 尿路通過障害型 | 無機能型 |

レノグラム　257

# 神経・運動機能

生体機能検査

## 脳波

### 異常で疑う疾患・病態等

てんかん、向精神病薬の影響、内分泌系異常、脳腫瘍、脳血管障害（脳内出血、脳梗塞など）など

＊異常脳波には非突発性異常と突発性異常がある。前者は、基礎律動の速波化、徐波化、左右差などで、てんかん、向精神病薬の影響、内分泌系異常、脳腫瘍、脳血管障害などで生じる。後者は、棘波、徐波、棘徐波結合などで、特にてんかんの診断に重要である。

### 検査の概要・意義

大脳の神経細胞（ニューロン）の電気活動を体外に導出し、記録したものが脳波である。通常、大脳皮質の多数の神経細胞群の総括的な活動を対象とし、これを頭皮に装着した電極より導出する。基礎律動（背景脳波）はほぼ全般性、持続性に出現し、脳波の大部分を形成する特定の脳波活動で、覚醒度、年齢、薬物、疾患などによって変化する。周波数帯域ごとに命名され、それぞれ異なった生理学的な意義を有する。

頭皮上脳波は主に大脳皮質の電気活動であるが、深部の活動も一部反映される。この電気活動を増幅させ、波形として描き出したもの（振幅：数～数百 uV、周波数：0.5～数百 Hz）から、脳の働き、てんかん、脳血管障害、脳腫瘍、意識障害など、機能的異常や器質的障害を診断する。

### 基準値

0.5Hz ≦ δ 波 < 4Hz　：徐波、睡眠状態
4Hz ≦ θ 波 < 8Hz　：徐波、α波より傾眠状態、記憶やひらめきにも関与
8Hz ≦ α 波 < 14Hz　：安静・閉眼・覚醒状態で出現
14Hz ≦ β 波 < 30Hz　：速波、覚醒状態、精神集中・興奮状態で出現

# 神経・運動機能

生体機能検査

## 筋電図

### 異常で疑う疾患・病態等

**針筋電図**▶筋緊張性ジストロフィー、筋強直症、神経原生筋疾患、筋原性疾患、ミオキミー、テタニー甲状腺疾患、振戦、ミオクローヌス、痙攣など

**誘発筋電図**▶末梢神経障害（単神経炎、多発単神経炎、多発神経炎）、神経叢障害（腕神経叢障害、腰仙骨神経叢障害、胸郭出口症候群）、神経根障害（脊椎障害、椎間板ヘルニア、外傷、髄外腫瘍）、神経筋接合部障害（重症筋無力症、Lambert-Eaton症候群、有機リン中毒、ボツリヌス中毒）、その他（筋線維および上位中枢障害、皮膚筋炎、多発性筋炎、筋ジストロフィー、甲状腺中毒症）など

### 検査の概要・意義

筋線維が興奮する際に発生する活動電位を記録するもので、神経筋疾患の補助診断法の一つである。通常は骨格筋または横紋筋の筋活動を対象とし、骨格筋の活動状態を調べる針筋電図と、筋および末梢神経の機能や神経筋接合部を調べる誘発筋電図とに大別される。四肢の筋萎縮や筋力の低下がある場合、針筋電図検査が不可欠である。骨格筋の運動単位を分析し、運動神経に起因するのか（神経原性変化）、筋自体に起因するのか（筋原性変化）を判定する。誘発筋電図は、末梢神経を皮膚上で電気刺激して誘発された電位を記録し、伝導速度、振幅、持続時間、遠位潜時などから末梢神経疾患（脊髄を含む）の診断、および病態の把握に活用する。

### 基準値

刺入電位・終板電位：正常でも異常でも出現

血液生化学検査 栄養学検査

# 総蛋白(TP)

P84　生化学検査「総蛋白（TP）」参照

血液生化学検査 栄養学検査

# アルブミン(Alb)

P86　生化学検査「アルブミン（Alb）」参照

# 身体計測

栄養学検査

## 異常で疑う疾患・病態等

低栄養、劣成長、肥満
高身長、低身長の場合は、栄養状態のほかに内分泌障害

## 検査の概要・意義

身体計測の目的は、体脂肪量、体タンパクおよび筋肉量を概算し、身体の栄養状態を推定することである。また1日の必要エネルギー量を推定する上で身長や体重の値が必要となる。したがって、適切な栄養管理を行うために身体計測は不可欠である。

測定項目には、身長（BH：body height）、体重（BW：body weight）が基本であるが、この他、上腕周囲長（AC：arm circumference）、上腕筋周囲長（AMC：arm muscle circumference）、上腕三頭筋皮下脂肪厚（TSF：triceps skinfolds）、上腕筋面積（AMA：arm muscle area）、下腿周囲長（CC：calf circumference）、がある。基準値として、体格指数（BMI：body mass index）、基準体重比（％IBW：ideal body weight）、体重減少率（％LBW：loss of body weight）や「日本人の身体計測基準値（Japanese anthropometric reference data：JARD2001）」を用いて判定を行う。なお、腹囲（west circumference）は、男性85cm以上、女性90cm以上が内臓脂肪型肥満の評価として用いられる。

Scammonの臓器別発育曲線によると、身長発育速度は乳児期と思春期にもっとも高い。また、体重については、その適正か否かは、一般に標準体重と比較されるが、個体差が大きい。体重は栄養状態の影響を強く受けるが、継続的に減少、増加の傾向を示す場合には何らかの潜在的な疾患を疑う必要がある。乳児期は体重は急増し、幼児期は安定する。

## 基準値

BMI算出方法：BMI＝体重（kg）÷（身長（m）×身長（m））
日本人：18.5～24.9

包括的栄養評価表

# SGA、MNA®

### 異常で疑う疾患・病態等
低栄養、栄養障害

### 検査の概要・意義

　2000年代に入り、急速にNST（nutrition support team：栄養サポートチーム）が普及してきた。病院を中心に栄養障害への対策が進んでいる。この背景として、栄養障害、例えば栄養不良な状態が継続すると免疫能が低下して易感染状態となり、その結果、創傷治癒の遅れ（褥瘡の発生・悪化を含む）、術後合併症の増加、ADLやQOLの低下が起こり、結果的に在院日数や死亡率、治療費も増加することが明らかになったことがある。

　医療現場で行われる栄養評価法は、血清アルブミンに代表される血液生化学検査などのデータから判定する客観的データアセスメント（ODA：objective data assessment）と主観的包括的アセスメント（SGA：subjective global assessment）が主流である。

SGAの評価項目は、
①体重変化②食物摂取の変化③消化器症状④身体機能⑤疾患と栄養必要量の関係⑥栄養状態を評価するための身体計測の6つである。

　基本的に問診と身体理学所見からの評価で、特別な検査や器機を使用しない。

　また、簡易栄養状態評価（MNA®：mini nutritional assessment）は、1997年に出版され、その当時は、身体計測、総合評価、食事評価、自己評価の4つのドメインから構成されていた。なお、設問、点数は現在のものと同一である。その後、改訂が行われ、設問の順序を変更し、スクリーニング（MNA®-SF）とアセスメントの2ステップ法となった。最新版では、MNA®-SF（一般的にこれをMNA®という）は6項目による検証が行われ、より簡便で実用的となった。また、BMIが測定できない場合は、ふくらはぎの周囲長（CC）で評価を行うことができる。本評価法は問診表を主体とする。

# 栄養学検査

### 基準値

① SGA（C、D は NST の対象）
　A：栄養状態良好 栄養学的に問題なし
　B：軽度の栄養不良
　C：中等度の栄養不良
　D：高度の栄養不良

② MNA®

　6個の予診項目（14ポイント）と12個の問診項目（16ポイント）とからなり、予診の段階で12ポイント以上であれば、栄養障害なしと判断し、それ以上の詳細な問診には進まない。11ポイント以下の場合には、栄養障害の疑いありとしてさらに詳細な12項目の問診を行う。

　合計30ポイント中、23.5ポイント以上あれば、現時点での栄養障害の可能性はないものとして栄養療法の対象とはしない。17～23.5ポイントは、栄養障害の危険ありとして full assessment を行うか、厳重な経過観察を行う必要がある。17ポイント未満はすでに栄養障害ありと診断され、直ちに何らかの栄養療法が必要となる。

# 第二部｜疾患・病態等
## 疾患別の主な検査項目と、歯科治療への影響の評価

### 【疾患・病態等】ページの見方

「疾患INDEX」は、
「第一部 臨床検査 臨床検査値から読む、異常で疑う疾患・病態等」で
解説している検査をカテゴリー別でアイコン表示しています。
主な検査項目が含まれるカテゴリーを、赤で表示しています。

疾患を疑う際に行う、主な検査項目を記載しています。

≪検査項目について≫
第一部の「臨床検査の異常値から疾患を疑う」というアプローチと、第二部の「疑わしい疾患を検査で明らかにする」というアプローチは、異なります。
よって、第一部の検査と疾患、第二部の疾患と検査の関係性は、必ずしも同一ではありません。

疾患について、歯科治療への影響の評価、注意点を簡潔に記載しています。

---

疾患・病態等 02

## 気管支喘息

### 主な検査項目
【喀痰】肉眼的所見、細胞診、細菌検査
【血球】白血球分画（好酸球）
【アレルギー】アレルゲン検査、IgE、特異的IgE、皮膚反応テスト、誘発試験
【呼吸機能】FEV₁%、経皮的動脈血酸素飽和度（$SpO_2$）
【心機能】（12誘導）心電図
【★】胸部エックス線撮影　　　　　　　　★は、本書に未掲載の検査

### 歯科治療への影響の評価
気管支喘息はアレルギー反応による全身疾患とされていたが、現在は気管支に炎症がある疾患、いわゆる慢性的な気管支の炎症とされている。しかし、上記の検査で、アレルゲンの特定（室内外のアレルゲン、大気汚染、食品添加物、ウイルス感染など）がされる場合もあり、その際は、これと歯科治療環境や使用薬剤・材料との関連を考慮する必要がある。
本症は気道の慢性炎症と気道狭窄と気道過敏性の亢進、そして繰り返し起こる咳、喘鳴、呼吸困難によって特徴づけられるため、発作が惹起された場合は、治療の中断のみならず、重篤例では対応が遅延すると不幸な転帰をとることを念頭に置く必要がある（死亡者数は高齢者を中心に年間2,000人）。
しかし、適切な治療（コントロール）を行っていれば健常人と変わらない生活を送ることができ、歯科医院でも緊急時の対応を念頭においた準備でこれを避けることができる。常用（持参）している吸入治療薬（$β_2$刺激薬；サルブタモール等）を事前に確認し、治療前に即座に吸入できるように対応しておくことが肝要である。

**閉塞性障害と拘束性障害の代表的診断基準**

（検査INDEX：尿／糞便／喀痰／脳脊髄液／穿刺液／血球／凝固線溶／血小板／溶血関連／輸血関連／赤沈／蛋白質関連／生体色素／酵素・アイソザイム／含窒素成分／糖代謝／脂質代謝／電解質／酸塩基／微量元素／健康元素／ビタミン／ホルモン／腫瘍マーカー／臓器マーカー／炎症マーカー／感染／自己抗体／免疫蛋白／アレルギー／補体／細胞免疫／食細胞／移植免疫／病原体／動脈血ガス分析／呼吸機能／心機能／消化器系／内分泌代謝機能／腎機能／神経運動系機能／栄養検査）

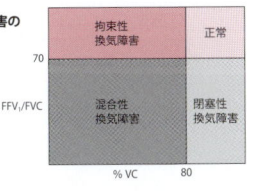

気管支喘息　267

---

265

## 疾患・病態等 01

# 気管支炎

### 主な検査項目

【喀痰】肉眼的所見、細胞診、細菌検査
【血球】白血球、白血球分画
【赤沈】赤沈
【炎症マーカー】C反応性蛋白（CRP）
【細胞免疫・食菌能】好中球機能検査
【病原体】遺伝子検査
【動脈血ガス分析】pH、$PaCO_2$、BE
【呼吸機能】%VC、$FEV_1$%、経皮的動脈血酸素飽和度（$SpO_2$）

### 歯科治療への影響の評価

　気管支炎には急性気管支炎と慢性気管支炎がある。急性気管支炎はウイルスによる感染や刺激性ガスの吸入によって引き起こされる気管支粘膜の急性炎症である。主な症状は、発熱、咳、痰で、痰を伴う咳が主症状であることが多い。慢性気管支炎症状を呈する中に、慢性副鼻腔炎を合併する副鼻腔気管支症候群もあり、これが原因で歯科的症状（いわゆる歯痛）を主訴として来院する場合もあることを知っておく必要がある。

　慢性の気道感染に対して、マクロライド系の抗菌剤が少量で長期投与されている場合も多く、歯科にて抗菌剤を投与する際は、服用薬剤を確認する。

　歯科治療中は、突然の咳による体動を考慮する。特に、冬場に咳が継続することが多いので季節的な配慮も必要である。

　なお、気管支炎は閉塞性換気障害であり、呼吸機能検査では、肺活量は正常であるが、1秒量、1秒率（70％以下）、最大換気量は減少する。また、機能的残気量は2,000mL以上に増加する。

疾患・病態等 02

# 気管支喘息

## 主な検査項目
【喀痰】肉眼的所見、細胞診、細菌検査
【血球】白血球分画（好酸球）
【アレルギー】アレルゲン検査、IgE、特異的 IgE、皮膚反応テスト、誘発試験
【呼吸機能】$FEV_1$%、経皮的動脈血酸素飽和度（$SpO_2$）
【心機能】（12 誘導）心電図
【★】胸部エックス線撮影　　　　　　　　★は、本書に未掲載の検査

## 歯科治療への影響の評価

　気管支喘息はアレルギー反応による全身疾患とされていたが、現在は気管支に炎症がある疾患、いわゆる慢性的な気管支の炎症とされている。しかし、上記の検査で、アレルゲンの特定（室内外のアレルゲン、大気汚染、食品添加物、ウイルス感染など）がされる場合もあり、その際は、これと歯科治療環境や使用薬剤・材料との関連を考慮する必要がある。

　本症は気道の慢性炎症と気道狭窄と気道過敏性の亢進、そして繰り返し起こる咳、喘鳴、呼吸困難によって特徴づけられるため、発作が惹起された場合は、治療の中断のみならず、重篤例では対応が遅延すると不幸な転帰をとることを念頭に置く必要がある（死亡者数は高齢者を中心に年間 2,000 人）。

　しかし、適切な治療（コントロール）を行っていれば健常人と変わらない生活を送ることができ、歯科医院でも緊急時の対応を念頭においた準備でこれを避けることができる。常用（持参）している吸入治療薬（$\beta_2$ 刺激薬；サルブタモール等）を事前に確認し、治療前に即座に吸入できるように対応しておくことが肝要である。

## 閉塞性障害と拘束性障害の代表的診断基準

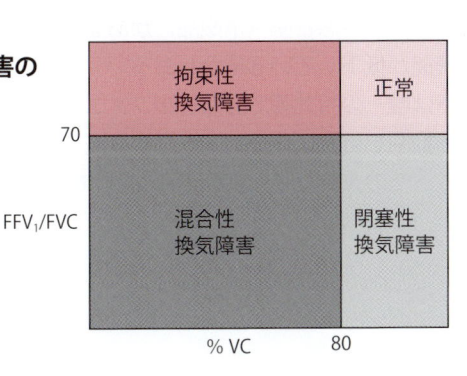

|  | %VC < 80 | %VC ≥ 80 |
|---|---|---|
| $FEV_1$/FVC ≥ 70 | 拘束性換気障害 | 正常 |
| $FEV_1$/FVC < 70 | 混合性換気障害 | 閉塞性換気障害 |

疾患・病態等 03

# 肺炎

## 主な検査項目

【喀痰】肉眼的所見、細胞診、細菌検査
【血球】白血球
【赤沈】赤沈
【炎症マーカー】C反応性蛋白（CRP）
【動脈血ガス分析】$PaO_2$、BE
【呼吸機能】％VC、$FEV_1$％、経皮的動脈血酸素飽和度（$SPO_2$）

## 歯科治療への影響の評価

　肺炎には、肺胞性肺炎と間質性肺炎およびそれらの混合型があるが、通常肺炎といえば肺胞性肺炎をさすことが多い。その他、発生機序別（誤嚥性肺炎、閉塞性肺炎、尿毒症性肺炎など）の分類がある。肺炎の主な臨床症状には咳、発熱、膿性痰、胸痛、呼吸困難、消化器症状、筋肉痛などがある。

　臨床検査上は白血球数、赤血球沈降速度の亢進、CRPの上昇、肝機能障害、血液ガス分析での酸素分圧の低下がみられる。しかし、これらの検査所見は原因によって異なり、すべての肺炎に当てはまるとは限らない。

　肺炎の原因同定には喀痰、気管分泌物、気管支肺胞洗浄液などの細菌培養、グラム染色、抗酸菌染色、PCR法、細胞診を行う。血清学的検査として抗体価・抗原、また尿中よりの抗原検出もある。

　間質性肺炎の診断には経気管支肺生検や胸腔鏡下肺生検が用いられる。

　歯科で注意が必要なのは、間質性肺炎である。間質性肺炎の原因には薬剤服用があり、代表的なものには抗がん剤、抗リウマチ薬、インターフェロン製剤、漢方薬（小柴胡湯）、解熱鎮痛消炎剤（アスピリンなど）、抗菌剤、抗不整脈薬（アミオダロン）、総合感冒薬（市販品）がある。したがって、これらの長期服用患者は肺機能が低下している場合がある。

　また、治療は唯一の特効薬であるピルフェニドン投与が行われているが、その他、炎症の抑制を目的にステロイド剤や免疫抑制剤が投与されている。

　したがって、このステロイド剤の用量・期間についても考慮する必要がある。

疾患・病態等 04

# 慢性閉塞性肺疾患（COPD）

## 主な検査項目
【喀痰】肉眼的所見、細胞診、細菌検査
【酵素・アイソザイム】LD（LDH）、アンジオテンシン変換酵素（ACE）
【脂質代謝】HDL コレステロール
【動脈血ガス分析】pH、$PaCO_2$、$PaO_2$、BE
【呼吸機能】% VC、$FEV_1$%、経皮的動脈血酸素飽和度（$SPO_2$）

## 歯科治療への影響の評価

　慢性閉塞性肺疾患（COPD:chronic obstructive pulmonary disease）は、慢性の気道閉塞を特徴とする疾患の総称である。これには、肺気腫と慢性気管支炎があるが、びまん性汎細気管支炎もこれに含める場合もある。

　慢性気管支炎と肺気腫を併有する症例は多いが、すべての肺気腫症例が慢性気管支炎を合併するわけではない。これらの疾患の臨床病態は重複する部分が非常に多い。

　肺機能検査上では気道抵抗（airway resistance）の増加、一秒量、一秒率、強制呼出肺活量、peak flow などの低下をきたす。

　治療は、反復性細菌感染の防止、喀痰のドレナージ、腹式呼吸の訓練などがあり、必要に応じて気管支拡張薬、去痰薬、抗菌薬などが使用される。

　口腔ケアが不十分の場合、細菌感染による急性増悪が予想される。また、痰による気道閉塞も考えられるので、その場合、吸引や体位ドレナージが必要となる。

　呼吸困難が強い場合は、低流量（0.5〜1.0L / 分程度）の酸素投与が必要である。

　なお、$SPO_2$ のモニターは必須と考えるべきであるが、その目安となる値は患者の状態によって異なるので、通常時に測定しておく必要がある。

疾患・病態等 05

# 心筋梗塞

## 主な検査項目

【赤沈】赤沈
【蛋白・蛋白分画】心筋トロポニンT、心筋トロポニンI
【酵素・アイソザイム】AST、ALT、LD（LDH）、CK、CK-MB、CKアイソザイム
【脂質代謝】トリグリセライド（TG）
【ホルモン／心臓】心房性ナトリウム利尿ペプチド（H.ANP）、脳性（心室性）
　　　　　　　　　ナトリウム利尿ペプチド（BNP）
【炎症マーカー】C反応性蛋白（CRP）
【心機能】（12誘導）心電図、運動負荷心電図、心臓超音波検査

## 歯科治療への影響の評価

　梗塞前狭心症を伴わない心筋梗塞が41〜76％に認められ、梗塞前狭心症を伴う心筋梗塞に比べ、急性期死亡率が高率であることが報告されている。

　自宅外での心筋梗塞の発症は33.3％である。時刻別の発症頻度は起床数時間後の8：00〜12：00および夜間の20：00〜22：00あたりにピークを持つ二峰性を示すが、労作時発症では午前中のピークが顕著である。

　冠危険因子としては高血圧44〜65％、糖尿病22〜29％、喫煙42〜72％、高脂血症19〜59％、肥満19〜27％であり、これらに関連する検査で異常値を認める患者はその発症の可能性は高い。

＊参考　日本人における虚血性心疾患の危険因子
1．年齢要因：男性45歳以上、女性55歳以上
2．家族歴：1〜2親等の突然死や若年発の虚血性心疾患の既往
3．喫煙（重要な危険因子）
4．高血圧（140あるいは90mmHg以上）
5．肥満：BMI 25以上かつウエスト径が男性で85cm、女性で90cm以上
6．耐糖能異常：境界型および糖尿病型
7．高脂血症：高コレステロール血症（総コレステロール220mg/dL以上、あるいはLDLコレステロール140mg/dL以上）、高トリグリセライド血症（150mg/dL以上）および低HDLコレステロール血症（40mg/dL未満）
8．メタボリックシンドローム
9．精神的、肉体的ストレス

疾患・病態等 06

# 狭心症

## 主な検査項目

【凝固線溶・血小板】血小板凝集能
【蛋白・蛋白分画】心筋トロポニンT、心筋トロポニンI
【酵素・アイソザイム】CK、CK-MB
【脂質代謝】トリグリセライド（TG）
【ホルモン／心臓】脳性（心室性）ナトリウム利尿ペプチド（BNP）
【心機能】（12誘導）心電図、運動負荷心電図、心臓超音波検査

## 歯科治療への影響の評価

　狭心症は、心筋が一過性虚血状態に陥り、これにより生ずる疼痛発作を主徴とする。冠動脈に存在する有意な狭窄がある場合に、労作などで一過性に心筋酸素需要が増大し、十分な冠血流量を増加させられないことで生ずるものを労作性狭心症、労作とは関係なく生ずるものを安静時狭心症という。また、安静時狭心症のうち、冠動脈が一過性に攣縮を起こし、酸素供給が減少することで生ずる狭心症を冠攣縮性狭心症という。安静時に一過性にST上昇する狭心症は異型狭心症といわれ、太い冠動脈の一過性攣縮で生ずるとされる。

　狭心症発作時には心電図上ST低下または上昇、T波平低化や陰性化、不整脈などが認められる。

　なお、診断には自覚症状と心電図変化を認めることが必要であるが、発作時に常に心電図を記録することは難しいため、発作誘発（運動負荷心電図、負荷心筋シンチグラフィ法）や24時間心電図検査法が行われる。

　歯科治療中に胸痛、心悸亢進がみられる場合に、臨床的に過換気症候群と誤診する場合もある。この場合、呼吸状態や血圧、脈で判断する必要がある。

疾患・病態等 07

# 高血圧症

## 主な検査項目

【酵素・アイソザイム】コリンエステラーゼ（ChE）
【ホルモン／副腎】アルドステロン
【ホルモン／性腺・胎盤】プロゲステロン（$P_4$）
【ホルモン／心臓】心房性ナトリウム利尿ペプチド（H.ANP）、脳性（心室性）ナトリウム利尿ペプチド（BNP）
【心機能】（12誘導）心電図
【内分泌・代謝機能】フロセミド負荷試験

## 歯科治療への影響の評価

　高血圧患者の90〜95％は原因不明の本態性高血圧である。一方、原因の明らかなものは二次性高血圧と呼ばれる。

　高血圧と診断されてからの期間が長い程、冠動脈などの動脈硬化も進行していると考えるべきであり、特に、加療がなされていない場合のそれは顕著である。高血圧患者の歯科治療は内科のコントロール下にある場合に行うべきであり、指摘はされても内科に受診していない場合は内科への受診を促し、コントロール下にすべきである。

　特に、コントロール不良の場合は、歯科治療中に急激に血圧が上昇することがある。所謂、高血圧緊急症で、これは単に血圧が異常に高いだけではなく、血圧の高度の上昇（多くは180／120mmHg以上）により、脳、心、腎、大血管などの標的臓器に急性の障害が生じて進行する。迅速に診断し、直ちに降圧治療を始めなければならない。なお、緊急症には、高血圧性脳症、急性大動脈解離を合併した高血圧、肺水腫を伴う高血圧性左心不全、高度の高血圧を伴う急性冠症候群（急性心筋梗塞、不安定狭心症）などがそれにあたる。

　また、糖尿病、脳出血、脳梗塞、無症候性脳血管障害、一過性脳虚血発作、左室肥大、狭心症、心筋梗塞、冠動脈再建術、心不全、蛋白尿、腎障害・腎不全、動脈硬化性プラーク、頸動脈内膜・中膜壁厚、大血管疾患、閉塞性動脈疾患、高血圧性網膜症などの合併症があると高血圧のリスクは増大する。

　したがって、これらの関連する疾患の診断基準となるデータを掌握した上で、患者の評価および局所麻酔薬の選択を含めた治療計画を立案する必要がある。

# 疾患・病態等 08

# 心不全

## 主な検査項目
【尿】尿蛋白
【蛋白・蛋白分画】心筋トロポニンT、心筋トロポニンI
【ホルモン／心臓】心房性ナトリウム利尿ペプチド（H.ANP）、脳性（心室性）ナトリウム利尿ペプチド（BNP）
【心機能】（12誘導）心電図、運動負荷心電図、心臓超音波検査、心臓カテーテル検査

## 歯科治療への影響の評価

　心不全は、基となる心疾患（原因疾患）によって心臓のポンプ機能が低下し、体が必要としている血液を十分に送れないために、日常生活での身体活動が障害されてしまう状態である。

　歯科治療時の留意点としては、歯科治療によって心不全の状態が悪化（急性増悪）しないかどうか、不整脈を有している場合には局所麻酔時に注意が必要であること、また、急性増悪した際の対応である。いずれにおいても、初診時および診療ごとに、心不全の重症度を評価しておくことは重要である。心不全は重症になればなるほど身体活動が障害されるので、身体活動能力（階段を2階まで休まずに昇ることができるかどうか、など）を評価することによって、心不全の重症度を評価することができる。また、対診で得られた診療情報の検査値によっても重症度は評価できる。急性症状として、横になると呼吸が苦しくなる、安静時でも動悸や息苦しさがある場合には、重篤な心不全な状態、あるいは急性増悪（急性心不全）の可能性があるため、歯科治療の適応ではなく、すぐに専門診療科（循環器内科など）に紹介しなくてはいけない。

疾患・病態等 09

# 感染性心内膜炎

### 主な検査項目
【血球】白血球、白血球分画
【赤沈】赤沈
【炎症マーカー】C反応性蛋白（CRP）
【心機能】心臓超音波検査
【★】血液培養検査、胸部エックス線撮影　　　　　　★は、本書に未掲載の検査

### 歯科治療への影響の評価
　感染性心内膜炎は、弁膜、心内膜、大血管内膜に細菌が感染し、菌血症、血管塞栓、心障害などの症状を呈する疾患である。いったん発症すれば、的確な診断の下、適切な治療が奏功しないと死に至ることもあるため、予防が重要であると考えられている。

　感染性心内膜炎発症の原因として、歯科治療があげられている。歯科治療に際して感染性心内膜炎予防のために抗菌薬投与が必要な患者として、人工弁置換患者、感染性心内膜炎の既往を有する患者、複雑性チアノーゼ性先天性心疾患、および体循環系と肺循環系の短絡造設術を実施した患者などがあげられている（表1）。また、抗菌薬の予防投与を必要とする歯科治療としては、出血を伴ったり、根尖を超えるような大きな侵襲を伴う外科処置（抜歯、歯周手術、スケーリング、インプラント埋入など）とされている。抗菌薬の投与方法は表2に示すとおりである。感染性心内膜炎を発症している患者に対しては、侵襲的な処置は避け、内科主治医と相談しながら、歯科治療は応急処置にとどめるべきである。

　しかし、感染性心内膜炎の予防については、単に抗菌薬による予防法だけでなく、口腔内清潔の重要性が強調されており、口腔内洗浄、定期的な歯科受診、電動歯ブラシを含めた正しい口腔ケアの指導が推奨されている。

### 表1 歯科処置に際して感染性心内膜炎の予防のための抗菌薬投与が必要な患者（JCS 2008）

| |
|---|
| Class I：特に重篤な感染性心内膜炎を引き起こす可能性が高い心疾患で、予防すべき患者<br>• 生体弁，同種弁を含む人工弁置換患者<br>• 感染性心内膜炎の既往を有する患者<br>• 複雑性チアノーゼ性先天性心疾患（単心室, 完全大血管転位, ファロー四徴症）<br>• 体循環系と肺循環系の短絡造設術を実施した患者 |
| Class IIa：感染性心内膜炎を引き起こす可能性が高く予防したほうがよいと考えられる患者<br>• ほとんどの先天性心疾患<br>• 後天性弁膜症<br>• 閉塞性肥大型心筋症<br>• 弁逆流を伴う僧帽弁逸脱 |
| Class IIb：感染性心内膜炎を引き起こす可能性が必ずしも高いことは証明されていないが、予防を行う妥当性を否定できない<br>• 人工ペースメーカあるいはICD植込み患者<br>• 長期にわたる中心静脈カテーテル留置患者 |

### 表2 歯科処置に対する抗菌薬による心内膜炎予防法（JCS 2008）

| 対象 | 抗菌薬 | 投与方法 |
|---|---|---|
| 経口投与可能 | アモキシシリン | 成人：2.0g（注1）を処置1時間前に経口投与（注1、2）<br>小児：50mg/kgを処置1時間前に経口投与 |
| 経口投与不能 | アンピシリン | 成人：2.0gを処置前30分以内に筋注あるいは静注<br>小児：50mg/kgを処置前30分以内に筋注あるいは静注 |
| ペニシリンアレルギーを有する場合 | クリンダマイシン | 成人：600mgを処置1時間前に経口投与<br>小児：20mg/kgを処置1時間前に経口投与 |
| | セファレキシンあるいはセファドロキシル（注3） | 成人：2.0gを処置1時間前に経口投与<br>小児：50mg/kgを処置1時間前に経口投与 |
| | アジスロマイシンあるいはクラリスロマイシン | 成人：500mgを処置1時間前に経口投与<br>小児：15mg/kgを処置1時間前に経口投与 |
| ペニシリンアレルギーを有して経口投与不能 | クリンダマイシン | 成人：600mgを処置30分以内に静注<br>小児：20mg/kgを処置30分以内に静注 |
| | セファゾリン | 成人：1.0gを処置30分以内に筋注あるいは静注<br>小児：25mg/kgを処置30分以内に筋注あるいは静注 |

注1）体格、体重に応じて減量可能である（成人では、体重あたり30 mg/kgでも十分と言われている）。
注2）日本化学療法学会では、アモキシシリン大量投与による下痢の可能性を踏まえて、リスクの少ない患者に対しては、アモキシシリン500 mg経口投与を提唱している。
注3）セファレキシン、セファドロキシルは近年MICが上昇していることに留意すべきである。

疾患・病態等 10

# 脳内出血

## 主な検査項目

【脳脊髄液】圧（Queckenstedt 現象）、肉眼的所見、初圧、細胞数（種類）、蛋白定量、糖定量、IgG%、ミエリン塩基性タンパク、クロール定量、細菌検査、細胞診、オリゴクローナルバンド

【★】CT、MRI　　　　　　　　　　　　　　　　　　★は、本書に未掲載の検査

## 歯科治療への影響の評価

　脳（内）出血は、脳血管が破たんして血液が漏出する病態である。原因としては高血圧性脳出血が最も多い。脳梗塞とともに、中枢神経の障害であるから、障害部位によって症状は非常に多彩であり、患者ごとに異なるので、主治医から症状、合併症、服用薬剤等詳細な情報収集が必要である。それによって個々の患者に応じた歯科治療上の問題点を判断、対処する。認知障害がある場合は、医療面接・治療時に家族などの同席が必要である（認知症の項参照）。

　一般の歯科治療は急性期を避け、症状が安定してから行う。脳出血後の患者では、特に歯科治療中の血圧変動を回避することが重要で、そのためにはまず、モニタによるバイタルサインの連続的な監視が必須である。片麻痺がある場合、血圧計のマンシェットは非麻痺側（健側）に巻く。静脈路を確保する場合も、逆流防止弁を組み込んでマンシェットと同側（健側）に確保する。無痛処置は必須で、精神鎮静法の応用も有用である。

　歯科治療に直接的に影響してくる後遺症としては、嚥下障害、顔面の運動麻痺（口唇閉鎖、舌運動など）、顔面の知覚障害（口腔粘膜、舌、歯などの触覚・痛覚・圧覚・温度感覚などの障害）などがある。その他にも、片麻痺、四肢麻痺、失認、失行、視野の障害、失語、構音障害、記憶障害、感情や情緒の障害などが歯科治療を安全・円滑に遂行する上での問題となりうる。

疾患・病態等 11
# 脳梗塞

### 主な検査項目
【凝固線溶・血小板】PT（プロトロンビン時間）、PT-INR、APTT（活性化部分トロンボプラスチン時間）
【心機能】（12誘導）心電図
【★】CT、MRI　　　　　　　　　　　　　　　★は、本書に未掲載の検査

### 歯科治療への影響の評価

　脳梗塞は、脳血管の閉塞によっておこる病態で、大きくアテローム血栓性脳梗塞、ラクナ梗塞、心原性脳梗塞に分類される。脳梗塞後は、1年以内に5～10%が再発を起こすといわれる。特に発症後6週間は再梗塞の可能性が高い。一般の歯科治療は急性期を避け、症状が安定してから行う。脳血管障害は、症状は非常に多彩であり、患者ごとに異なるので、主治医から症状、合併症、服用薬剤等詳細な情報収集が必要である（脳内出血の項参照）。脳梗塞患者は、多くの割合で、心疾患・高血圧・糖尿病などを合併している。それらの疾患への対処も重要である。

　心原性脳梗塞は、心内に生じた血栓が動脈内に流出して脳血管を閉塞する病態で、原因の多くは非弁膜症性心房細動である。歯科治療中も心電図監視を行う。その他弁膜疾患、人工弁置換術なども原因となる。症例に応じて感染性心内膜炎の予防処置を講じる必要がある。

　脳梗塞後の患者では、多くの場合、慢性期においても症状改善、進行抑制、再発予防のために、抗血小板薬（アスピリン、チクロピジンなど）や抗凝固薬（ワルファリンなど）を服用している。歯科治療時、特に観血的処置の際、PT-INRの確認は必須で、現在は、可及的に休薬せず、種々の局所止血法によって対処することが推奨される。

脳梗塞　277

## 疾患・病態等 12

# 胃潰瘍

### 主な検査項目

【糞便】便潜血反応

【消化器系】胃液検査

【★】上部消化管造影、内視鏡、組織生検による *Helicobacter pylori* 検査（細菌培養、病理組織検査）、組織生検を必要としない *Helicobacter pylori* 検査（H.pylori 抗体、$^{13}$C- 尿素呼気試験、便中抗原検査）

★は、本書に未掲載の検査

### 歯科治療への影響の評価

　胃潰瘍の確定診断には、上部消化管造影法や上部消化管内視鏡検査が行われるが、歯科医院において病態や重症度を把握するためには、上腹部痛、吐血、下血、嘔吐、背部放散痛などの確認を行う必要がある。また血液検査では、特に貧血の有無の他、肝疾患や尿毒症などの消化性潰瘍と関連のある基礎疾患についても確認しておく。

　歯科治療の実施にあたり、胃潰瘍の急性期・治癒期では治療に対する緊張やストレスにより、胃潰瘍が増悪する可能性があるため、歯科治療はできる限り緩解期や治療後に行う事が望ましい。

　治療に関連して投与される解熱鎮痛薬や酸性 NSAIDs は潰瘍を引きおこしやすく、抗生物質やステロイドも胃腸障害を起こしやすい。歯科治療時、これらの薬物の投与量、投与期間は必要最小限に留めるとともに胃腸障害の少ない薬剤を選択する必要がある。また空腹時の服用を避け、可能であれば制酸剤や胃粘膜保護薬などの併用が望しい。

　さらに、胃潰瘍発現に関してグラム陰性菌である *Helicobacter pylori*（ピロリ菌）の関与が報告されているが、除菌療法を行っている患者では、アモキシシリン、クラリスロマイシンまたはメトロニダゾールなどの抗菌薬が投与されているため、これらの抗菌薬の服用を確認しておくことも必要である。

疾患・病態等 13

# 十二指腸潰瘍

### 主な検査項目

【糞便】便潜血反応

【消化器系】胃液検査

【★】上部消化管造影、内視鏡検査、組織生検による *Helicobacter pylori* 検査（細菌培養、病理組織検査）、組織生検を必要としない *Helicobacter pylori* 検査（H.pylori 抗体、$^{13}$C-尿素呼気試験、便中抗原検査）

★は、本書に未掲載の検査

### 歯科治療への影響の評価

　十二指腸潰瘍における、歯科治療への影響については、基本的に胃潰瘍に対するものと同様である。（⇒胃潰瘍の項を参照）

## 疾患・病態等 14

# 急性・慢性肝炎

### 主な検査項目

【尿】肉眼的所見、ウロビリノゲン、ビリルビン
【血球】血小板
【凝固線溶・血小板】PT（プロトロンビン時間）
【赤沈】赤沈
【蛋白・蛋白分画】総蛋白（TP）、蛋白分画、アルブミン（Alb）、IgG
【生体色素】総ビリルビン、直接ビリルビン
【酵素・アイソザイム】AST、ALT、γ-GTP（γGT）、コリンエステラーゼ（ChE）
【含窒素成分】アンモニア
【感染】HBs抗原・HBs抗体、HCV抗体
【自己抗体】抗ミトコンドリア抗体、抗平滑筋抗体
【栄養検査】総蛋白（TP）
【★】腹部超音波、腹部CT、MRI、肝生検　　　　★は、本書に未掲載の検査

### 歯科治療への影響の評価

　肝炎の原因として、薬剤性、アルコール性、非アルコール性、ウイルス性などがある。薬剤性肝炎では、肝障害の原因となった薬剤の検索が必要である。非アルコール性脂肪肝炎（NASH）は、メタボリックシンドロームとの関係が指摘されており、肝機能以外にも、肥満、高脂血症、糖尿病、高血圧などの合併疾患への配慮が必要となる。ウイルス性肝炎は、慢性肝炎の9割以上を占める（C型：約70%、B型：約20%）とされており、歯科臨床で遭遇する可能性の高い肝疾患である。ウイルス性肝炎が疑われた場合は、肝機能障害の重症度の他、感染力、活動期か否か、治療内容と使用薬剤、肝硬変の有無、出血傾向などに関する情報を得ておく必要がある。
　歯科治療の実施については、病態が非活動期で全身状態が不良でなければ、スタンダードプリコーションを徹底させた上での歯科治療が可能である。ただし、慢性肝炎の進行に伴う出血傾向に注意し、観血的処置の際は確実な局所止血を心がけることが肝要である。

疾患・病態等 15

# 肝硬変

### 主な検査項目

【尿】肉眼的所見、ウロビリノゲン、ビリルビン
【血球】血小板
【凝固線溶・血小板】PT（プロトロンビン時間）
【赤沈】赤沈
【蛋白・蛋白分画】総蛋白（TP）、蛋白分画、アルブミン（Alb）、IgG
【生体色素】総ビリルビン、直接ビリルビン
【酵素・アイソザイム】AST、ALT、γ-GTP（γGT）、コリンエステラーゼ（ChE）
【含窒素成分】アンモニア
【脂質代謝】HDL コレステロール
【感染】HBs 抗原・HBs 抗体、HCV 抗体
【自己抗体】抗ミトコンドリア抗体、抗平滑筋抗体
【栄養検査】総蛋白（TP）
【★】腹部超音波、腹部 CT、MRI、肝生検　　　★は、本書に未掲載の検査

### 歯科治療への影響の評価

　慢性肝炎が長期にわたる場合、肝硬変を併発することがある。慢性肝炎の約30％が肝硬変に移行する。肝硬変の原因の約9割がウイルス性肝炎（C型：約70％、B型：約20％）によるものである。

　肝硬変では、血小板減少と血液凝固因子産生低下による止血機能障害や、低アルブミン血症および解毒作用の低下による薬物分解異常に注意する必要がある。肝硬変の進行の指標として、血小板を肝線維化の指標として代用する方法や、血清ビリルビン、血清アルブミン、プロトロンビン時間などの臨床検査値を指標とする方法（Child-Pugh 分類）などがあるが、いずれにしろ予定された歯科治療の侵襲度や投薬の必要性などを勘案して評価する必要がある。

　また、肝硬変の合併症として食道静脈瘤がみられることがあり、その頻度は約80％とされている。歯科治療中に強い刺激が加わることにより、食道静脈瘤の破裂を招く危険性も否定できないため、歯科治療中のバイタルサイン測定が重要となってくる。

疾患・病態等 16

# 胃食道逆流症（GERD）

### 主な検査項目

【消化器系】消化管内圧検査〔上部消化管内圧検査（食道内圧検査）〕
【★】胃食道エックス線造影検査、内視鏡検査、24時間pHモニタリング検査、PPI（プロトンポンプ阻害薬）テスト　　　★は、本書に未掲載の検査

### 歯科治療への影響の評価

　さまざまな原因によって胃の内容物が食道へ逆流して生じる疾患で、定型的症状には胸やけ、呑酸で、他につかえ感、胸痛などがある。食道への胃酸の逆流は下部食道括約筋（LES）の機能低下が関与している。

　本疾患では、狭心症や心筋梗塞と似たような胸痛が起こることがあり、また慢性的な咳や喘息症状の原因となる場合もある。さらに、狭心症や高血圧の治療薬の一部には下部食道括約筋を弛緩させる作用を有するものもあるため、既往歴や服用薬の確認が重要となってくる。

**食道内酸逆流でおこる症状と病変**

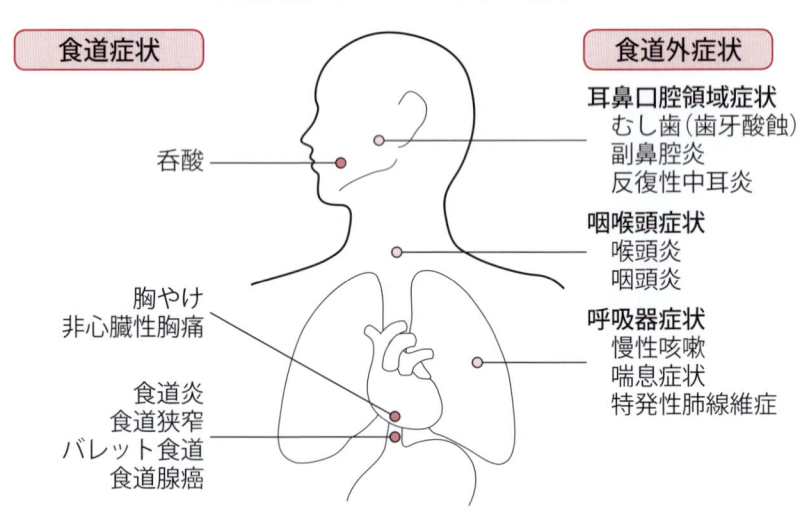

食道症状
- 呑酸
- 胸やけ
- 非心臓性胸痛
- 食道炎
- 食道狭窄
- バレット食道
- 食道腺癌

食道外症状
- 耳鼻口腔領域症状
  - むし歯（歯牙酸蝕）
  - 副鼻腔炎
  - 反復性中耳炎
- 咽喉頭症状
  - 喉頭炎
  - 咽頭炎
- 呼吸器症状
  - 慢性咳嗽
  - 喘息症状
  - 特発性肺線維症

## 疾患・病態等 17

# 腎炎

### 主な検査項目

- 【尿】肉眼的所見、尿量、比重、浸透圧、pH、尿蛋白、尿糖、ウロビリノゲン、ケトン体、ビリルビン、アミラーゼ、尿潜血、尿沈渣所見、細菌検査、尿細胞診、白血球反応（白血球検査）
- 【血球】赤血球、ヘモグロビン（Hb）、ヘマトクリット値（Ht）、末梢血
- 【蛋白・蛋白分画】総蛋白（TP）、蛋白分画、アルブミン（Alb）、$\alpha_1 \cdot \beta_2$-マイクログロブリン
- 【含窒素成分】尿素窒素（UN、BUN）、クレアチニン（Cr）、尿酸（UA）
- 【脂質代謝】総コレステロール（TC）
- 【電解質・酸塩基】Na、K、Ca、P
- 【腎機能】クレアチニンクリアランス、濃縮試験（Fishberg試験）、糸球体濾過値（GFR）、レノグラム
- 【栄養検査】総蛋白（TP）、アルブミン（Alb）

### 歯科治療への影響の評価

　腎炎にはさまざまな病態があり、それぞれの疾患によって歯科治療への影響が異なってくる。溶血性連鎖球菌の上気道感染による急性糸球体腎炎や尿道からの細菌感染を原因とした急性腎盂腎炎では、治癒した後は通常の歯科治療が可能である。しかし慢性に移行した場合や慢性糸球体腎炎からネフローゼ症候群を発症した場合は、十分な病態把握と服用薬物に対する注意が必要となる。慢性腎炎では高血圧を伴うことも多く、術中の血圧上昇に留意するばかりでなく、降圧薬の服用や治療薬としての抗血小板薬、抗凝固薬の使用にも注意をはらうべきである。また、ネフローゼ症候群では副腎皮質ホルモン剤や免疫抑制剤が使用されている場合もあるため、易感染性や治癒不全などの副作用に留意するとともに、心筋梗塞や脳梗塞、静脈血栓症など循環器疾患が合併する可能性も念頭におき、歯科治療時にはバイタルサインの測定を行う必要がある。

疾患・病態等 18

# 慢性・急性腎不全

## 主な検査項目

【尿】肉眼的所見、尿量、比重、浸透圧、pH、尿蛋白、尿糖、ウロビリノゲン、ケトン体、ビリルビン、アミラーゼ、尿潜血、尿沈渣所見、細菌検査、尿細胞診、白血球反応（白血球検査）

【血球】赤血球、ヘモグロビン（Hb）、ヘマトクリット値（Ht）、末梢血

【蛋白・蛋白分画】総蛋白（TP）、蛋白分画、アルブミン（Alb）、$\alpha_1$・$\beta_2$-マイクログロブリン

【含窒素成分】尿素窒素（UN、BUN）、クレアチニン（Cr）、尿酸（UA）

【脂質代謝】総コレステロール（TC）

【電解質・酸塩基】Na、K、Ca、P

【腎機能】クレアチニンクリアランス、濃縮試験（Fishberg 試験）、糸球体濾過値（GFR）、レノグラム

【栄養検査】総蛋白（TP）、アルブミン（Alb）

## 歯科治療への影響の評価

　腎不全は病名ではなく、腎臓の機能が障害されて本来の働きをすることができなくなった状態を指す。慢性的な腎機能低下を表す病名として、慢性腎臓病（CKD）が用いられており、日本では 8 人に 1 人が CKD であるとの報告もされている。CKD の重症度は原疾患、GFR、アルブミン尿による分類で評価される（右表参照）。

　CKD の原疾患として、糖尿病、高血圧症、腎炎などがあげられており、歯科治療にあたっては、腎機能障害のみでなく、これら原疾患に対するリスク評価も重要である。また、腎機能障害が進行すると、貧血や出血傾向を認めることもあるため、観血的処置には十分な対応が求められる。

　腎機能が高度に障害され、末期腎不全を呈した場合は透析療法が導入されるようになる。現在、わが国における血液透析患者数は 30 万人を超え（2011 年末）、なお増加傾向にある。血液透析患者では、透析導入後約 6 か月間の観血的歯科治療はできるだけ避けることが望ましい。また、その後の歯科治療も透析当日に行うことは避け、透析翌日の処置を基本とする。

　血液透析患者では、上肢にシャント手術が行われており、血圧測定時はシャント側を避けるなどの注意も必要である。

## CKDの重症度分類

| 原疾患 | 蛋白尿区分 | | A1 | A2 | A3 |
|---|---|---|---|---|---|
| 糖尿病 | 尿アルブミン定量 (mg/日) 尿アルブミン/Cr比 (g/gCr) | | 正常 | 微量アルブミン尿 | 顕性アルブミン尿 |
| | | | 30未満 | 30〜299 | 300以上 |
| 高血圧 腎炎 多発性嚢胞腎 移植腎 不明 その他 | 尿蛋白定量 (g/日) 尿蛋白/Cr比 (g/gCr) | | 正常 | 軽度蛋白尿 | 高度蛋白尿 |
| | | | 0.15未満 | 0.15〜0.49 | 0.50以上 |
| GFR区分 (mL/分/1.73m²) | G1 | 正常または高値 | ≧90 | | |
| | G2 | 正常または軽度低下 | 60〜89 | | |
| | G3a | 軽度〜中等度低下 | 45〜59 | | |
| | G3b | 中等度〜高度低下 | 30〜44 | | |
| | G4 | 高度低下 | 15〜29 | | |
| | G5 | 末期腎不全 (ESKD) | <15 | | |

重症度は原疾患・GFR区分・蛋白尿区分を合わせたステージによって評価する。CFDの重症度は死亡、末期腎不全、心血管死亡発症のリスクを□のステージを基準に、□、□、□の順にステージが上昇するほどリスクは上昇する。（KDIGO CKD guideline 2012を日本人用に改変）

## 疾患・病態等 19
# 貧血

**主な検査項目**

【血球】赤血球、ヘモグロビン（Hb）、ヘマトクリット値（Ht）、平均赤血球容積（MCV）、平均赤血球ヘモグロビン（MCH）、平均赤血球ヘモグロビン濃度（MCHC）、網赤血球

【蛋白・蛋白分画】フェリチン

【重金属・微量元素】Fe、TIBC（鉄結合能）、UIBC（不飽和鉄結合能）

【ホルモン／消化管】ガストリン

【ホルモン／腎臓】エリスロポエチン

**歯科治療への影響の評価**

　重症貧血では血色素量8 g/dL（できれば10g/dL）以上に改善した後、治療開始することが望ましい。二次性貧血の場合はその当該疾患の評価が重要であり、医科への対診を十分行う。慢性腎不全や慢性関節リウマチの患者で比較的強い貧血が認められる。再生不良性貧血では、非観血的歯科治療であっても、白血球数の減少や免疫能の低下による感染の可能性があり、十分注意する。観血的処置では主治医との緊密な連携および後出血処置の十分な準備を前提とし、対応困難な場合は二次医療機関への搬送を考慮する。高度の悪性貧血では、血小板数の減少、血小板機能の低下もあるので、出血傾向に注意する。白血球数、白血球の機能については正常に近いと考えられる。溶血性貧血の中で、自己免疫性溶血性貧血は特殊性を有した疾患であり、ケフラール®などによる薬剤誘発性の溶血の可能性もあり、投薬に際しては医科との連携が必要である。

疾患・病態等 20

# 急性白血病

## 主な検査項目

【血球】赤血球、ヘモグロビン（Hb）、ヘマトクリット値（Ht）、白血球、白血球分画、血小板、末梢血・骨髄血塗抹

【凝固線溶・血小板】トロンビン・アンチトロンビン複合体（TAT）など

【腫瘍マーカー】α-フェトプロテイン（AFP）、CEA（癌胎児性抗原）、CA19-9、CA125、SCC（抗原）、PSA

【★】骨髄穿刺、骨髄生検　　　　　　　　　　★は、本書に未掲載の検査

## 歯科治療への影響の評価

　何らかの異常で骨髄中の造血幹細胞の分化が止まり、骨髄やリンパ節を幼若な血液細胞が占拠する予後不良の疾患である。完全寛解期（顕微鏡検査で白血病細胞が認められない時期、白血球数も正常化、特に顆粒球数、血小板数も確認する）では通常の治療は可能である。不完全寛解期（白血球≦ 2,000/mm$^3$、特に顆粒球≦ 1,000/mm$^3$、血小板数≦ 50,000/mm$^3$）は対応可能な病院歯科などに紹介する。

　貧血、出血傾向、歯肉の腫脹がある場合は、柔らかい歯ブラシ、ウォーターピックでの口腔衛生指導を行う。原疾患の治療過程で輸血歴があれば、肝炎ウイルスに感染している可能性もあり、検査と感染予防対策を徹底する。

　化学療法に入る前にパノラマエックス線写真で根尖性歯周炎、辺縁性歯周炎、智歯周囲炎などの歯性病巣感染のスクリーニングを行う。化学療法、骨髄移植前の歯科治療は感染巣の除去に努める。大きい根尖病巣、辺縁性歯周炎の歯牙は、可能なら化学療法前に抜歯する。化学療法が優先される場合は極力感染根管処置を行う。単純処置でも感染予防として抗生剤を前投与する。寛解期もしくは強化療法前には抜歯などの観血的処置を行う。出血傾向が著しい場合には十分に局所止血を行い、血小板数が 3〜5/mm$^3$ 以下では血小板輸血を行う。化学療法による粘膜障害や骨髄抑制で白血球数が 1,000/mm$^3$ に低下すると口腔内感染症を起こすため、適切な薬液による含嗽を検討する。

## 疾患・病態等 21

# 出血性素因

### 主な検査項目

【血球】血小板

【凝固線溶・血小板】出血時間、PT（プロトロンビン時間）、APTT（活性化部分トロンボプラスチン時間）、フィブリノゲン、血清FDP

### 歯科治療への影響の評価

　出血性素因は、血管障害、血小板障害、血液凝固障害など原因によって多岐にわたり、病態毎の医科的所見を踏まえて治療計画を立案する。

　例えば、原因不明に血小板が著明に減少する特発性血小板減少性紫斑病（ITP）では、皮下出血、鼻出血、歯肉出血などを生じる。血小板数が 3〜5/μL あれば抜歯などの観血的処置は可能である。ただし、局所に炎症がない時期を選択し、局所麻酔は浸潤麻酔に限る。創傷治癒は出血による二次的な貧血がなければ正常で、一般的に易感染性はない。手術では血小板数 5〜10/μL が推奨されるが、その際γグロブリンを大量投与（400 mg/kg/ 日× 5 日間）して一時的な血小板数の増加をはかる。

　抗血小板薬や抗凝固薬による抗血栓療法を受けている患者では、観血的処置のために服薬を中断することによって血栓塞栓症の発症の可能性があるため、日本循環器学会「循環器疾患における抗凝固・抗血小板療法に関するガイドライン」（2009 年改訂版）では、「至適治療域に PT-INR（プロトロンビン時間を標準化した国際標準化比）を調節したうえでのワルファリン内服継続下での抜歯」、「抗血小板薬の内服継続下での抜歯」（クラスⅡa）が推奨されている。抜歯および歯周処置は、PT-INR が 3.0 以下であればワルファリンを継続したままで行い、局所止血処置で対応する。

疾患・病態等 22

# 血友病

## 主な検査項目

《スクリーニング検査》
【血球】血小板
【凝固線溶・血小板】出血時間、PT（プロトロンビン時間）、APTT（活性化部分トロンボプラスチン時間）

《確定診断》
【★】凝固因子の定量

★は、本書に未掲載の検査

## 歯科治療への影響の評価

　先天的に第Ⅷ凝固因子が欠乏する血友病A、第Ⅸ凝固因子が欠乏する血友病Bでは、乳歯の萌出時期や永久歯への交換期、咬傷や外傷による口腔内出血が多いが、軽症型では抜歯時の止血困難で初めて診断されることもある。

　歯周病（歯肉炎・歯周炎）を予防することが最も重要で、フッ素入り歯磨剤での歯磨き、トリクロサンや塩酸クロルヘキシジンでの含漱、デンタルフロス（dental floss）や歯間ブラシも有用である。

　出血傾向を持つ患児や家族に対する予防的歯科医療についての教育は乳歯の萌出時期に始める。軟組織の損傷に留意を要するが、補綴処置や単純な充填処置であれば一般開業医で可能である。抜髄や生活歯髄切断などは原則として局所止血のみで補充療法は行わない。観血的処置（抜歯、インプラントなど）は病院歯科で行う。抜歯や口腔内出血の際は、局所止血に加えて凝固因子製剤の補充療法を行う。口腔感染症症例での外科的処置では、あらかじめ抗生物質で治療しておく。12〜13歳頃に、総合的な歯科的評価を行い、血液専門医と相談しながら将来計画を立てる。

　わが国の血友病患者のAIDSの抗体陽性率は約30〜40％であり、院内感染防止対策が必須である。

疾患・病態等 23

# von Willebrand病

## 主な検査項目

【血球】赤血球、ヘモグロビン（Hb）、ヘマトクリット値（Ht）、平均赤血球容積（MCV）、平均赤血球ヘモグロビン（MCH）、平均赤血球ヘモグロビン濃度（MCHC）、網赤血球、白血球、白血球分画、血小板、末梢血・骨髄血塗抹

【凝固線溶・血小板】出血時間、血小板凝集能

【★】von Willebrand 因子（VWF）検査　　　　　★は、本書に未掲載の検査

## 歯科治療への影響の評価

　von Willebrand 因子とは、血中にある凝固因子の一つで量的・質的異常により、血小板の粘着およびリストセチン凝集能の低下、第Ⅷ因子活性の低下をきたす。von Willebrand 病は出血傾向を主徴とする疾患である。

　歯科治療は局所に急性炎症がない時期を選び、血小板数 2〜3/μL 以上で行う。伝達麻酔は禁忌で浸潤麻酔のみ用い、外科的侵襲を最小限にとどめ、局所止血は入念に行う。創傷治癒は二次的貧血がなければ正常で、一般に易感染性はない。

　歯周病やカリエスは出血の原因となるため、日々の口腔衛生指導を十分に行い、頻回の歯肉からの出血や抜歯が必要なカリエスがある場合は、主治医に対診して治療する。

　口腔内出血時は局所止血を優先させ、状況によってバソプレシン、VWF 含有第Ⅷ因子製剤、赤血球や血小板の投与を検討する。局所止血法には局所用トロンビン溶液（1000〜5000 単位）、アドレナリン溶液、トロンビン CMC 軟膏（1 g 500 単位含有）、酸化セルロース（オキシセル）ガーゼまたは綿花、サージカルパック、プラスチックまたはレジン保護床、局所縫合を検討する。

　非ステロイド系薬剤（アスピリン、インドメタシン）、ペニシリン系抗生剤は副作用として血小板減少症の直接的原因となるので注意する。

疾患・病態等 24

# 糖尿病

### 主な検査項目

【尿】尿糖、ケトン体
【糖代謝】（随時）血糖（食後 2 時間血糖値）、空腹時血糖、ブドウ糖負荷試験（OGTT）、NGSP 値（HbA1c）
【ホルモン／膵島】グルカゴン、インスリン、C ペプチド（CPR）
【ホルモン／腎臓】血漿レニン活性（PRA）、アンジオテンシン
【★】血中ケトン体、眼底検査　　　　　　★は、本書に未掲載の検査

### 歯科治療への影響の評価

　糖尿病とはインスリンの絶対的あるいは相対的不足によって惹起される代謝異常と定義され、持続的な高血糖状態を呈し、網膜症・腎症・神経障害・末梢血管障害・大血管障害などの合併症に加え、歯周病はこれらに続く第 6 の合併症と考えられている。歯科的ストレスによって以上の合併症を増悪させる可能性もある。

　糖尿病患者では歯周病が広範囲にわたる急性化膿性炎症になることがあり、口腔清掃状態が悪ければ歯垢や歯石によって、抜歯などの観血的処置後に創傷治癒不全、易感染性、後出血、骨髄炎を生じやすい。アドレナリンは血糖上昇作用があるため注意を要するが、血糖コントロールが良好であればアドレナリン添加の歯科用局所麻酔カートリッジは使用可能である。ただ、観血的処置時は抗菌薬の前投与を検討する。感染症を併発した場合、血糖値のコントロールが不良になるため、状況を見て内科主治医との連携を密にする。糖尿病患者は少しの侵襲でも糖尿病性昏睡や低血糖性昏睡になる可能性がある。患者の反応が減弱したらバイタルサインを測定し、血糖値を測定して対処する。意識レベルが改善されない場合は救急要請を行う。

疾患・病態等 25

# 骨粗鬆症

## 主な検査項目

【ホルモン／甲状腺】カルシトニン
【ホルモン副甲状腺】PTH（副甲状腺ホルモン）
【栄養検査】身体計測（身長測定）
【★】骨密度、骨代謝マーカー（血液・尿検査）　　　　★は、本書に未掲載の検査

## 歯科治療への影響の評価

　骨粗鬆症の第一選択薬ビスホスホネート（BP）製剤投与と、抜歯などの侵襲的歯科治療後に生じる顎骨壊死（BRONJ）との関連性が注目されている。2010年のBRONJに関するポジションペーパーは、本病態の発生理由として、歯性感染症の顎骨への波及、咀嚼時の口腔粘膜の損傷、活発な下顎骨のリモデリング、口腔外科処置後の感染などを提言している。

　BRONJの発生頻度は注射用製剤の方が経口製剤より高く、臨床症状には骨露出・骨壊死、疼痛、腫脹、オトガイ部の知覚異常（Vincent症状）、排膿、潰瘍、口腔内瘻孔や皮膚瘻孔、歯の動揺、深い歯周ポケットなどあり、がんの顎骨転移、顎骨骨髄炎、ドライソケット、骨壊死を伴うヘルペス感染症などとの鑑別を要する。

　BRONJの危険因子には、BP製剤に起因するもの、局所的因子（口腔衛生状態の不良など）、全身的因子（がん、腎透析、糖尿病など）、先天的因子（遺伝子疾患など）、その他（ステロイドなど薬物性因子、喫煙、飲酒）がある。

　BP製剤投与中の患者に対する侵襲的歯科治療の是非やBP製剤の休薬とBRONJの発生予防に関する明確な見解はないが、①注射用BP製剤投与中では、投与を継続して侵襲的歯科治療は避ける、②経口BP製剤投与中で投与期間が3年未満で他の危険因子がない場合、BP製剤の休薬は不要で侵襲的歯科治療を行う、③経口BP製剤投与中で投与期間が3年以上、または3年未満でも危険因子がある場合、処方医と歯科医で主疾患の状況と侵襲的歯科疾患の必要性を検討する。BP製剤の休薬期間は骨のリモデングを考慮し、3ヶ月程度が望ましい。休薬後の再開は術創が再生粘膜上皮で完全に覆われる2〜3週間後か、十分な骨性治癒が期待できる2〜3ヶ月後が望ましい。

疾患・病態等 26

# 甲状腺機能亢進症

## 主な検査項目

【酵素・アイソザイム】ALP
【脂質代謝】総コレステロール（TC）
【ホルモン／下垂体】TSH（甲状腺刺激ホルモン）
【ホルモン／甲状腺】遊離型ホルモン（$FT_3$、$FT_4$）、サイログロブリン（Tg）
【自己抗体】抗TSH受容体抗体（TRAb）

## 歯科治療への影響の評価

　甲状腺ホルモンが過剰に分泌され、全身の代謝や各臓器の働きが活発になる疾患で、症状として頻脈、体重減少、手指振戦、および発汗増加などがみられる。検査値では、遊離トリヨードサイロニン（$FT_3$）または遊離サイロキシン（$FT_4$）が高値になっている。最も頻度が多いBasedow氏病（Basedow病）では、抗TSH受容体抗体（TRAb）が陽性である。

　歯科治療を開始する前に、甲状腺機能が十分にコントロールされているかどうかを、内科主治医による診療情報提供書から判断する必要がある。原則、甲状腺機能が十分にコントロールされてから歯科治療を開始する。コントロールされている場合であっても、歯科治療前に動悸、息切れ、倦怠感、発熱がある場合は、急性増悪あるいは甲状腺クリーゼを疑う必要があるので、応急処置にとどめ、内科主治医への受診を勧める。

　アドレナリン添加の局所麻酔薬の使用は、原則禁忌である。また、コントロールされている場合であっても、頻脈がある場合やα遮断薬を服用している場合は、アドレナリンが添加されていない局所麻酔剤の使用を考慮する。

疾患・病態等 27

# 甲状腺機能低下症

## 主な検査項目

【酵素・アイソザイム】CK
【脂質代謝】総コレステロール（TC）
【ホルモン／下垂体】TSH（甲状腺刺激ホルモン）、PRL（プロラクチン）
【ホルモン／甲状腺】遊離型ホルモン（$FT_3$、$FT_4$）
【自己抗体】抗サイログロブリン抗体（TgAb）、抗甲状腺ペルオキシダーゼ（TPO）抗体

## 歯科治療への影響の評価

　甲状腺ホルモンの不足により、代謝や各臓器の働きが低下する疾患で、症状として無気力、易疲労感、眼瞼浮腫、寒がり、体重増加などがみられる。進行すると粘液水腫がみられ、さらに進行すれば粘液水腫性昏睡になる。検査値では、遊離サイロキシン（$FT_4$）が低値になっている。最も頻度が多い慢性甲状腺炎（橋本病）では、抗甲状腺ペルオキシダーゼ（TPO）抗体または抗サイログロブリン抗体（TgAb）が陽性になる。

　甲状腺機能低下症患者は、通常、甲状腺ホルモンの補充療法でコントロールされている。歯科治療を開始する前に、甲状腺機能が十分にコントロールされているかどうかを、内科主治医による診療情報提供書から判断する必要がある。

　甲状腺機能がコントロールされていれば、通常の歯科治療で問題になることはないが、全身麻酔および鎮静をする際には、甲状腺機能が低下している場合、麻酔薬の作用が強く現れることが知られている。そのため、循環抑制、呼吸抑制、および覚醒遅延の危険性があるため、麻酔薬の投与には注意が必要である。

# 疾患・病態等 28
# 副腎機能亢進症

### 主な検査項目

【糖代謝】（随時）血糖、空腹時血糖
【電解質・酸塩基】Na、K
【ホルモン／下垂体】ACTH（副腎皮質刺激ホルモン）
【ホルモン／副腎】コルチゾール、アルドステロン
【ホルモン／腎臓】血漿レニン活性（PRA）
【内分泌・代謝機能】デキサメサゾン抑制試験、ACTH（副腎皮質刺激ホルモン）試験、フロセミド負荷試験

### 歯科治療への影響の評価

　副腎には副腎皮質と副腎髄質があり、副腎皮質機能が亢進する疾患としてCushing症候群、アルドステロン症などがある。副腎髄質ホルモン（カテコラミン）が過剰に産生される疾患としては、褐色細胞腫がある。

　Cushing症候群は糖質コルチコイドが過剰に分泌される疾患であり、血中コルチゾールの上昇、高血糖がみられる。そのため、創傷治癒不全、易感染の状態になっている場合がある。よって、観血的処置は副腎皮質機能が十分にコントロールされてから行う。

　アルドステロン症は、鉱質コルチコイドであるアルドステロンが過剰に分泌される疾患であり、高血圧および低K血症がみられる。進行すると脳卒中、心筋梗塞、不整脈、腎不全を高率に合併するため、注意が必要である。

　褐色細胞腫の症状としては、高血圧、頭痛、発汗過多、高血糖、代謝の亢進がある。腫瘍を摘出する必要があるが、刺激によって急激に血圧が上昇すること（褐色細胞腫クリーゼ／高血圧クリーゼ）があるため、腫瘍摘出までは積極的な歯科治療は避けたほうがよい。

疾患・病態等 29

# 副腎機能低下症

### 主な検査項目

【含窒素成分】尿素窒素（UN、BUN）
【糖代謝】空腹時血糖
【電解質・酸塩基】Na、K
【ホルモン／下垂体】ACTH（副腎皮質刺激ホルモン）
【ホルモン／副腎】コルチゾール
【ホルモン／膵島】インスリン
【動脈血ガス分析】$HCO_3^-$
【内分泌・代謝機能】インスリン負荷試験、ACTH試験

### 歯科治療への影響の評価

　副腎機能低下症として、主にAddison病と下垂体性副腎皮質機能低下症（二次性副腎機能低下症）がある。

　Addison病は、副腎皮質ホルモン（糖質コルチコイド、鉱質コルチコイド）の分泌が低下している疾患で、症状として皮膚・粘膜の色素沈着（黒色）、脱力、倦怠感、悪心、嘔吐、下痢、食欲不振、体重減少（成人）、低血圧（起立性低血圧など）、脱水、低血糖などがみられる。手術や感染などのストレスによって、副腎クリーゼ（無力、腹部、腰背部、または下肢の激痛、末梢血管虚脱など）が発症することがあるので、副腎皮質ホルモンの補充療法によってコントロールされるまでは、歯科治療は応急処置にとどめたほうがよい。また、コントロール中であっても、上記症状がみられるようなら、内科主治医への受診を勧める。

　下垂体性副腎皮質機能低下症（二次性副腎機能低下症）は、汎下垂体機能低下症などの下垂体障害に続発する副腎機能低下症であり、ACTH試験、インスリン負荷試験などによって診断される。症状は、Addison病と違って色素沈着はなく、血中電解質濃度や尿素窒素濃度は比較的基準範囲内にある。治療法としては糖質コルチコイドの補充療法が行われる。歯科治療時の注意点はAddison病と同様である。

疾患・病態等 30

# 膠原病

## 主な検査項目
- 【血球】赤血球、ヘモグロビン（Hb）、白血球、血小板
- 【赤沈】赤沈
- 【含窒素成分】クレアチニン
- 【炎症マーカー】C反応性蛋白（CRP）
- 【自己抗体】抗dsDNA抗体、抗RNP抗体、抗Sm抗体、抗SS-A抗体、抗SS-B抗体など
- 【★】筋原性酵素

★は、本書に未掲載の検査

## 歯科治療への影響の評価

　膠原病とは皮膚、関節、筋肉、血管などの結合組織に病変が生じたものである。膠原病患者は自分の身体を攻撃するリンパ球や抗体を持つことが原因と考えられており、自己免疫疾患とも呼ばれる。全身性エリテマトーデス、リウマチ熱、強皮症、多発性筋炎・皮膚筋炎、結節性多発動脈炎、関節リウマチの6疾患は古典的膠原病と呼ばれている。現在ではこれらの疾患に加えて、Sjögren症候群、混合性結合組織病（MCTD）、ウェゲナー肉芽腫症、高安動脈炎、側頭動脈炎、好酸球性筋膜炎、成人スチル病、強直性脊椎炎、乾癬性関節炎、Behçet病、サルコイドーシスなども膠原病関連疾患に含まれる。

　膠原病患者は膠原病治療薬としてステロイドや免疫抑制剤を内服している。抗菌剤の術前投与、長めの投与などを行い、術後感染に注意する。ステロイドを内服中の患者に観血処置などのストレスを伴う際、ステロイドの増量（ステロイドカバー）が必要である。医科主治医と投薬内容、合併症の有無などについて連携をとりながら、歯科治療を行う。易感染性であるため、日頃より口腔衛生を良好に保つことが重要である。

疾患・病態等 31

# 後天性免疫不全症候群（AIDS）

### 主な検査項目

《HIV 検査》

**抗体検査**（HIV-1/2 抗体検出）
PA 法、EIA 法、イムノクロマト法、WB 法
| スクリーニング検査 | 確認検査 |

**抗原抗体同時検査**（HIV-1/2 抗体、HIV-1 抗原）
EIA 法
| スクリーニング検査 | 確認検査 |

**抗原検査**（HIV-1 抗原）
EIA 法
| スクリーニング検査 | 確認検査 |

**核酸増幅検査（NAT）**（HIV-1 遺伝子）
RT-PCR 法、DNA-PCR 法、NASBA 法、TMA 法
| スクリーニング検査 | 確認検査 |

### 歯科治療への影響の評価

　ヒト免疫不全ウイルス（Human Immunodeficiency Virus：HIV）は後天性免疫不全症候群（AIDS）の原因であり、免疫系細胞であるヘルパーT細胞やリンパ球の一種である CD4 陽性 T 細胞に感染して免疫機能が障害される。AIDS 関連症候群として口腔内では帯状疱疹や口腔カンジダ症、毛状白板症などが発症し、歯肉の壊死・潰瘍では疼痛、自然出血、浮腫などを認め、急性壊死性潰瘍性歯肉炎・歯周炎との鑑別診断が不可欠である。口腔症状は HIV 感染症の早期診断と予後判定に重要である。口腔清掃は必須で AIDS 治療による口腔乾燥には人工唾液などを利用する。HIV 感染から約 10 年の無症候性キャリアでは、血液中の HIV 量も少なく、患者自身の免疫力も保たれており、一般歯科治療は可能である。感染予防対策はスタンダードプリコーションに従う。これは、スクリーニング検査により明らかとなる感染症の有無に関わらず、未知の感染症に対しても予防策を講じるという考え方である。

＊スタンダードプリコーション
　全ての患者の血液・汗を除く体液（唾液、胸水、腹水、心嚢液、脳脊髄液等すべての体液）のみならず、分泌物・排泄物・傷のある皮膚・粘膜などをすべて感染源とみなし、予防策を講じることをいう。具体的には、一患者、一処置ごとの手洗いの励行、手袋・マスク・ゴーグル、フェイスシールドや防水ガウンなどの着用、鋭利な器材などの適切な取り扱い、使用したリネンや器材の適切な処理、環境の整備、必要に応じた患者の隔離、AIDS 拠点病院への紹介などが挙げられる。

疾患・病態等 32

# 認知症

### 主な検査項目
【神経・運動機能】脳波
【★】CT、MRI、SPECT、PET、改訂長谷川式簡易知能評価スケール

★は、本書に未掲載の検査

### 歯科治療への影響の評価

　認知症とは、後天的で、脳の器質的な病変によって生じる慢性あるいは進行性の、精神機能（記憶、思考、見当識、理解、計算、学習能力、言語、判断など）の衰退・崩壊を示す状態・概念である。意識障害はない。認知症の原因となる疾患は多岐にわたるが、代表的なのは、脳血管性認知症と、脳の変性疾患による変性性認知症で、変性性認知症にアルツハイマー型認知症やレビー小体型認知症が含まれる。認知症の中核症状は記憶障害であるが、周辺症状として抑うつ、幻覚、妄想、興奮、人格変化、暴力行為、徘徊、失禁、日常生活の能力低下などがある。

　認知症の症状は多様であり、患者ごとに出現する症状が異なるので、症状の種類、程度、対処など十分に主治医から情報を得ておく。周辺症状は、医師だけではなく家族や介護者から重要な情報が得られることもある。その上で治療可能な時間などを考慮する。中核症状は記憶障害であるから、医療面接には必ず家族などの同席が必要で、かつ書面に残しておく。知的能力の低下はあっても感情面での反応は保たれており、患者の人格の尊厳に配慮することは非常に重要である。治療中に興奮したり、暴力的になったり、急な体動を認める場合もある。脳血管障害による大きな病変に起因する認知症では、当然脳血管障害患者に対する対処が必要となる（脳内出血、脳梗塞の項参照）。

認知症　299

疾患・病態等 33

# 統合失調症

### 主な検査項目
必須の検査は特にない。

### 歯科治療への影響の評価
　統合失調症は、主として思春期に発病し、思考障害、自我障害、感情障害などを主徴とし、多くは慢性に経過する原因不明の精神病である。かつては精神分裂病と和訳・呼称された内因性の精神障害で、一般人口の罹病危険率は 0.7〜0.8％という。症状は多様で、陰性症状として感情鈍麻、感情疎通性の減退、思考の貧困、意欲・発動性の低下、快感の消失、自閉性、社会的ひきこもりなど、陽性症状として幻覚、妄想、滅裂思考、自我意識障害など、その他の症状として感情不調和、感情両価性、抑うつ、不安などがある。

　歯科治療にあたっては、症状の種類、重症度などの詳細な情報を精神科医から取得しておく。特に被害妄想・関係妄想、幻聴、体感幻覚などの内容を理解していないと歯科治療の際にも混乱を招く可能性がある。幻覚や妄想などに対して共感的態度はよいが、肯定すれば患者の病的な確信を強めてしまう。多くの場合、認知機能障害が存在し、医療面接には家族などの同席が必要である。歯科治療は基本的に症状が安定している時に行う。

　多くの患者は、抗精神病薬を内服している。この副作用、相互作用に注意する。歯科治療に関連の強いものに錐体外路症状、鼻閉、口渇、口内炎、舌痛、歯痛、嚥下障害などがあげられる。全身管理上は、肺塞栓症、起立性低血圧、不整脈、用量依存的に重度となる心電図上の QT 延長などがあり、モニタ下での治療が推奨される。また抗精神病薬の多くは、α遮断作用を持ち、アドレナリンの作用逆転（血圧低下）が生じうるため、アドレナリン併用禁忌となっている。アドレナリン添加歯科用局所麻酔薬によっても血圧の低下を生じる可能性がある。モニタ下で緩徐に投与するか、アドレナリンが添加されていない局所麻酔薬を使用する。

疾患・病態等 34

# うつ病

**主な検査項目**
必須の検査項目は特にない。

**歯科治療への影響の評価**

　うつ病は、抑うつ気分を主徴とし、躁病エピソードを欠く（非双極性の）気分障害である。非双極性うつ病の生涯発病危険率は、男性 16.4％、女性 22.3％との報告があり、うつ病は「誰にでも起りうる普通の病気」といわれる所以である。うつ病には性差があり、女性に多い。病因は明確になっていないが、うつ病は種々の誘因がもとで発症することが多い。誘因としては、過剰勤務、昇進、出産、転居（引っ越しうつ病）、肉親の死亡・事業失敗などの喪失体験、子育ての終了、燃え尽き症候群などさまざまである。うつ病の症状は、抑うつ気分、離人症、悲哀感、絶望感、無感動、快楽消失、不安感、微小観念、罪業妄想、貧困妄想、心気妄想、思考制止、精神運動制止などである。高齢者のうつ病で思考制止があると認知症と誤診されることがある（仮性認知症）。

　通常うつ病では意識障害や認知障害は生じないので歯科治療を行う際の問題は少ない。思考制止があると簡単な決断もできなくなるので、歯科治療の説明や同意は有効性が低い。うつ病ではあらゆる出来事への興味や関心が失われる。このような状態では歯科を自主的に受診する行動すら困難であると思われる。いずれにしろ歯科治療実施時期の中心は、症状が軽減・緩解している時期となる。

　抗うつ薬が投与されている場合、その身体的副作用は重大な全身的偶発症を惹起する可能性もあり、注意が必要である。口腔領域では、口渇、口内炎、感覚鈍麻、味覚異常などが生じることがある。三環系抗うつ薬、SNRI（セロトニン・ノルアドレナリン再取込み阻害薬：serotonin-noradrenaline reuptake inhibitor）などでは、アドレナリン作動薬は作用増強のため、併用注意となっている。アドレナリン添加歯科用局所麻酔薬によっても血圧上昇をきたす可能性がある。

疾患・病態等 35

# 双極性障害

### 主な検査項目
必須の検査は特にない。

### 歯科治療への影響の評価

　双極性障害は気分（感情）障害の一つに分類される、原因不明の内因性精神障害の代表的疾患である。気分（感情）が高揚する躁状態（躁病エピソード）と抑制されるうつ状態（うつ病エピソード）の二つの病相を繰り返すものが双極性障害で、うつ病相だけを繰り返すものを（単極性もしくは非双極性）うつ病という。病相が生涯に1回だけで終わることもある。躁病相の持続は2週間から4～5か月、うつ病相の持続は数か月から1年程度である。双極性障害の出現頻度は1％程度、性差は認めないとされる。双極性障害は特に誘因なく発病することも多い。躁病相（躁状態）では、気分爽快、易怒的、観念奔逸、注意散漫、楽観的、誇大妄想、活動性亢進、行為心拍、浪費、睡眠時間短縮、早朝覚醒、性的関心の亢進などが現れる。うつ病相（うつ状態）では、抑うつ気分、悲哀感、絶望感、思考制止、微小観念などの症状がみられる（うつ病の項参照）。

　双極性障害では、多くの場合、病相期が周期的に反復し、病相期以外の間欠期には完全に正常な状態に回復する。また本疾患による人格変化、認知障害、知的障害は生じない。そのため双極性障害の患者の歯科治療は、特に間欠期においては、問題なく行うことができる。

　双極性障害では、症状の程度、病相に応じて種々の薬物が投与される。躁病相に対しては気分安定薬（抗躁薬）、抗精神病薬（統合失調症の項参照）など、うつ病相に対しては、抗うつ薬（うつ病の項参照）を主体に抗精神病薬、抗不安薬などが投与される。気分安定薬には、炭酸リチウム、カルバマゼピン、バルプロ酸ナトリウムがある。いずれも副作用の発現には注意が必要である。歯科関連では口渇、歯肉増殖がみられることがある。

疾患・病態等 36

# てんかん

## 主な検査項目
【神経・運動機能】脳波
【★】CT、MRI

★は、本書に未掲載の検査

## 歯科治療への影響の評価

　てんかんとは、大脳ニューロンの過剰な発射の結果起こる反復性発作（てんかん発作）を主徴とする疾患である（WHO）。脳の器質的変化など原因が明らかな症候性てんかんと、病因が不明の特発性てんかんに大別される。

　てんかんは、薬物療法によって良好にコントロールされていることが多く、その場合基本的に通常の歯科治療が可能であるし、またコントロール良好な状態で歯科治療は行われるべきである。そのために主治医と連携をとり、コントロールの良否、投薬内容、発作出現頻度、発作の重症度・型、発作時の対応、誘発因子などを把握することが重要である。

　てんかん発作には種々あるが、強直間代発作（大発作）が代表的な発作といえる。その症状は、突然の意識消失、1分程度持続する全身痙攣（四肢・体幹がつっぱる強直性痙攣から次第に律動性の間代性痙攣に移行する）、痙攣の突然の終了、その後数分間昏睡・意識混濁の経過をとる。通常、吐物があれば誤嚥しないように除去し、経過観察でよいが、発作が5～10分以上持続する場合（重積発作）、生命の危険まで生じるため、ベンゾジアゼピン静注、救急搬送などの対応をとる。

　反射てんかんは、感覚刺激によって誘発される発作（反射発作）を主徴とする。発作の誘発要因には精神的（情動性）要因もある。歯科治療時にも、光刺激、突然の音、ストレス、痛み、過呼吸などを避ける。その他、てんかん患者では、抑うつなどの精神症状、人格変化をきたすことが少なくないことに注意が必要である。歯科領域において、抗痙攣薬の副作用の歯肉増殖・肥大は有名である。

## 疾患・病態等 37

# Alzheimer病

### 主な検査項目
特徴的な臨床像で診断がなされる。
補助的に行われる検査として、CTやMRI（びまん性脳萎縮）、髄液検査（アミロイドβ蛋白質、タウ蛋白質上昇）がある。

### 歯科治療への影響の評価
　Alzheimer病は脳の神経細胞が徐々に死滅して大脳が萎縮することによって起こる。多くは物忘れで始まり、見当識障害、判断能力低下が加わり、認知症が徐々に進行する。重症になると摂食や着替え、意思疎通もできなくなり最終的には寝たきりとなる。認知症が重度でなければ、ほとんどの一般歯科外来で行われる治療は可能であるが、治療内容は簡略、単純であることが望ましい。
　歯科治療に対して強く抵抗したり、精神状態が不安定な時は精神鎮静法、全身麻酔が必要な場合もある。複数の疾患と合併していることが多いので、医科主治医と密な連携をとり、歯科治療時には経皮的動脈血酸素飽和度、血圧などのモニタリング下で行う必要がある。
　また、プラークコントロールが不良な場合が多く、家族、介護者と連携をとって口腔ケアを行う必要がある。
　Alzheimer病の後期には口腔、咽頭の反射が低下しているため、治療中の誤嚥予防対策が必要である。誤嚥性肺炎はAlzheimer病患者の主な死因である。

疾患・病態等 38

# Parkinson病

### 主な検査項目

特徴的な自覚症状や神経所見より、臨床的に診断がなされる。
脊髄液内のドーパミン代謝産物、MRI、PETなどの検査が行われることがあるが、異常はほとんどみられない。
類似症状を持つ疾患との鑑別診断のために行われる。

### 歯科治療への影響の評価

　黒質のドーパミン神経細胞変性により、神経伝達物質であるドーパミンの産生が減少することによって発症する。内科主治医への照会でParkinson病の重症度を理解した上で、治療計画をたてる。

　Parkinson病の治療はドーパミンの前駆物質レボドパ（L-dopa）服用による、脳内で減少したドーパミンの補充である。L-dopaの血中濃度の変化に応じた症状変動（ウェアリング・オフ現象）があるので歯科治療はL-dopaが奏功している時間帯を選択する。

　また、長期服用により口・舌の不随運動（オーラルジスキネジア）が認められることがある。オーラルジスキネジアにより義歯が不安定となり、粘膜に潰瘍形成をみることもある。咀嚼・嚥下障害があることもあるので誤嚥に対する配慮も必要である。転倒や起立性低血圧を起こしやすいので体位変換には注意を要する。

　L-dopa内服患者へのアドレナリン添加の局所麻酔薬の使用は必ずしも禁忌ではないが、急激な血圧上昇、頻脈を起こすことがある。また、不整脈発現の可能性もあるため心電図、血圧、経皮的動脈血酸素飽和度などのモニタリングが必要である。マクロライド系抗菌剤や抗真菌剤の中には抗パーキンソン病薬の代謝を阻害するものがある。

疾患・病態等 39

# アルコール・薬物依存症

### 主な検査項目

必要に応じて、尿、血液、呼気、唾液、汗、毛髪を検体とする薬物検査、B・C型肝炎感染、HIV感染に関する検査が行われる。
【感染】HIV抗体、HBs抗原・HBs抗体、HCV抗体

### 歯科治療への影響の評価

　薬物依存症とは薬物摂取を繰り返し行った結果、それらの刺激を求める抑えがたい欲求である渇望と薬物を追い求める行動を特徴とし、薬物刺激がないと不快な精神的、身体的症状が起こる精神疾患である。薬物依存症は環境因子と遺伝的因子の相互作用で起こるが、中脳の腹側被蓋野から側坐核に至るドーパミン神経系の異常が主な原因とされている。使用される薬剤は覚醒剤、大麻、MDMA・MDA、コカイン、ヘロイン、アヘン、向精神薬、シンナー等有機溶剤などがある。上記の薬剤の生涯経験率は2.9％であるが、その中のどの程度が依存症に陥っているかは不明である。アルコール依存症も薬物依存の一つであり、治療の必要な患者は80万人いると言われる。アルコール依存症は中年男性に多いが、女性の方が短期間の習慣的飲酒で依存症となる。また、飲酒開始年齢が低い、依存症の親を持つ、他の精神疾患（うつ病、不安障害、注意欠陥／多動性障害、ニコチンやその他の依存症）も危険因子である。アルコールに起因する合併症には、胃炎、膵炎、膵石、肝炎、肝硬変、心筋症、糖尿病などの内科疾患、末梢神経炎、小脳変性症、ウェルニッケ・コルサコフ症候群、前頭葉機能障害、アルコール性認知症などの神経・精神疾患がある。

　基本的には禁忌となる歯科治療はないが、アルコール・薬物依存症が重症の患者では口腔インプラントのように長期間を要し、永続的なメンテナンスが必要となる治療は困難である。精神的、身体的症状が小康状態となるまでは依存症の治療を優先し、歯科治療は応急的なものにとどめる。

疾患・病態等 40

# 悪性腫瘍

## 主な検査項目

【尿】尿細胞診
【喀痰】細胞診
【脳脊髄液】細胞診
【穿刺液】細胞診
【腫瘍マーカー】α-フェトプロテイン（AFP）、CEA（癌胎児性抗原）、CA19-9、CA125、SCC（抗原）、PSA

## 歯科治療への影響の評価

　最近では、悪性腫瘍は告知されている場合が多く、医療面接で病状および経過について情報を得ることができる。その際、悪性腫瘍に対する治療（手術、化学療法、放射線療法など）の既往および予定について把握しておく必要がある。合わせて、悪性腫瘍治療主治医からも診療情報提供書を入手しておく必要がある。

　悪性腫瘍については、治療内容によって歯科治療方針が異なる。たとえばビスホスホネート製剤の投与や、頭頸部への放射線照射の既往がある場合には、外科的処置を回避しなければならないことがある。また、現在も悪性腫瘍に対する治療を継続している場合、または今後の治療計画の中に、化学療法や頭頸部への放射線照射がある場合には、口腔状態への影響（口腔粘膜疾患の発症や歯科疾患の悪化）、化学療法による治癒不全、免疫抑制、止血・凝固異常、臓器障害などを考慮した歯科治療計画を立てる必要がある。

　手術、化学療法、放射線療法が予定されている場合には、治療前・中・後の口腔ケアや感染源除去などによって合併症が減り、患者のQOLが上がることが期待できるため、歯科的にサポートできることについて、悪性腫瘍治療主治医と連携して歯科治療を行う。

疾患・病態等 41

# 妊婦

### 主な検査項目
必須の検査は特にない。

### 歯科治療への影響の評価
　基本的に歯科治療が禁忌となる時期はない。妊娠悪阻、早産、流産などを考慮すると、安定期とされる妊娠中期（5ヶ月から7ヶ月）の歯科治療が望ましい。妊娠初期・後期には応急処置のみとする。妊娠性の高血圧症・糖尿病、貧血を起こしていることもあるので、治療を行うにあたっては産科医との連携も必要である。

　抗菌薬、鎮痛薬、局所麻酔薬などによる催奇性は低いとされるが、投与にあたっては危険性が有用性を上回ると判断した場合に、十分なインフォームドコンセントを得て投与する。抗菌薬はセフェム系、ペニシリン系、鎮痛剤はアセトアミノフェン、塩基性 NSAIDs が推奨される。歯科用局所麻酔薬は通常使用量では妊婦、胎児ともに影響はない。血管収縮薬であるアドレナリン、フェリプレシンともに通常使用量では問題はないが、フェリプレシンは、軽度の子宮収縮作用と分娩促進作用があるため使用には注意を要する。

　エックス線検査は必要な症例のみとし、デンタル撮影を基本とする。デンタル撮影では撮影部位が子宮から離れているため、一次放射線が腹部に照射されることはない。さらに防護衣の着用で胎児への被曝量はほとんどない。地球上で1年間に被曝する自然放射線量は 2.3mSv（ミリシーベルト）であり、デンタルエックス線の 150 回以上、パノラマの 100 回の撮影に相当する。デジタルエックス線装置の使用でさらに被曝量は減少する。

　妊娠後期には成長した胎児と羊水のために子宮は重くなる。仰臥位をとることで子宮が下大静脈を圧迫し、心臓への血液灌流が減少するため低血圧となる。これを仰臥位低血圧症候群と呼ぶが、発生すると意識レベルが低下、悪心を認める。胎児の心拍数も急激に低下し、長時間この状態が続くと、胎児が低酸素状態となる。妊娠後期には仰臥位にしない。必要ならば上体を少し起こす（30度）か、もしくは右腰の下にタオルや毛布などをいれて少し左側に体を傾ける。

疾患・病態等 42
# 免疫不全

### 主な検査項目
【血球】白血球（好中球、リンパ球）
【蛋白・蛋白分画】IgG、IgA、IgM
【免疫蛋白】免疫電気泳動
免疫不全の疾患や病態に応じた検査を行う。
＊膠原病、AIDS、悪性腫瘍の項の検査項目参照。

### 歯科治療への影響の評価
　免疫系が十分に働かなくなる状態である。原因は多様で、免疫細胞や免疫構成要素（T細胞、B細胞、抗体、食細胞、補体など）の先天的な欠落あるいは機能異常による先天性免疫不全症、ウイルスがT細胞を破壊するために起こるHIV感染症などの感染症（サイトメガロウイルス、麻疹、水痘など）、血液疾患、膠原病、悪性腫瘍に伴うもの、抗がん剤、ステロイド剤、免疫抑制剤の副作用としておこる後天性の免疫不全症がある。また高齢や栄養不良に伴う免疫能の低下から免疫不全をきたす場合もある。先天性のものは約200種類の病型が存在すると言われる。一般に先天性免疫不全症候群は出生10万人に対し1～3人と、ごくまれな疾患である。口腔粘膜、眼、消化管の感染症を発症することがよくあり、真菌感染による口腔カンジダ症もその1つである。

　この疾患で問題となるのは免疫力低下による感染症である。抜歯、口腔インプラント術などの外科手術のみでなく抜髄、感染根管処置、スケーリング、SRPでも菌血症が起こる。健常人では血液に侵入した細菌は免疫機能によって排除されるが、免疫不全症患者では敗血症となることもある。歯科治療を行うにあたっては医科主治医に照会し、重症度、治療内容、抗真菌剤投与法の情報を得る必要がある。歯科治療の内容によっては病院歯科などへの依頼も考慮する。口腔衛生不良は上気道感染に直結するため、プラークコントロールや定期的な口腔ケアは必要である。

# 参考文献

## 第一部｜臨床検査

- 金井正光（監修）、奥村伸生、戸塚実、矢冨裕（編集）「臨床検査法提要」改訂第33版　金原出版　2010年
- 日本腎臓学会編「CKD 診療ガイドライン 2012」東京医学社　2012年
- 中原一彦（監修）「パーフェクトガイド検査値事典」第1版　総合医学社　2011年
- Nancy A. Brunzel（原著）、池本正生、深津敦司、芝紀代子（監訳）「ブルンツェル 尿・体液検査 －基礎と臨床－」初版　西村書店　2007年
- 河合 忠、尾形 稔、伊藤喜久、山田俊幸（編集）「異常値の出るメカニズム」第6版　医学書院　2013年
- 村上純子、西崎統（編集）「看護に活かす検査値の読み方・考え方【ハンディ版】」第1版　総合医学社　2012年
- 中井利昭（著）「基準値・診断マニュアル」第8版　中外医学社　2003年
- 只野寿太郎（著）、五味邦英（著）、松田重三（著）、木村聡（著）、奈良信雄（著）「検査値ポケットマニュアル」第2版　医歯薬出版　2003年
- 櫻林郁之介（監修）「今日の臨床検査 2013-2014」第13版　南江堂　2013年
- 櫻林郁之介、熊坂一成（監修）「最新 臨床検査項目辞典」第1版　医歯薬出版　2008年
- 髙木加寿恵（監修）「最新内分泌検査マニュアル」第3版　日本医事新報社　2010年
- 金子譲（監修）、福島和昭、原田純、嶋田昌彦、一戸達也、丹羽均（編集）「歯科麻酔学」第7版　医歯薬 出版　2011年
- 市川忠彦（著）「脳波の旅への誘い」初版星和出版　1998年
- 医療情報科学研究所編「病気がみえる vol.3 糖尿病・代謝・内分泌」メディックメディア　2013年
- 医療情報科学研究所編「病気がみえる vol.6 免疫・膠原病・感染症」メディックメディア　2013年
- 監修 土屋達行ら「病気がみえる vol.5 血液」第1版　メディックメディア　2012年
- Medical Practice 編集委員会（編集）「臨床検査ガイド 2013〜2014」第1版　文光堂　2013年
- 髙久史麿（監修）、黒川清、春日雅人、北村聖（編集）「臨床検査データブック 2013-2014」医学書院　2013年
- 日本臨床検査医学会ガイドライン作成委員会（編集）「臨床検査のガイドライン JSLM2012 検査値アプローチ／症候／疾患」第1版　宇宙堂八木書店　2012年
- 奈良信雄（著）「臨床検査値ポケットガイド」初版　中山書店　2011年
- 丹羽均、椙山加綱、澁谷徹、城319治、深山治久（編集）「臨床歯科麻酔学」第4版　永末書店　2011年
- 「臨床免疫」編集委員会（編集）「臨床免疫　第18巻 特別増刊号（Suppl.10）遺伝子工学・細胞工学と免疫学」科学評論社　1986年
- 厚生労働科学研究費補助金 難治性疾患克服研究事業 間脳下垂体機能障害に関する調査研究 主任研究者 大磯ユタカ「バゾプレシン分泌低下症（中枢性尿崩症）の診断と治療の手引き」（平成22年度改訂）
- 厚生労働科学研究費補助金 難治性疾患克服研究事業 間脳下垂体機能障害に関する調査研究 主任研究者 大磯ユタカ「クッシング病の診断の手引き」（平成21年度改訂）
- 「心機能指標の標準的計測法とその解説」　一般社団法人 日本超音波医学会
- Ip SH et al「Clinical Chemistry VOLUME28」American Association for Clinical Chemistry　1982年
- 御舩尚「志岡山医学会雑誌」岡山医学会　1993年
- 五島雄一郎、大林完二「心電図のABC」第101巻・第13号　日本医師会雑誌　1989年
- 折居喬「東女医大誌」東京女子医科大学学会　1990年
- 蔭山和則、須田俊宏「日本内科学会雑誌」第97巻・第4号　日本内科学会　2008年
- 三橋信次、山崎柳一ら「日本内分泌学会雑誌」第63巻　日本内分泌学会　1987年
- 御舩尚「志岡山医学会雑誌」岡山医学会　1993年
- 北見啓之「肝胆膵」1990年　http://jglobal.jst.go.jp/public/20090422/200902090647309926
- 五島雄一郎、大林完二「心電図のABC」第101巻・第13号　日本医師会雑誌　1989年　http://www.med.or.jp/cme/jjma/101.html
- 折居喬「東女医大誌」東京女子医科大学学会　1990年
- 蔭山和則、須田俊宏「日本内科学会雑誌」第97巻・第4号　日本内科学会　2008年
- 「公益社団法人 日本産科婦人科学会」　http://www.jsog.or.jp/PDF http://www.jsog.or.jp/
- 「日本赤十字社 松山赤十字病院」　http://www.matsuyama.jrc. http://www.matsuyama.jrc.or.jp/

## 第二部｜疾患・病態等

- 柴崎浩一（監修）、藤井一維、宮脇卓也、山口秀紀、福田謙一（編集）「歯科医院のための全身疾患医療面接ガイド」第1版　メディア　2013年
- 日本腎臓学会（編集）「エビデンスに基づく CKD 診療ガイドライン 2013」第1版東京医学社　2013年
- 日本消化器病学会（編集）「患者さんと家族のための胃食道逆流症（GERD）ガイドブック」南江堂　2010年
- 武田雅俊（編集）「看護のための最新医学講座　第13巻」第2版　中山書店　2005年
- 長尾大（翻訳）「血友病医療のガイドライン」日本赤十字社　2005年
- 大熊輝雄（原著）、「現代臨床精神医学」第12版改訂委員（編集）「現代臨床精神医学」第12版　金原出版　2013年
- 吉村玲児（編著）「抗精神病薬プラクティカルガイド」初版　中外医学社　2013年
- 上田　裕（監修）、田中義弘、新庄文明（編集）「高齢者歯科医療マニュアル」初版　永末書店　1992年
- 金子譲（監修）、福島和昭、原田純、嶋田昌彦、一戸達也、丹羽均（編集）「歯科麻酔学」第7版　医歯薬出版　2011年
- 高久史麿、矢崎義雄（監修）、北原光夫、上野文昭、越前宏俊（編集）「治療薬マニュアル 2014」2014年版　医学書院　2014年
- 渡辺雅幸（著）「専門医がやさしく語る初めての精神医学」初版　中山書店　2007年
- 内山真一郎（監修）「脳卒中の治療とケア」第1版　医学芸術社　2007年
- 高久史麿（監修）、黒川清、春日雅人、北村聖（編集）「臨床検査データブック 2013-2014」医学書院　2013年
- 本臨床検査医学会ガイドライン作成委員会（編集臨床検査のガイドライン JSLM2012　「検査値アプローチ／症候／疾患」第1版　宇宙堂八木書店　2012年
- 「病原体検出マニュアル エイズ/HIV 感染症」国立感染症研究所
- 日本循環器学会他「循環器病の診断と治療に関するガイドライン(2007年度合同研究班報)」
- 「感染性心内膜炎の予防と治療に関するガイドライン(2008年改訂版)」
- ビスフォスフォネート関連顎骨壊死検討委員会「ビスフォスフォネート関連顎骨壊死に対するポジションペーパー」2010年
- 「慶應義塾大学医学部血液内科」http://www.keio-hematology.j http://www.keio-hematology.jp/
- 「国立感染症研究所」http://www.nih.go.jp/niid/ja/k http://www.niid.go.jp/niid/ja/

# 索引

赤字は、その項目の主たる解説のページです。

## 記号・数字

| | |
|---|---|
| %VC | 224 |
| 5-ヒドロキシインドール酢酸（5-HIAA） | 161 |
| （12誘導）心電図 | 226 |
| 17α-ヒドロキシプロゲステロン | 145 |

## ギリシア文字

| | |
|---|---|
| α-フェトプロテイン（AFP） | 165 |
| $α_1$-マイクログロブリン | 87 |
| β-D-グルカン | 180 |
| $β_2$-マイクログロブリン | 88 |
| γ-GTP（γGT） | 101 |

## A

| | |
|---|---|
| ACE（アンジオテンシン変換酵素） | 107,152 |
| ACTH（副腎皮質刺激ホルモン） | 138,145,241,244,247 |
| ACTH（副腎皮質刺激ホルモン）試験 | 247 |
| ADH（抗利尿ホルモン、バソプレシン） | 15,140,245,246 |
| AFP（α-フェトプロテイン） | 165 |
| AIDS（後天性免疫不全症候群） | 182,298,309 |
| Alb（アルブミン） | 84,85,86,123,141 |
| ALP | 100 |
| ALT | 98 |
| Alzheimer病 | 304 |
| ANCA（抗好中球細胞質抗体） | 187 |
| APTT（活性化部分トロンボプラスチン時間） | 68 |
| ASO | 175 |
| AST | 97,98 |

## B

| | |
|---|---|
| BE | 223 |
| Bence Jones蛋白（ベンスジョーンズ蛋白） | 206 |
| BNP（脳性（心室性）ナトリム利尿ペプチド） | 160 |
| BT-PABA排泄試験 | 235 |
| BUN（尿素窒素、UN） | 108 |
| B型肝炎ウイルス（HBV） | 183,280 |

## C

| | |
|---|---|
| C3 | 211 |
| C4 | 211 |
| Ca | 123,144 |
| CA125 | 168 |
| CA19-9 | 167 |
| CD4/8比 | 213 |
| CEA（癌胎児性抗原） | 166 |
| ChE（コリンエステラーゼ） | 102 |
| $CH_{50}$（血清補体価） | 211 |
| CK | 105 |
| CK-MB | 105 |
| CKアイソザイム | 105,106 |
| Cl | 122 |
| COPD（慢性閉塞性肺疾患） | 269 |
| Coombs試験 | 201 |
| Cr（クレアチニン） | 109,253,255 |
| CRH（副腎皮質刺激ホルモン放出ホルモン） | 138,241 |
| CRH（副腎皮質刺激ホルモン放出ホルモン）試験 | 241 |
| Cu | 127 |
| Cushing症候群 | 241 |
| C型肝炎ウイルス（HCV） | 184,280 |
| Cペプチド（CPR） | 151,237,239 |
| C反応性蛋白（CRP） | 172 |

## D

| | |
|---|---|
| Dダイマー | 72,73 |

## E

| | |
|---|---|
| $E_2$（エストラジオール） | 154,155 |
| $E_3$（エストリオール） | 155 |
| Ellsworth-Howard試験 | 249 |

## F

| | |
|---|---|
| Fe | 128,130 |
| $FEV_1$% | 224 |
| Fishberg試験（濃縮試験） | 254 |
| FSH（卵胞刺激ホルモン） | 136,243,250,251,252 |
| $FT_3$（遊離型ホルモン） | 141 |
| $FT_4$（遊離型ホルモン） | 141 |

## G

| | |
|---|---|
| GERD（胃食道逆流症） | 282 |
| GFR（糸球体濾過値） | 109,253,255,285 |
| GH（成長ホルモン） | 135,236,242,243 |
| GHRH（成長ホルモン放出ホルモン） | 242 |
| GHRH（成長ホルモン放出ホルモン）試験 | 242 |

## H

| | |
|---|---|
| H.ANP（心房性ナトリウム利尿ペプチド、ヒト心房性ナトリウム利尿ペプチド） | 159 |
| Ham試験 | 77 |

| | |
|---|---|
| Hb(ヘモグロビン) | 54,55 |
| HbA1c(ヘモグロビンA1c) | 115 |
| HBc抗体 | 183 |
| HBe抗原 | 183 |
| HBe抗体 | 183 |
| HBs抗原 | 183 |
| HBs抗体 | 183 |
| HBV(B型肝炎ウイルス) | 183,280 |
| HBV-DNA | 183 |
| hCG(絨毛性ゴナドトロピン、ヒト絨毛性ゴナドトロピン) | 30,158 |
| $HCO_3^-$ | 122,222 |
| HCV(C型肝炎ウイルス) | 184,280 |
| HCV抗体 | 184 |
| HDLコレステロール | 118 |
| HIV(ヒト免疫不全ウイルス) | 182,213,298,309 |
| HIV抗体 | 182 |
| Ht(ヘマトクリット値) | 56 |
| HTLV-Ⅰ抗体 | 181 |

### I

| | |
|---|---|
| IgA | 90 |
| IgE | 91,208 |
| IgG% | 42 |
| IgG | 42,89 |
| IgM | 90 |

### K

| | |
|---|---|
| K | 121 |
| KL-6 | 171 |

### L

| | |
|---|---|
| LD(LDH) | 99 |
| LDLコレステロール | 119 |
| LE細胞 | 188 |
| LH(黄体化ホルモン) | 136,243 |
| LHRH(黄体化ホルモン放出ホルモン)試験 | 243 |

### M

| | |
|---|---|
| MCH(平均赤血球ヘモグロビン) | 58 |
| MCHC(平均赤血球ヘモグロビン濃度) | 59 |
| MCV(平均赤血球容積) | 57 |
| Mg | 125 |
| MNA® | 262 |

### N

| | |
|---|---|
| Na | 120 |
| NGSP値 | 115 |

### O

| | |
|---|---|
| OGTT(ブドウ糖負荷試験) | 114,238 |

### P

| | |
|---|---|
| P | 124 |
| $P_4$(プロゲステロン) | 156,250,251 |
| $PaCO_2$ | 220 |
| $PaO_2$ | 221 |
| Parkinson病 | 305 |
| pH | 18,219 |
| PIC(プラスミン・プラスミンインヒビター複合体) | 74 |
| PRA(血漿レニン活性) | 152,248 |
| PRL(プロラクチン) | 139 |
| PSA | 170 |
| PT(プロトロンビン時間) | 66 |
| PT-INR | 66 |
| PTH(副甲状腺ホルモン) | 144,249 |
| PTH(副甲状腺ホルモン)負荷試験 | 249 |

### Q

| | |
|---|---|
| Queckenstedt現象 | 36 |

### R

| | |
|---|---|
| RF(リウマトイド因子) | 186 |

### S

| | |
|---|---|
| SCC(抗原) | 169 |
| SGA | 262 |
| SLE(全身性エリテマトーデス) | 185,188,189,191,297 |
| $SpO_2$(経皮的動脈血酸素飽和度) | 225 |

### T

| | |
|---|---|
| TAT(トロンビン・アンチトロンビン複合体) | 70 |
| TC(総コレステロール) | 116 |
| TG(トリグリセライド) | 117 |
| Tg(サイログロブリン) | 141,198 |
| TIBC(鉄結合能) | 130 |
| TP(総蛋白) | 84 |
| TRH(甲状腺刺激ホルモン放出ホルモン) | 240 |
| TRH(甲状腺刺激ホルモン放出ホルモン)試験 | 240 |

| | | | |
|---|---|---|---|
| TSH（甲状腺刺激ホルモン） | 134,200 | エストリオール（E₃） | 155 |
| | | エストロゲン・プロゲステロン負荷試験 | 251 |
| | | エリスロポエチン | 153 |
| | | 炎症マーカー | 172 |

**U**

| | |
|---|---|
| UA（尿酸） | 110 |
| UIBC（不飽和鉄結合能） | 130 |
| UN（尿素窒素、BUN） | 108 |

**お**

| | |
|---|---|
| 黄体化ホルモン（LH） | 136,243 |
| 黄体化ホルモン放出ホルモン（LHRH）試験 | 243 |
| オリゴクローナルバンド | 47 |

**V**

| | |
|---|---|
| VMA（バニリルマンデル酸） | 164 |
| von Willebrand病 | 290 |

**か**

| | |
|---|---|
| 喀痰検査 | 35 |
| ガストリン | 148 |
| 活性化部分トロンボプラスチン時間（APTT） | 68 |
| カテコラミン | 147,163 |
| カルシトニン | 143 |
| 肝炎 | 183,184,280 |
| 肝硬変 | 281 |
| 感染性心内膜炎 | 274 |
| 癌胎児性抗原（CEA） | 166 |
| 寒冷凝集反応 | 177 |

**W**

| | |
|---|---|
| Weil-Felix反応 | 174 |

**Z**

| | |
|---|---|
| Zn | 129 |

**あ**

| | |
|---|---|
| 悪性腫瘍 | 307 |
| 圧【脳脊髄液】 | 36 |
| アドレナリン | 147,163 |
| アミラーゼ | 24,103 |
| アルコール依存症 | 306 |
| アルドステロン | 146,247,248 |
| アルブミン（Alb） | 84,85,86,123,141 |
| アレルゲン検査 | 207 |
| アンジオテンシン | 107,152 |
| アンジオテンシン変換酵素（ACE） | 107,152 |
| アンモニア | 111 |

**き**

| | |
|---|---|
| 気管支炎 | 266 |
| 気管支喘息 | 267 |
| 狭心症 | 271 |
| 筋電図 | 259 |

**く**

| | |
|---|---|
| 空腹時血糖 | 113 |
| クッパーマン試験 | 250,251 |
| グルカゴン | 149,237 |
| グルカゴン負荷試験 | 237 |
| クレアチニン（Cr） | 109,253,255 |
| クレアチニンクリアランス | 253 |
| クロール定量 | 44 |
| クロスマッチ（交差適合試験） | 80 |

**い**

| | |
|---|---|
| 胃液検査 | 232 |
| 胃潰瘍 | 278 |
| 胃食道逆流症（GERD） | 282 |
| 遺伝子検査（病原体核酸検査） | 218 |
| インスリン | 150,151,236,237 |
| インスリン負荷試験 | 236 |

**け**

| | |
|---|---|
| 経皮的動脈血酸素飽和度（SpO₂） | 225 |
| 血液型 | 78 |
| 血漿アンチトロンビン | 69 |
| 血小板 | 63,75 |
| 血小板凝集能 | 75 |
| 血漿レニン活性（PRA） | 152 |
| 血清補体価（CH₅₀） | 211 |

**う**

| | |
|---|---|
| ウイルス血清反応 | 179 |
| うつ病 | 301 |
| ウロビリノゲン | 21 |
| 運動負荷心電図 | 228 |

**え**

| | |
|---|---|
| エストラジオール（E₂） | 154 |

314

| | |
|---|---|
| 血清FDP | 72,73 |
| 血友病 | 68,289 |
| ケトン体 | 22 |
| 顕微鏡検査 | 32 |

## こ

| | |
|---|---|
| 抗BP180抗体 | 204 |
| 抗CCP抗体 | 186 |
| 抗DNA抗体 | 189 |
| 抗dsDNA抗体 | 189 |
| 抗Jo-1抗体 | 194 |
| 抗RNP抗体 | 190 |
| 抗Scl-70抗体 | 195 |
| 抗Sm抗体 | 191 |
| 抗SS-A抗体 | 192 |
| 抗SS-B抗体 | 193 |
| 抗ssDNA抗体 | 189 |
| 抗TPO抗体(抗甲状腺ペルオキシダーゼ抗体) | 199 |
| 抗TSH受容体抗体 | 200 |
| 抗アセチルコリン受容体抗体 | 202 |
| 抗核抗体 | 185 |
| 高血圧症 | 272 |
| 抗原・抗体 | 173〜184 |
| 膠原病 | 297 |
| 抗甲状腺ペルオキシダーゼ抗体(抗TPO抗体) | 199 |
| 抗好中球細胞質抗体(ANCA) | 187 |
| 抗サイログロブリン抗体 | 198 |
| 交差適合試験(クロスマッチ) | 80 |
| 甲状腺機能亢進症 | 293 |
| 甲状腺機能低下症 | 294 |
| 甲状腺刺激ホルモン(TSH) | 134,200 |
| 甲状腺刺激ホルモン放出ホルモン(TRH) | 240 |
| 甲状腺刺激ホルモン放出ホルモン(TRH)試験 | 240 |
| 甲状腺$^{123}$I摂取率(甲状腺ヨウ素摂取率) | 142 |
| 好中球機能検査 | 214 |
| 高張食塩水負荷試験 | 246 |
| 抗デスモグレイン3抗体 | 203 |
| 後天性免疫不全症候群(AIDS) | 182,298,309 |
| 抗平滑筋抗体 | 197 |
| 抗ミトコンドリア抗体 | 196 |
| 抗利尿ホルモン(ADH、バソプレシン) | 15,140,245,246 |
| 呼吸機能(スパイロメトリー) | 224 |
| 骨髄血塗抹 | 64 |
| 骨粗鬆症 | 292 |
| ゴナドトロピン負荷試験 | 252 |

| | |
|---|---|
| コリンエステラーゼ(ChE) | 102 |
| コルチゾール | 145,162 |

## さ

| | |
|---|---|
| 細菌検査【喀痰】 | 35 |
| 細菌検査【穿刺液】 | 53 |
| 細菌検査【尿】 | 27 |
| 細菌検査【脳脊髄液】 | 45 |
| 細菌検査【糞便】 | 34 |
| 細胞診【喀痰】 | 35 |
| 細胞診【穿刺液】 | 52 |
| 細胞診【脳脊髄液】 | 46 |
| 細胞数(種類)【穿刺液】 | 51 |
| 細胞数(種類)【脳脊髄液】 | 39 |
| サイログロブリン(Tg) | 141,198 |

## し

| | |
|---|---|
| 色素排泄試験 | 234 |
| 糸球体濾過値(GFR) | 109,253,255,285 |
| 自己抗体 | 185〜204 |
| 十二指腸潰瘍 | 279 |
| 絨毛性ゴナドトロピン(hCG、ヒト絨毛性ゴナドトロピン) | 30,158 |
| 出血時間 | 65 |
| 出血性素因 | 288 |
| 腫瘍マーカー | 165〜170 |
| 初圧【脳脊髄液】 | 38 |
| 消化管内圧検査 | 233 |
| 腎炎 | 283 |
| 心筋梗塞 | 270 |
| 身体計測 | 261 |
| 心筋トロポニンI | 94 |
| 心筋トロポニンT | 93 |
| 心臓カテーテル検査 | 230 |
| 心臓超音波検査 | 229 |
| 浸透圧【電解質・酸塩基】 | 126 |
| 浸透圧【尿】 | 17 |
| 心不全 | 273 |
| 腎不全 | 284 |
| 心房性ナトリウム利尿ペプチド(H.ANP、ヒト心房性ナトリウム利尿ペプチド) | 159 |

## す

| | |
|---|---|
| (随時)血糖 | 112 |
| スパイロメトリー | 224 |

## せ

| | |
|---|---|
| 成長ホルモン(GH) | 135,236,242 |
| 成長ホルモン放出ホルモン(GHRH)試験 | 242 |
| 赤沈 | 82 |
| 赤血球 | 54,55～60,76～79 |
| 赤血球浸透圧抵抗試験 | 76 |
| 絶食試験 | 239 |
| 線維化マーカー | 171 |
| 穿刺液検査 | 48～53 |
| 全身性エリテマトーデス(SLE) | 185,188,189,191,297 |

## そ

| | |
|---|---|
| 双極性障害 | 302 |
| 総コレステロール(TC) | 116 |
| 総蛋白(TP) | 84 |
| 総ビリルビン | 95 |
| 組織適合検査 | 217 |

## た

| | |
|---|---|
| 唾液分泌検査 | 231 |
| 蛋白定量【穿刺液】 | 50 |
| 蛋白定量【脳脊髄液】 | 40 |
| 蛋白分画 | 85 |

## ち

| | |
|---|---|
| 直接ビリルビン | 96 |

## つ

| | |
|---|---|
| ツベルクリン反応 | 216 |

## て

| | |
|---|---|
| デキサメサゾン抑制試験 | 244 |
| テストステロン | 136,157 |
| 鉄結合能(TIBC) | 130 |
| てんかん | 303 |

## と

| | |
|---|---|
| 統合失調症 | 300 |
| 糖定量 | 41 |
| 糖尿病 | 112～115,150,291 |
| 動脈血ガス分析 | 219～223 |
| トキソプラズマ抗体 | 176 |
| 特異的IgE | 208 |
| トリグリセライド(TG) | 117 |

| | |
|---|---|
| トロンビン・アンチトロンビン複合体(TAT) | 70 |

## に

| | |
|---|---|
| 肉眼的所見【喀痰】 | 35 |
| 肉眼的所見【穿刺液】 | 48 |
| 肉眼的所見【尿】 | 14 |
| 肉眼的所見【脳脊髄液】 | 37 |
| 肉眼的所見【糞便】 | 31 |
| 尿検査 | 14～30 |
| 尿細胞診 | 28 |
| 尿酸(UA) | 110 |
| 尿潜血 | 25 |
| 尿素窒素(UN、BUN) | 108 |
| 尿蛋白(定性) | 19 |
| 尿沈渣所見 | 26 |
| 尿糖(定性) | 20 |
| 尿量 | 15 |
| 妊娠反応 | 30 |
| 認知症 | 299 |
| 妊婦 | 308 |

## の

| | |
|---|---|
| 脳梗塞 | 277 |
| 濃縮試験(Fishberg試験) | 254 |
| 脳性(心室性)ナトリウム利尿ペプチド(BNP) | 160 |
| 脳脊髄液検査 | 36～47 |
| 脳内出血 | 276 |
| 脳波 | 258 |
| ノルアドレナリン | 147,163 |

## は

| | |
|---|---|
| 肺炎 | 171,268 |
| 梅毒血清反応 | 173 |
| バソプレシン(ADH、抗利尿ホルモン) | 15,140,245,246 |
| 白血球 | 29,61,62 |
| 白血球反応(白血球検査) | 29 |
| 白血球分画 | 62 |
| 白血病 | 287 |
| パッチテスト | 209 |
| バニリルマンデル酸(VMA) | 164 |

## ひ

| | |
|---|---|
| 比重【穿刺液】 | 49 |
| 比重【尿】 | 16 |
| ビタミン$B_1$ | 131 |

| | |
|---|---|
| ビタミンB$_{12}$ | 132 |
| ヒト絨毛性ゴナドトロピン（hCG、絨毛性ゴナドトロピン） | 30,158 |
| ヒト心房性ナトリウム利尿ペプチド（H.ANP、心房性ナトリウム利尿ペプチド） | 159 |
| 皮内反応 | 209 |
| 皮膚反応 | 209 |
| 病原体核酸検査（遺伝子検査） | 218 |
| ビリルビン | 23,95,96 |
| 貧血 | 57〜59,286 |

### ふ

| | |
|---|---|
| フィブリノゲン | 71 |
| フェリチン | 92 |
| 副甲状腺ホルモン（PTH） | 144,249 |
| 副甲状腺ホルモン（PTH）負荷試験 | 249 |
| 副腎機能亢進症 | 295 |
| 副腎機能低下症 | 296 |
| 副腎皮質刺激ホルモン（ACTH） | 138,145,241,244,247 |
| 副腎皮質刺激ホルモン（ACTH）試験 | 247 |
| 副腎皮質刺激ホルモン放出ホルモン（CRH）試験 | 241 |
| ブドウ糖負荷試験（OGTT） | 114,238 |
| 不飽和鉄結合能（UIBC） | 130 |
| プラスミン・プラスミンインヒビター複合体（PIC） | 74 |
| プロゲステロン（P$_4$） | 156,250,251 |
| プロゲステロン負荷試験 | 250 |
| フロセミド負荷試験 | 248 |
| プロトロンビン時間（PT） | 66 |
| プロラクチン（PRL） | 139 |
| 糞便検査 | 31〜34 |

### へ

| | |
|---|---|
| 平均赤血球ヘモグロビン（MCH） | 58 |
| 平均赤血球ヘモグロビン濃度（MCHC） | 59 |
| 平均赤血球容積（MCV） | 57 |
| ヘマトクリット値（Ht） | 56 |
| ヘモグロビン（Hb） | 54,55 |
| ヘモグロビンA1c（HbA1c） | 115 |
| ベンスジョーンズ蛋白（Bence Jones蛋白） | 206 |
| 便潜血反応 | 33 |

### ほ

| | |
|---|---|
| 補体 | 211〜212 |
| ホルモン | 134〜164 |

### ま

| | |
|---|---|
| マイコプラズマ抗体 | 178 |
| 末梢血 | 64 |
| 慢性閉塞性肺疾患（COPD） | 269 |

### み

| | |
|---|---|
| ミエリン塩基性タンパク | 43 |
| 水制限試験 | 245 |

### め

| | |
|---|---|
| 免疫電気泳動 | 205 |
| 免疫複合体 | 212 |
| 免疫不全 | 309 |

### も

| | |
|---|---|
| 網赤血球 | 60 |

### や

| | |
|---|---|
| 薬物依存症 | 306 |

### ゆ

| | |
|---|---|
| 誘発試験 | 210 |
| 遊離型ホルモン | 141 |
| 遊離コルチゾール | 162 |

### よ

| | |
|---|---|
| 葉酸 | 133 |

### ら

| | |
|---|---|
| 卵胞刺激ホルモン（FSH） | 136,243 |

### り

| | |
|---|---|
| リウマトイド因子（RF） | 186 |
| リパーゼ | 104 |
| リンパ球刺激試験 | 215 |
| リンパ球表面抗原検査 | 213 |

### れ

| | |
|---|---|
| レノグラム | 256 |

『歯科医師の医療連携のための臨床検査トラの巻』姉妹本

## 歯科医院のための
# 全身疾患医療面接ガイド

## もしも有病者が来院したら。

問診票からはじまる医療面接、そして歯科治療時の注意点を分かりやすくガイド。
『歯科医師の医療連携のための臨床検査トラの巻』の前編といえる１冊。

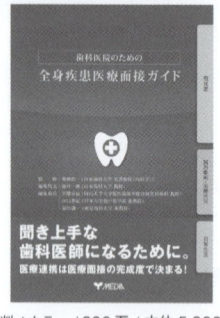

A5 判 / カラー / 200 頁 / 本体 5,800 円＋税

◎問診票テンプレートと連携。
◎「既往歴（全身疾患の現病歴・既往歴）」「服用中薬剤」「日常生活情報」の３つの重要ファクターから患者に対する医療面接をガイド。
◎医療面接時の注意点や歯科治療時の注意点を、図表も含めて分かりやすく解説。
◎検査表の見方や照会状(対診書)、紹介状の書き方も簡単に解説。

問診票、照会状(対診書)、紹介状のテンプレートを
ホームページから、無料でダウンロードできます。

| メディア医療面接 | 検索 |

【監　　修】柴崎浩一：日本歯科大学 名誉教授（内科学）
【編集代表】藤井一維：日本歯科大学 教授
【編集委員】宮脇卓也：岡山大学大学院
　　　　　　　　　　医歯薬学総合研究科歯科 教授
　　　　　　山口秀紀：日本大学松戸歯学部 准教授
　　　　　　福田謙一：東京歯科大学 准教授

**MEDIA**
www.media-inc.co.jp

## 著者プロフィール

◆藤井一維（ふじいかずゆき）
1988年　日本歯科大学新潟歯学部卒業
2008年　日本歯科大学新潟病院歯科麻酔・全身管理科 教授
日本歯科麻酔学会認定医・専門医

◆宮脇卓也（みやわきたくや）
1986年　岡山大学歯学部歯学科卒業
2007年　岡山大学大学院医歯薬学総合研究科 歯科麻酔・特別支援歯学分野 教授 岡山大学病院 歯科麻酔科 科長
日本歯科麻酔学会認定医・専門医
日本有病者歯科医療学会認定医・指導医

◆山口秀紀（やまぐちひでのり）
1986年　日本大学松戸歯学部卒業
2008年　日本大学准教授（松戸歯学部歯科麻酔学講座）
日本歯科麻酔学会認定医・専門医
日本有病者歯科医療学会認定医・指導医
日本口腔インプラント学会基礎系指導医

◆佐藤雅仁（さとうまさひと）
1987年　鹿児島大学歯学部卒業
2001年　岩手医科大学歯学部歯科麻酔学講座 助教授
2007年　岩手医科大学歯学部口腔顎顔面再建学講座歯科麻酔学分野 准教授（講座名・職名変更）
日本歯科麻酔学会認定医・専門医

◆椎葉俊司（しいばしゅんじ）
1988年　九州歯科大学卒業
1993年　同大学院 修了
　　　　医療法人伊東会伊東歯科医院勤務
1996年　九州歯科大学歯科侵襲制御学分野（旧歯科麻酔科）助手
1998年　ハーネマン大学神経学教室に留学
2004年　九州歯科大学歯科侵襲制御学分野 講師
2011年　同分野 准教授
日本歯科麻酔学会認定医・専門医

◆杉村光隆（すぎむらみつたか）
1988年　北海道大学歯学部卒業
2001年　大阪大学大学院歯学研究科 統合機能口腔科学専攻 高次脳口腔機能学講座（歯科麻酔学）助教授
2007年　同准教授
日本歯科麻酔学会認定医・専門医

◆福田謙一（ふくだけんいち）
1990年　東京歯科大学卒業
　　　　東京歯科大学歯科麻酔学講座助手
1994年　東京大学医学部麻酔科医員
1997年　アメリカ合衆国 UCLA Harbor Medical Center 麻酔科客員研究員
2006年　東京歯科大学口腔健康臨床科学講座歯科麻酔学分野 助教授
2013年　東京歯科大学歯科麻酔学講座 准教授
日本歯科麻酔学会認定医・専門医

## 歯科医師の医療連携のための臨床検査トラの巻

2014年7月14日　第1版第1刷発行
2015年2月23日　第2版第1刷発行

編　者　藤井 一維
著　者　宮脇 卓也／山口 秀紀／佐藤 雅仁／椎葉 俊司／杉村 光隆／福田 謙一
発行者　辻 啓延
発行所　メディア株式会社

〒113-0033　東京都文京区本郷3-26-6　NREG本郷三丁目ビル
Tel 03-5684-2510（代）
Fax 03-5684-2516
http://www.media-inc.co.jp/

印刷所　株式会社エーヴィスシステムズ

© Kazuyuki Fujii

・本書の複製権・上映権・譲渡権・公衆送信権（送信可能化権を含む）は、メディア株式会社が保有します。
・JCOPY 〈㈳出版者著作権管理機構 委託出版物〉
本書の無断複製は著作権法上での例外を除き禁じられています。複製される場合は、そのつど事前に、㈳出版者著作権管理機構（電話 03-3513-6969、FAX 03-3513-6979、e-mail：info@jcopy.or.jp）の許諾を得てください。

ISBN 978-4-89581-018-0 C3047